GU Kompass

W0087832

300 Fragen zur Geburt

BARBARA HABER
PROF. DR. PETER HUSSLEIN
ULRIKE SCHUSTER

WICHTIGER HINWEIS

Alle Informationen und Ratschläge in diesem Buch wurden von den Autoren und dem Verlag sorgfältig und nach bestem Wissen zusammengestellt und geprüft. Dennoch kann eine Garantie nicht übernommen werden. Eine Haftung der Autoren und des Verlages ist deshalb ausgeschlossen.

Jede Leserin und jeder Leser muss sich bei vorbeugenden Maßnahmen und Selbstbehandlungen genau an die in diesem Buch gegebenen Anleitungen halten. Es ist jeweils vermerkt, wann ärztliche Hilfe nötig ist. Wenn Sie sich bei der Behandlung nicht sicher sind, fragen Sie unbedingt einen Arzt! Sie sind verpflichtet, in eigener Verantwortung zu entscheiden, ob und wie weit Sie die in diesem Buch dargestellten Methoden, Pflege- und Vorbeugemaßnahmen anwenden möchten.

ÜBER DEN AUTOR/DIE AUTORINNEN

Mag. Barbara Haber ist Medizinjournalistin in Wien. Nach einem Studium der Kommunikationswissenschaft, Germanistik und Medizin schrieb sie ihre Diplomarbeit über das Thema »Medizinjournalismus zwischen Wissenschaft und Boulevard«. Sie verfügt über langjährige Berufserfahrung als Journalistin, unter anderem als Magazin-Redakteurin der Kronen Zeitung, als Talkshow-Redakteurin für den ORF und als Chefredakteurin einer Medizinzeitschrift. Sie ist Mutter eines Sohnes.

Univ.-Prof. Dr. Peter Husslein ist Vorstand der Universitätsklinik für Frauenheilkunde am AKH Wien und Leiter der Abteilung für Geburtshilfe und feto-maternale Medizin. Er ist Herausgeber und Mitglied des Editorial Boards zahlreicher internationaler wissenschaftlicher Zeitschriften, Vorstandsmitglied der Österreichischen Gesellschaft für Gynäkologie und Geburtshilfe, der Österreichischen Gesellschaft für Prä- und Perinatalmedizin sowie des Österreichischen Grünen Kreuzes. Neben seiner wissenschaftlichen Reputation im In- und Ausland ist der zweifache Vater Geburtshelfer aus Leidenschaft.

Ulrike Schuster ist freiberufliche Hebamme in Wien. Nach Abschluss der Hebammenschule an der Semmelweis-Frauenklinik in Wien konnte sie in ihrer umfangreichen Tätigkeit an großen geburtshilflichen Abteilungen unter anderem im Allgemeinen Krankenhaus Wien (sie war dort leitende Hebamme eines der größten Perinatalzentren des deutschsprachigen Raumes) großes Wissen im Umgang mit allen Fragen zum Thema Geburt und Geburtsbegleitung sammeln. Sie hat mehr als 1.000 Schwangerschaften und Geburten begleitet. Heute liegt ihr Fokus auf den Themen Geburtsbegleitung, Hausgeburt und Nachbetreuung. Zudem ist sie zertifizierte Still- und Laktationsberaterin (IBCLC).

Ein Wort zuvor

Eine Geburt ist ein Naturereignis, ein elementares, unvergleichliches, aufwühlendes, manchmal vielleicht auch verstörendes Erlebnis, das Sie nie vergessen werden. Vergleiche sind deshalb nur schwer zu finden: Haben Sie vielleicht schon einmal eine Sonnenfinsternis gesehen oder einen Sturm am Meer hautnah erlebt? Genau wie Ihnen diese Urgewalten immer im Gedächtnis bleiben werden, so wird die Geburt Ihres Kindes für immer ein Teil von Ihnen sein.

Viele Frauen haben Angst vor der Geburt. Und so gut wie jede Schwangere empfindet eine gewisse Spannung und nervöse Unruhe, da sie vorher nicht weiß, ob alles gut gehen wird. Das ist völlig normal – vor allem bei Erstgebärenden. Denn bei ihnen kommt noch die Furcht vor dem Neuen und Unbekannten dazu, dieses Nicht-Wissen, ob man der Situation gewachsen ist und die Kräfte reichen, ob der Körper in dieser extremen Situation so funktioniert, wie man das gern hätte.

Trotzdem beschreiben viele Frauen den Tag der Geburt ihres Kindes als den schönsten ihres Lebens. Denn trotz der Schmerzen, der Anstrengung und der Erschöpfung ist das Gefühl, ein Kind zur Welt gebracht zu haben, etwas Unbeschreibliches. Es fehlen schlicht und einfach die Worte, die erklären könnten, wie es sich anfühlt, wenn nach stundenlangen Wehen, nach Verzweiflung oder Angst, nach Schmerzen, Hoffen und Bangen, nach unheimlicher Anstrengung plötzlich dieses kleine Wesen geboren wird. Wenn dieses – Ihr! – Kind seinen ersten Atemzug tut, wenn es vielleicht schreit, vielleicht aber auch ganz ruhig die Augen öffnet, auf Ihrem Bauch in Ihren Armen liegt und Sie mit großen Augen vertrauensvoll ansieht. Sie werden in diesem Moment in seinen Augen alles Glück der Welt erblicken. Dieser Moment ist so überwältigend, dass sich jede Minute der vorangegangenen Geburt gelohnt hat.

Im Laufe der Schwangerschaft wird sich wahrscheinlich jede Frau irgendwann einmal mit der bevorstehenden Geburt befassen – und je näher die Geburt rückt, umso intensiver werden das Interesse und umso detaillierter die Fragen sein. Es werden Ratgeber gewälzt, Mütter und Freundinnen befragt und häufig auch Internetforen durchforstet. Nach und nach tauchen tausend Fragen auf, und der Besuch beim Arzt ist eigentlich immer zu kurz, um all diese Fragen unterzubringen. Dieses Buch kann genau hier helfen: Denn auf den folgenden Seiten werden die häufigsten Fragen zur Geburt gestellt und von fachkundigen Geburtshelfern beantwortet. Dabei war es uns sehr wichtig, die Geburt nicht als Krankheit, sondern als natürlichen Vorgang zu beschreiben.

Bei meinen Recherchen für dieses Buch habe ich natürlich auch im Freundes- und Bekanntenkreis gefragt, was denn die brennendsten Fragen vor der Geburt gewesen seien. Sehr oft kam dann als Antwort: »Das ist wahrscheinlich eine sehr dumme Frage, aber ich hätte damals gern gewusst, …« Glauben Sie mir: Gerade rund um die Geburt gibt es keine dummen Fragen! Deshalb sollten Sie Ihre Fragen einfach stellen: Ihrem Arzt, Ihrer Hebamme, Ihrer Mutter, Freundinnen oder Arbeitskolleginnen, Ihrer Nachbarin oder Friseurin, Ihrer Kusine. Denn je mehr Sie wissen, desto besser sind Sie auf den großen Tag vorbereitet. Und lassen Sie sich dabei auf keinen Fall verunsichern! All die Schauergeschichten über Geburten sind nämlich immer den anderen passiert. Sie können sicher sein, dass Ihre Geburt einzigartig und wundervoll sein wird, egal was dabei geschieht. Denn am Ende jeder Geburt zählt nur Eines: dass Sie Ihr Kind endlich in den Armen halten können! In diesem Sinne wünschen wir Ihnen alles Gute für den allerschönsten Tag Ihres Lebens.

Barbara Haber
Prof. Dr. Peter Husslein
Ulrike Schuster

Geleitwort der Hebamme

Egal wie viele Geburten man als Hebamme begleitet hat – eine Geburt mitzuerleben zu ist auch für mich immer wieder ein Ereignis. Das trifft um so mehr zu, je länger der Weg ist, den wir Hebammen mit den Schwangeren und Müttern gehen. Ideal ist es natürlich, wenn wir die Frauen bereits in der Frühschwangerschaft kennenlernen und – mit zunehmender Intensität – bis zur Geburt und darüber hinaus bis zum Ende der Stillzeit begleiten. Gerade dann ist es möglich, den häufig unsicheren (Erst-)Schwangeren bei all ihren Fragen rund um Bauch, Baby und Geburt zur Seite zu stehen. Denn eines ist klar: Schwangere und gebärende Frauen sind ohne Ausnahme extrem verletzlich. Ihnen brennen tausend Fragen unter den Nägeln, die sie häufig gar nicht zu äußern wagen, da sie ihnen zu trivial, zu dumm erscheinen. Hier können wir, aber auch dieses Buch helfen. Denn hier wie dort können Schwangere alle diese Fragen stellen beziehungsweise sich in den Fragen wiederfinden, und bekommen kompetente Antworten darauf. Parallel dazu möchten wir alle Schwangeren ermutigen und darin bestärken, Vertrauen in den Geburtsprozess und in ihre Fähigkeit, normal gebären zu können, zu haben. Denn eine Geburt war und ist ein ganz und gar natürlicher Prozess, mit dem Mütter letztendlich wachsen, ihre eigenen, bisher unbekannten Grenzen erfahren und dadurch zu ungeahnter innerer Stärke finden können. In diesem Sinne wünsche ich Ihnen eine gut begleitete Schwangerschaft sowie eine Geburt nach Ihren Wünschen.

Sandra de Vries
(Gutachterin)

Geburtsvorbereitung

Die letzten Wochen der Schwangerschaft sind eine aufregende Zeit. Der Babybauch ist dann so groß, dass auch alltägliche Dinge beschwerlich werden. Oder hätten Sie gedacht, dass es einmal zu einer echten Herausforderung würde, sich selbst die Schuhe anzuziehen? Gleichzeitig steigern sich die Neugierde und Vorfreude auf das Baby von Tag zu Tag, und Sie wünschen sich nichts sehnlicher, als endlich Ihr Kind kennenzulernen und in den Armen zu halten … Diese Vorfreude wird durch die bevorstehende Geburt meist etwas gedämpft. »Gemischte Gefühle«, sagen viele Frauen, wenn sie diese letzten Schwangerschaftswochen beschreiben. Denn neben der Vorfreude aufs Baby kreisen die Gedanken nun auch häufig um die nahende Entbindung. Und wenn sich dieser Kreisel im Kopf zu drehen beginnt, ist er nur schwer zu stoppen. Genießen Sie die letzten Wochen vor der Geburt. Sie sind jetzt im Mutterschutz und können diese Auszeit nun bewusst nutzen, um sich auf Ihr Baby vorzubereiten. Aber auch professionelle Geburtsvorbereitung in einem Kurs kann helfen, die Nervosität in den Griff zu bekommen. Denn dort erfahren Sie, wie die Geburt vonstatten geht und wie Sie aktiv mithelfen können. Das ist wichtig, denn am meisten fürchten wir uns vor dem Unbekannten. Treffen Sie jetzt noch einmal in aller Ruhe Ihre Freundinnen. Denn mit einem Neugeborenen ist es nicht immer möglich, sich entspannt um sich selbst zu kümmern. Nutzen Sie diese ruhige Zeit für einen Besuch beim Friseur oder lesen Sie in aller Ruhe ein Buch.
Wenn Sie Lust haben, ist jetzt auch der richtige Zeitpunkt, um die Babywäsche zu waschen, das Kinderzimmer fertig einzurichten und all das zu besorgen, was Sie nach der Geburt gern im Haus hätten. Denn Sie werden sehr viel entspannter in die Klinik gehen, wenn Sie alles bestmöglich vorbereitet haben.

❓ Muss ich einen Geburtsvorbereitungskurs besuchen, um bei der Geburt richtig zu atmen?

Natürlich können Sie Ihr Baby auch gebären, ohne vorher einen Kurs besucht zu haben, wie all die Frauen beweisen, die ihre Babys seit Tausenden von Jahren ohne vorherige Anleitung gesund zur Welt gebracht haben. Denn jeder Mensch weiß instinktiv, wie er während einer Anstrengung zu atmen hat. Oder denken Sie beim Treppensteigen in den dritten Stock über Ihre Atmung nach? Dennoch ist eine Geburt ein Ausnahmezustand und Sie werden wahrscheinlich ziemlich aufgeregt sein. Da kann es sehr hilfreich sein, wenn man etwas »zum Festhalten« hat. Wenn Sie mit Ihrer Hebamme unterschiedliche Atemtechniken ausführlich geübt haben, können Sie dieses Wissen auch unter Stress abrufen. Ihr Partner kann Ihnen dabei helfen, wenn auch er daran teilgenommen hat. Tatsächlich ist ein Geburtsvorbereitungskurs nicht nur dazu da, Ihnen neues Wissen zu vermitteln. Er soll Ihnen darüber hinaus Sicherheit und das Gefühl geben, dass Sie mit der Geburt nicht absolutes Neuland betreten.

❓ Wie muss ich mir das vorstellen, Wehen zu »veratmen«?

Bei einer Wehe verkrampft sich die Gebärmutter schmerzhaft. Aufgrund der Schmerzen atmen die meisten Frauen entweder viel zu schnell (sie hyperventilieren), was zu Kribbeln in Fingern und Armen bis hin zu Krämpfen, Taubheitsgefühl und Schwindelanfällen führen kann. Oder sie halten die Luft an, was ebenfalls weder für die Mutter noch für das Baby gut ist. Dabei ist das Veratmen einer Wehe nicht schwierig, wenn Sie sich ganz einfach auf das ruhige Ausatmen konzentrieren. Das Einatmen passiert dann reflektorisch, also durch einen Reflex bedingt und damit ganz von selbst, ohne dass Sie sich darauf konzentrieren müssten. Tempo und Frequenz der Atmung ergeben sich automatisch, da Ihr Körper seinen Atemrhythmus so steuert, dass er immer schneller wird, je anstrengender die Wehenarbeit ist. Das immer wieder angesprochene Hecheln ist auch heute noch aktuell, wenn die Geburt an den Punkt kommt, wo das Köpfchen den Geburtskanal passieren soll. Dann nämlich kann mit dieser Atemtechnik die Luft quasi »hin- und hergeschoben« werden, sodass kein zu großer Druck auf den Muttermund entsteht. Dadurch kann der Kopf des Babys den Geburtskanal langsamer und weniger ungestüm passiert. Und eben das erhöht die Chance, dass der Damm die Geburt unbeschadet übersteht. Es gibt aber auch die Möglichkeit, in dieser Situation tief einzuatmen und die Luft dann in kleinen Stößen (vielleicht unterstützt durch die Silben ha-ha-ha-ha) wieder auszuatmen. Ihre Faustregel fürs Atmen während der Geburt sollte lauten: Unbedingt weiteratmen und nicht etwa die Luft anhalten. Denn wer die Luft anhält, verspürt bald den Druck zu pressen.

? Was um Himmels willen ist Pferdeatmung?

Haben Sie schon einmal gesehen, wie ein Pferd schnaubt? Es macht dabei ein ganz eigenes Geräusch, das wie ein entspanntes »Pfffrrr« klingt, und lässt dabei die Lippen flattern. Probieren Sie es doch einfach einmal aus. Vielleicht ist Ihnen die Gesellschaft fremder Menschen dabei unangenehm? Das ist verständlich, denn Sie müssen dafür den Mund ganz weich machen und sich in gewisser Weise öffnen. Doch genau diesen Effekt hat die Pferdeatmung auch, wenn sie während der Geburt zum Einsatz kommt. Denn offensichtlich gibt es eine unsichtbare Verbindung zwischen Mund, Muttermund und Beckenbodenmuskulatur. Das heißt im Umkehrschluss aber auch: Wer mit verkniffenen Lippen in den Wehen liegt, verhindert damit, dass sich der Muttermund schnellstmöglich öffnet. Wenn dies denn einmal der Fall ist, empfehlen Hebammen gern die Pferdeatmung, da sich damit Muttermund und Beckenbodenmuskulatur einfach lockern lassen. Ein weiterer Pluspunkt der Pferdeatmung ist, dass sich damit Zeit gewinnen lässt, wenn der Muttermund noch nicht ganz verstrichen ist (siehe dazu Seite 94), die Gebärende aber schon einen starken Pressdrang verspürt. Fragen Sie doch einfach einmal Ihre Hebamme danach und erkundigen Sie sich, ob auch sie die Pferdeatmung in ihren Kursen anbietet.

❓ Was passiert eigentlich genau in einem Geburtsvorbereitungskurs?

Ein Geburtsvorbereitungskurs sollte zum einen Informationen rund um Geburt und Wochenbett vermitteln. Genau zu wissen, was auf Sie bei der Geburt zukommt, wird Ihnen helfen, die unheimliche Anspannung und Angst vor der Geburt etwas abzubauen. Meist werden in der Gruppe unterschiedliche Entspannungs- und Atemübungen erklärt, demonstriert und eingeübt, aber auch Übungen zur Lösung des Beckens gehören zum Standardrepertoire. Außerdem bieten solche Kurse immer auch die Möglichkeit, sich mit anderen werdenden Eltern auszutauschen, ganz zu schweigen von der Kontaktaufnahme zu Ihrem Kind. Denn im Kurs haben Sie die Zeit, sich in Ruhe auf Ihr Baby zu konzentrieren und die Zweisamkeit zu genießen. Informationen, welche Kurse wo angeboten werden, erhalten Sie in der Klinik, in der Sie entbinden möchten, aber auch bei freien Hebammen und in Hebammenpraxen, bei Ihrem Frauenarzt/Ihrer Frauenärztin, in Familien- und Mütterzentren und in Zentren für natürliche Geburt. Es macht durchaus Sinn, sich verschiedene Kurse anzusehen und sich den Vorbereitungskurs zu suchen, der am besten zu Ihnen passt. Über den reinen Geburtsvorbereitungskurs hinaus gibt es auch noch Yoga-, Entspannungs-, Bauchtanz- oder Shiatsu-Kurse für Schwangere, die – je nach Ausrichtung – manchmal auch einen Geburtsvorbereitungskurs ergänzen können. Sie entsprechen vielleicht im einen oder anderen Fall mehr den Neigungen der Schwangeren als ein reiner Geburtsvorbereitungskurs. Nähere Informationen dazu erhalten Sie bei der veranstaltenden Hebamme.

❓ Wann muss ich mich zu einem Geburtsvorbereitungskurs anmelden und wann geht es los?

Mit der Anmeldung haben Sie bis zur 20. Schwangerschaftswoche Zeit. Der Kursbeginn sollte irgendwo in die Zeit zwischen der 24. und der 28. Schwangerschaftswoche (spätestens) fallen. Die Kurse dauern in der Regel acht bis zehn Abende, sodass Sie rechtzeitig vor der Geburt damit fertig sein müssten.

❓ Sollte mein Partner mit zum Geburtsvorbereitungskurs?

Zuerst einmal sollten Sie überlegen, was Ihnen am liebsten wäre, und dann vorfühlen, ob Ihr Wunsch mit dem Ihres Partners übereinstimmt. Danach recherchieren Sie, wo in Ihrer Nähe welche Kurse angeboten werden: Da sind zum einen die reinen Frauenkurse, die normalerweise mit einer Partnerstude pro Kurs ablaufen, zum anderen gemischte Kurse, an denen Frauen und Paare teilnehmen können. Bei reinen Paarkursen muss übrigens nicht zwingend der Vater des Kindes der Partner der Wahl sein, denn immer mehr Frauen lassen sich auch von Freundinnen oder Müttern begleiten.

❓ Was genau ist der Beckenboden?

Der Beckenboden ist, wie der Name schon sagt, die tiefste Stelle Ihres Beckens und schließt das kleine Becken nach unten hin ab. Er besteht aus drei Lagen von Muskel- und Gewebeschichten, die einander dachziegelartig überlappen, und bildet die wichtigste Stütze für die Organe des Unterleibs wie Harnblase, Gebärmutter und Darm. Sie werden jetzt vermutlich überlegen, ob Sie diese Muskeln irgendwann schon einmal aktiv eingesetzt haben. Bei folgender Übung können Sie zumindest die äußerste Muskelschicht spüren: Stellen Sie sich vor, Sie müssten dringend zur Toilette, es ist aber gerade weit und breit kein WC zu finden. Genau der Bereich, den Sie jetzt instinktiv anspannen, ist ein Teil Ihres Beckenbodens. Bereits während der Schwangerschaft hat der Beckenboden Enormes zu leisten, denn das Gewicht des Babys lastet bis zur Geburt auf ihm. Wenn er gut trainiert ist, übersteht er diese Belastung ohne große Probleme. Außerdem ist ein gut trainierter Beckenboden immer auch gut durchblutet, was sich auf die Geburt und den Wiederaufbau der Muskulatur danach äußerst positiv auswirkt. Und keine Angst: So wie jeder Muskel im Körper trainiert werden kann, können Sie auch Ihren Beckenboden trainieren. Weitere Infos und Bücher dazu finden Sie ab Seite 246 bei den Büchern, die weiterhelfen.

? Ich bin kein Typ für regelmäßige Gymnastik. Gibt es eine andere Möglichkeit, den Beckenboden »ganz nebenbei« zu trainieren?

Viele der Übungen lassen sich – auch schon vor der Geburt – gut in den Alltag einbauen, etwa wenn Sie am Tisch sitzen, im Supermarkt anstehen oder vor dem Einschlafen im Bett liegen. Nach der Geburt sollten Sie es mit der Rückbildungsgymnastik und dabei auch mit dem Training des Beckenbodens noch wichtiger nehmen. Denn die Übungen sind eine gute Investition in die Zukunft Ihres Beckenbodens, der Ihnen ansonsten später sonst massive Probleme bereiten kann. Mit sanfter Gymnastik können Sie schon bald nach der Geburt loslegen (Infos hierzu erhalten Sie unmittelbar nach der Geburt von Ihrer betreuenden Hebamme), während Sie mit der Beckenbodengymnastik selbst sechs bis acht Wochen nach der Geburt im Rahmen der Rückbildungsgymnastik beginnen. Sie sollten auf jeden Fall innerhalb von vier Monaten nach der Geburt in einen Kurs einsteigen, da die Kosten bis dahin von der Krankenkasse übernommen werden. Die dort erlernten Übungen sollten Sie dann für sich selbst mindestens über ein halbes Jahr lang regelmäßig durchführen. (Infos dazu finden Sie auch links.) Das Gleiche gilt für spezielle Trainingsgeräte für den Beckenboden.

❓ Was kann passieren, wenn ich meinen Beckenboden vor der Geburt nicht trainiere?

Die Schließmuskeln von Blase und Darm funktionieren nur dann problemlos, wenn der Beckenboden intakt ist. Frauen, die eine oder mehrere vaginale Entbindungen hinter sich haben, leiden deshalb im Durchschnitt häufiger an Harn- oder Stuhlinkontinenz. Die Schwangerschaft an sich ist schon eine große Belastung für den Beckenboden, weil das Gewicht von Gebärmutter und Baby komplett auf ihm lastet. Hinzu kommen die Kräfte, die während einer vaginalen Geburt auftreten. All das kann zu Veränderungen des Beckenbodens führen und ihn schwächen. Deshalb sollten Sie vor, besonders aber nach der Geburt regelmäßig Ihren Beckenboden trainieren. Sie sollten ungefähr sechs Wochen nach der Geburt mit den Übungen beginnen und sie für ein halbes Jahr durchhalten. Sie können sich dadurch ganz einfach Probleme ersparen, die sich oft erst Jahre nach der Entbindung einstellen würden.

❓ Wie viel Gewicht darf ich bis zur Geburt eigentlich insgesamt zunehmen?

Eine normal große und vor der Schwangerschaft normalgewichtige Frau sollte bis zur Geburt zwischen zehn und fünfzehn Kilo zunehmen. Wenn es bei Ihnen nur sieben oder vielleicht doch an die zwanzig Kilo sind, ist das auch in Ordnung, solange es dem Baby und Ihnen dabei gut geht. Wer bis zur Geburt jedoch deutlich mehr als zwanzig Kilo zunimmt, hat häufig durch die Gewichtszunahme gesundheitliche Probleme, wobei Bluthochdruck als häufigste Komplikation zu nennen ist. Behalten Sie deshalb Ihr Gewicht im Auge und vergessen Sie die alte Maxime, dass Sie nun für zwei essen müssen – das trifft definitiv nicht zu. Es stimmt jedoch, dass das Abnehmen nach der Geburt umso schwieriger wird, je mehr Gewicht Sie in der Schwangerschaft zugenommen haben, wie folgendes Rechenbeispiel zur Gewichtszunahme zeigt:

Die Brust wiegt im Schnitt nun etwa 500 Gramm mehr. Ihre Gebärmutter (1,5 Kilogramm) ist mit etwa 1 Liter Fruchtwasser (entspricht 1 Kilogramm) gefüllt, die Plazenta bringt es auf etwa 500 Gramm und Ihr Baby wiegt im Schnitt zwischen 3 und 4 Kilogramm. Hinzu kommen zusätzliche Fetteinlagerungen von etwa 3 Kilogramm sowie extra Wasser, das im Unterhautzellgewebe gespeichert ist und bis zu 1,5 Kilogramm ausmachen kann. Zudem besitzen Schwangere vor der Geburt etwa 1 Liter (1 Kilogramm) mehr Blut. Das ist ein Mechanismus, den die Natur klug angelegt hat, denn so wiegt ein eventueller Blutverlust bei der Geburt nicht so schwer. Zählt man alle diese Posten zusammen, kommt man auf knapp 13 Kilo. Und eben diese Kilos werden nach der Geburt schnell wieder verschwunden sein. Alles, was Sie darüber hinaus zugenommen haben, bleibt Ihnen erst einmal erhalten. Es gibt die Theorie, dass wenn der Körper während der Schwangerschaft Fett einlagert, tut er dies auch in den Geburtswegen. Das heißt fürs Kind, dass der ohnehin enge Weg noch etwas enger wird, was die Geburt in die Länge ziehen kann.

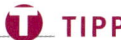 **TIPP**

Achten Sie während der Schwangerschaft ganz besonders auf eine ausgewogene Ernährung mit dem richtigen Verhältnis an Nährstoffen, Ballaststoffen, Vitaminen und Spurenelementen! Wenn Sie dazu Fragen haben, können Ihnen Ihr Arzt oder Ihre Hebamme beziehungsweise eine Ernährungsberatung weiterhelfen. Das gilt ganz besonders, wenn Sie das Gefühl haben, dass Sie zu schnell zu viel zunehmen: Holen Sie sich Hilfe, statt während der Schwangerschaft eine Diät zu machen! Denn dabei ist die Gefahr groß, dass Sie nicht mehr alle Nährstoffe zu sich nehmen, die Sie und Ihr Baby benötigen. Erlaubt ist ein einzelner Obsttag, den Sie alle ein bis zwei Wochen einschieben können und der sich auch günstig auf eventuelle Wasseransammlungen im Körper auswirkt.

? Ist es möglich, den Kreißsaal schon vorab einmal zu besichtigen?

In vielen Krankenhäusern und Geburtskliniken gibt es Informationsabende oder frei zu vereinbarende Termine, bei denen Schwangere die Räumlichkeiten der Wöchnerinnenstation besichtigen und alles ausprobieren können. Häufig gibt es dieses Angebot auch im Rahmen eines Geburtsvorbereitungskurses. Diese Gelegenheit sollten Sie auf jeden Fall – auch in mehreren Kliniken! – wahrnehmen. Denn je mehr Sie vorher über Ihre »Wunschklinik« wissen, desto ruhiger und sicherer werden Sie auf die Geburt zugehen. Dabei sollten Sie die Hebammen und das Personal all das fragen, was Ihnen auf den Nägeln brennt – schließlich werden die Antworten den Ausschlag geben, wo Sie entbinden möchten. Für eine sichere, angenehme Atmosphäre während der Geburt ist es wichtig, dass Sie sich in der Klinik und beim Personal von Anfang an wohl, geborgen und verstanden fühlen.

? Worauf muss ich achten, wenn ich einen Kreißsaal besichtige? Was ist wichtig?

In erster Linie sollten Sie sich auf Anhieb wohl fühlen und die Atmosphäre zwischen Ihnen und dem Personal muss stimmen! Wenn Sie rein nach optischen Kriterien entscheiden, werden Sie spätestens während der Geburt feststellen, dass die Farbe der Vorhänge völlig egal ist, dafür die Chemie zwischen Ihnen und dem Personal umso wichtiger. Machen Sie sich auf jeden Fall damit vertraut, was Ihr Kreißsaal so zu bieten hat. Denn Vertrautes macht auch hier sicher und nimmt einen Großteil der Nervosität. Wenn Sie sich für ein Krankenhaus entschieden haben, ist es ratsam, vor der 38. Schwangerschaftswoche ein Vorbereitungsgespräch zu führen und sich in Ruhe alle Angebote der Klinik anzuhören. Im Rahmen dieses Termins sollten Sie dann auch deutlich sagen, wie Sie sich den Geburtsablauf vorstellen (etwa kein Einlauf oder der Wunsch nach einer Wannengeburt). Ihre Wünsche werden im Krankenhaus vermerkt, was Ihnen, wenn Sie mit Wehen in die Klinik kommen, zugute kommt. Sie müssen dann nämlich keine langen Erklärungen mehr abgeben, da im besten Fall alle Beteiligten schon Bescheid wissen. So können Sie sich in aller Ruhe und ohne zu große Aufregung auf die Geburt konzentrieren.

❓ Nach welchen Kriterien soll ich mich für ein bestimmtes Krankenhaus entscheiden?

Das ist eine sehr individuelle Entscheidung – und daher ist es nur schwer möglich, allgemeingültige Empfehlungen zu geben. Was sich jedoch sagen lässt, ist, dass Sie sich gut aufgehoben fühlen sollten. Je nachdem, welche Kriterien für Sie bei einer Geburt im Vordergrund stehen, liegt es bei Ihnen, ob Sie sich für eine sicherheitsorientierte, manchmal eher technische Klinikentbindung oder für eine individuelle, »sanfte« Geburt, vielleicht auch in einem Geburtshaus, entscheiden. Das hängt allein von Ihren persönlichen Ansprüchen an die Geburt ab. Ein weiteres Entscheidungskriterium kann die räumliche Nähe von Wohnort und Klinik sein. Denn je kürzer der Weg, desto schneller sind Sie dort. Es kann auch hilfreich sein, sich im Freundes- und Bekanntenkreis umzuhören, wer wo welche Erfahrungen gemacht hat. Und für manche Schwangere gibt gerade die Anwesenheit einer bestimmte Hebamme oder Ihres betreuenden Arztes (die Belegbetten in einer bestimmten Klinik haben) den Ausschlag. Doch eines ist sicher: Egal wofür Sie sich entscheiden, überall gibt es gut ausgebildetes Personal, das Sie nach bestem Wissen und Gewissen betreut.

❓ Macht es Sinn, die Fahrstrecke vor der Geburt einmal abzufahren?

Das sollten Sie unbedingt tun, denn dann sind Sie auf jeden Fall beruhigter. Sie wissen nach dieser Probefahrt, wie lange Sie für den Weg ins Krankenhaus brauchen und können sich –

falls es sich um eine Staustrecke oder um eine Strecke mit vielen Baustellen handelt – Alternativen überlegen. Wer sich ganz genau vorbereiten möchte, sollte den Weg auch zu unterschiedlichen Zeiten abfahren. Denn die Fahrzeit wird enorm variieren, je nachdem ob Sie am Freitagnachmittag im Berufsverkehr fahren oder am Sonntagmorgen, wenn alle anderen noch schlafen. Drehen Sie nicht um, wenn die Klinik in Sicht ist, sondern fahren Sie die gesamte Strecke bis zum Eingang. Denn nur dann wissen Sie, wie weit Sie von einem Parkplatz noch zu Fuß gehen müssen oder ob Sie Ihr Auto – zumindest für kurze Zeit – auch direkt vor dem Eingang abstellen dürfen. Fragen Sie an der Pforte nach, ob Sie dort kurz parken dürfen oder ob Sie nur aussteigen dürfen und Ihr Fahrer sofort wieder wegfahren muss. Haken Sie auch nach, ob die Situation in der Nacht anders ist, also ob Sie beispielsweise den Nachtportier erst einmal herausklingeln müssen.

❓ Welche Aufgaben haben Hebamme und Arzt während der Geburt?

Grundsätzlich hat die Hauptaufgabe bei der Geburt die gebärende Frau, und alle anderen im Kreißsaal Anwesenden unterstützen sie dabei. Dabei ist gesetzlich geregelt, dass eine Geburt durchaus nur mit einer Hebamme und ohne Arzt stattfinden kann, während keine Geburt nur mit einem Arzt, also ohne Hebamme ablaufen darf. Solange die Geburt ohne Probleme verläuft, werden Sie deshalb häufig ausschließlich von einer Hebamme betreut. Der Arzt würde erst dann hinzugezogen, wenn es zu Auffälligkeiten käme. Doch heute wird es mehr und mehr üblich, dass auch ein Arzt von Beginn der Geburt an anwesend ist, sich aber eher im Hintergrund hält. Die Hebamme unterstützt Sie dabei in ihren Bedürfnissen, Sie fördert Ihr Selbstvertrauen und bemüht sich, Ihnen eine Geburt nach Ihren Vorstellungen zu ermöglichen, natürlich immer soweit dies medizinisch vertretbar ist. Sie motiviert Sie während der Geburt, berät Sie hinsichtlich unterschiedlicher

Gebärpositionen, hilft Ihnen sich zu entspannen und das jeweils richtige Atemmuster zu finden. Dabei überwacht sie die Herzfrequenz Ihres Babys, schützt den Damm und überprüft Lösungszeichen der Nachgeburt. Wenn ein Arzt anwesend ist, versorgt er nach der Geburt eventuelle Verletzungen am Damm, ansonsten kann im Notfall auch die Hebamme aktiv werden. Alle Entscheidungen über medizinische Eingriffe hingegen trifft allein der Arzt, also beispielsweise ob eine Geburtseinleitung oder andere wehenregulierende Maßnahmen Sinn machen. Dasselbe gilt für alle medizinischen Interventionen wie einen Kaiserschnitt oder den Einsatz einer Saugglocke oder der Geburtszange. Der Arzt führt auch Steißgeburten durch, versorgt Verletzungen an den Geburtswegen und holt die Nachgeburt, falls sie sich nicht von selbst ablöst.

❓ Ist es möglich, dass ich während der Geburt von meiner Vor- und Nachsorgehebamme oder meinem Frauenarzt betreut werde?

Das klappt in Deutschland am besten und ohne Kosten für Sie, wenn Ihre Hebamme beziehungsweise Ihr Arzt in der Klinik Ihres Vertrauens Belegbetten hat. Sie können aber auch in Ihrer Wunschklinik anrufen und nach Beleghebammen fragen. Das sind Hebammen, die Sie durch die Schwangerschaft begleiten und vielleicht auch schon einige Routinekontrollen bei Ihnen machen. Vor allem aber wird »Ihre« Hebamme Sie dann in die Klinik und die gesamte Geburt über begleiten, was Ihnen die Situation erheblich angenehmer machen wird. Sollte dies nicht möglich sein, lohnt es sich, einen Geburtsvorbereitungs- oder einen anderen Schwangerschaftskurs in »Ihrem« Krankenhaus zu besuchen. Denn dabei haben Sie die Chance, bereits vor der Geburt die eine oder andere fest angestellte Hebamme kennenzulernen. Alle Kosten für die Geburt, die Hebamme und den Arzt unterliegen in Deutschland einer festen Gebührenordnung und werden von den Krankenkassen – auch bei Geburten im Geburtshaus oder zu

Hause – komplett übernommen. In Österreich werden die zusätzlichen Kosten für einen Privatarzt von vielen Zusatz-versicherungen übernommen, in der Schweiz übernehmen die Kassen die Kosten einer eigenen Hebamme im Krankenhaus oder Geburtshaus. In Österreich ist die Betreuung durch eine eigene Hebamme meist mit Kosten verbunden, die man selbst zu tragen hat. Sie müssen dort durchschnittlich mit 700 bis 1500 Euro für die Hebammenbetreuung während der Geburt rechnen, die Preise variieren entsprechend den zusätzlichen Angeboten wie Besuchen vor der Geburt, Kurse, Nachbetreu-ung und Ähnlichem. Sollte es – wie in öffentlichen Spitälern in Österreich üblich – nicht möglich sein, die eigene Heb-amme »mitzubringen«, ist das ebenfalls kein Problem. Denn an den geburtshilflichen Abteilungen der öffentlichen Spitäler steht stets gut ausgebildetes Personal mit Routine bereit.

DIE AUSWAHL DER HEBAMME

Natürlich hat jede Frau ihre eigenen Vorstellungen, wie eine optimale Geburtsbetreuung auszusehen hat. Manche Frauen brauchen liebevolle Zuwendung, während andere mit einer gewissen Bestimmtheit gut zurechtkommen. Was für alle jedoch gleichermaßen gilt, ist, dass die »Chemie« zwischen ihnen und ihrer Hebamme stimmen muss, damit sie sich bei ihr sicher aufgehoben fühlen und Vertrauen haben. Beim ersten Treffen ist meist ausreichend Zeit, um die Hebamme nach ihrer Berufserfahrung, ihrer Einstellung zu verschiede-nen Aspekten wie Geburtsposition oder Einsatz von Schmerz-mitteln zu fragen. Auch Fragen nach den Überwachungs-methoden während der Geburt oder die Zusammenarbeit mit einem Arzt können Ihnen helfen, die Hebamme zu finden, die zu Ihnen am besten passt. Bitte verstehen Sie den folgen-den Katalog an Kriterien deshalb nicht als Liste, die es ab-zuarbeiten gilt, sondern vielmehr als kleine Denkanregung bei Ihrer Suche nach einer passenden Hebamme.

_DIE AUSWAHL DER HEBAMME _ *(Fortsetzung)*____

Die optimale Hebamme sollte ...

- ... einfühlsam, sensibel und sanft sein,
- ... ruhig und erfahren sein,
- ... keine Unbekannte sein; Sie sollten sie deshalb schon vor der Geburt kennenlernen,
- ... mit Ihnen auf einer Wellenlänge liegen, das heißt, dass die »Chemie« von Anfang an stimmt,
- ... Sicherheit und Selbstvertrauen ausstrahlen,
- ... sich zurückhalten können, aber im Moment, in dem man sie braucht, da sein,
- ... motivieren, mit guten Tipps helfen und konkrete Anleitung geben,
- ... ehrlich, dabei aber nicht verletzend sein, und wenn nötig auch einmal durchgreifen,
- ... fachlich kompetent sein und Informationen weitergeben,
- ... humorvoll sein und ihren Beruf lieben,
- ... auf Ihre Bedürfnisse, Vorlieben und Wünsche eingehen,
- ... ein Gespür dafür haben, was Sie während der Geburt gerade brauchen,
- ... Sie bei der Geburt ernst nehmen und Sie unterstützen,
- ... gepflegt und professionell sein, aber nicht arrogant wirken,
- ... flexibel und tolerant sein,
- ... in ihren Ansichten zu Schmerzmitteln, zum Stillen und zur Stimmung im Kreißsaal mit Ihrer Auffassung übereinstimmen,
- ... den Vater miteinbeziehen und das Paar als Familie sehen,
- ... sich mit Akupunktur/Naturheilkunde auskennen,
- ... Ihre Ansichten teilen oder zumindest abweichende Ansichten respektieren,
- ... bei Geburtsvorbereitung/Nachbetreuung helfen.

❓ Was würde passieren, wenn ich weder meinen Arzt noch meine Hebamme erreichen kann, wenn die Geburt losgeht?

Für viele Frauen ist es äußerst hilfreich, einen zumindest ungefähren Plan davon zu haben, wie die Geburt ablaufen wird. Doch während es für manche Frauen beruhigend ist, das Wunsch-Szenario in Gedanken möglichst genau durchzuspielen und sich jedes Detail vorzustellen, schieben andere das Thema völlig beiseite nach dem Motto: »Wenn es soweit ist, ist es früh genug, sich damit zu beschäftigen.« Doch egal welcher Fraktion Sie angehören, wichtig ist, dass Sie nicht in Panik geraten. Haben Sie Vertrauen in sich selbst und in Ihre Fähigkeiten als Frau und Mutter. Vor allem aber versuchen Sie, in Gedanken flexibel zu bleiben. Natürlich ist es schön zu wissen, dass der Arzt und die Hebamme, die Sie die Schwangerschaft über betreut und mit denen Sie alles besprochen haben, da sein werden. Doch es kommt immer wieder einmal vor, dass einer vor beiden verhindert ist. Für diesen Fall gibt es eine Vertretung, die Sie, wenn möglich, ebenfalls vor der Geburt kennenlernen sollten, um auf der sicheren Seite zu sein. Doch egal was passiert, denken Sie immer daran, dass Sie eine starke Frau sind! Notfalls schaffen Sie die Geburt auch unter völlig anderen als den gedachten Bedingungen, wenn es sein muss auch an einem anderen Ort und mit anderen Helfern!

❓ Was meint meine Hebamme, wenn sie von den »Leopoldschen Handgriffen« spricht?

Mithilfe dieser Methode kann die Hebamme (oder der Arzt) ohne Ultraschall und technische Unterstützung die Lage und ungefähre Größe des Kindes beziehungsweise die Fruchtwassermenge ertasten. Dafür legt sie die Hände auf die mütterliche Bauchdecke und kann so fühlen, wo die einzelnen Körperteile des Kindes gerade liegen. Die genau beschriebenen Griffe sind nach dem deutschen Gynäkologen Christian Leopold (1846 bis 1911) benannt. Bis zur Mitte der 70er-Jahre des vergangenen Jahrhunderts war dies oft die einzige Methode, die Aufschluss über die Lage eines Babys gab. Denn der heute standardmäßig eingesetzte Ultraschall wurde erst vor gut dreißig Jahren eingeführt. Als wunderschön empfinden es die meisten werdenden Eltern, wenn ihnen die Hebamme erklärt, wie sie ihr Kind schon lange vor der Geburt »erfühlen« können. Besonders für Väter ist das während der Schwangerschaft eine gute Möglichkeit, direkt körperlichen Kontakt zu ihrem Baby aufzunehmen.

? Ich habe Angst vor einem Dammriss oder Dammschnitt. Kann ich vorbeugend etwas tun, damit es gar nicht so weit kommt?

Zu Ihrer Beruhigung: Bei fast der Hälfte aller Geburten bleibt der Damm völlig intakt! Denn Haut und Schleimhaut der Scheide liegen in Falten und sind sehr weit dehnbar. Dennoch können Sie vor der Geburt etwas tun. Damit das Gewebe am Damm elastisch ist, können Sie etwa sechs Wochen vor der Geburt mit einer Dammmassage beginnen. Dafür werden die Schamlippen und der Dammbereich, also das Gewebe zwischen der hinteren Scheidenwand und dem Anus, mit speziellen Dammmassageölen (zum Beispiel Weizenkeimöl oder andere Vitamin-E-haltige Öle; es gibt auch spezielle Ölmischungen für die Dammmassage) sanft massiert und gezupft. Am besten klappt das nach dem Duschen, da das Gewebe dann schön vorgewärmt und dadurch weich und dehnbar ist. Drei bis vier Minuten Massage reichen völlig aus. Selbstverständlich kann das auch Ihr Partner übernehmen, denn der Schwangerschaftsbauch kann dabei mitunter ziemlich im Weg sein. Wenn Ihnen die Massage unangenehm ist, macht das auch nichts, Ihr Damm braucht das Öl nicht unbedingt. Denn auch der Körper selbst bereitet sich auf die Geburt vor, indem das Gewebe am Ende der Schwangerschaft besser durchblutet und feuchter ist als sonst. Wichtig zur

Vermeidung von Dammverletzungen ist außerdem die Geburtsposition. Hier sollten Sie wissen, dass sich bei einer Entbindung in Rückenlage das Risiko für Dammverletzungen erhöht. Doch ebenso wenig wie eine Geburt in Rückenlage immer zu einem Dammriss oder -schnitt führt, ist die regelmäßigste Durchführung einer Dammmassage keine Garantie dafür, dass es bei der Geburt ohne Riss oder Schnitt geht.

❓ Was hat es mit dem berühmten Himbeerblättertee auf sich?

Viele Hebammen und Frauen, die bereits Kinder geboren haben, schwören auf die Wirkung dieses Tees. Es wurde noch nicht wissenschaftlich belegt, aber die Erfahrungsmedizin zeigt, dass Himbeerblättertee das Gewebe und die Muskulatur des Beckens locker macht und so die Geburt erleichtert. Himbeerblätter wirken durch den Inhaltsstoff Fragrin tonisierend und stärkend auf die Gebärmutter und die Muskeln der Beckenregion, weswegen sie manchmal auch zu Beginn einer Schwangerschaft (um eine Fehlgeburt zu verhindern) und danach (um die Ablösung der Plazenta zu fördern und Nachblutungen zu verhindern) eingesetzt werden. Zudem regt der Tee die Darmarbeit und damit auch die Gebärmuttermuskulatur an. Himbeerblätter wirken am Ende der Schwangerschaft wehenfördernd und sollten daher erst ab der 35. Schwangerschaftswoche regelmäßig als Tee getrunken werden. Sie erhalten die Himbeerblätter in der Apotheke oder im Reformhaus und können sie mit Ihrem üblichen Schwangerschaftstee mischen. Drei bis fünf Tassen über den Tag verteilt trinken.

❓ Gibt es auch die Möglichkeit, sich homöopathisch auf die Geburt vorzubereiten?

Ja, die gibt es. Es wäre aber unseriös, hier allgemeingültige Arzneiempfehlungen abzugeben, da jede homöopathische Therapie sehr individuell auf die jeweilige Person und ihre

Situation zugeschnitten sein sollte. Sprechen Sie mit Ihrer Hebamme, mit einem homöopathisch ausgebildeten Arzt oder mit einem Homöopathen über Ihre Vorstellungen und Sorgen. Die am häufigsten verordneten homöopathischen Arzneimittel zur Geburtsvorbereitung sind Pulsatilla und Caulophyllum, wobei die jeweiligen Arzneimittelbilder relativ stark voneinander abweichen. Häufig liegt auch ein individuelles Problem vor, das dann mit einem ganz anderen Mittel behandelt werden muss. Es ist also nicht ratsam, einfach einige Wochen vor der Geburt mit der Einnahme irgendwelcher Globuli zu beginnen, nur weil die Ihrer besten Freundin gut geholfen haben. Jede Geburt ist eine ganz eigene Situation und muss demensprechend individuell betreut werden.

? Es gibt doch auch Akupunktur, die die Geburt erleichtern soll. Wie funktioniert das?

Viele Frauen beschreiben, dass ihnen die geburtserleichternde Akupunktur bei der Geburt selbst sehr geholfen hat. Die Traditionelle Chinesische Medizin (TCM) empfiehlt Akupunktur zum Ausgleich von Disharmonien, wobei man heute annimmt, dass durch die Nadeln Botenstoffe aktiviert werden. Studien zeigen, dass sich durch die wöchentliche Akupunktur ab der 36. Schwangerschaftswoche der Muttermund unter der Geburt schneller öffnet, was die Geburt verkürzt. Dabei werden bestimmte Akupunkturpunkte am Kopf, an den Unterarmen, später dann auch an den Füßen mit feinen Nadeln gestochen und für zirka 20 Minuten belassen. Manche Babys im Bauch reagieren prompt und beginnen zu strampeln, was als positives Zeichen der Akupunktur zu deuten ist. Frauen, die akupunktiert werden, benötigen insgesamt weniger zusätzliche Wehenmittel und haben weniger Dammverletzungen. Richtig durchgeführte Akupunktur lässt sich gut integrieren, kann keinen Schaden anrichten und wird heute oft im Rahmen von Geburtsvorbereitungskursen von Hebammen und Frauenärzten angeboten.

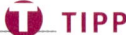 **TIPP**

Wenn Sie Angst vor den Nadeln bei der Akupunktur haben, können Sie stattdessen auch akupressiert werden. Dabei werden dieselben Punkte wie bei der Akupunktur behandelt, nur werden sie nicht genadelt, sondern mit den Fingerspitzen gedrückt und massiert (siehe dazu auch Bücher, die weiterhelfen ab Seite 246). Eine neuere Variante stellt die Stimulation der Akupunkturpunkte mittels Softlaser dar. Dabei wird mit gebündeltem Licht direkt auf die entsprechenden Punkte geleuchtet, was – wie auch bei der Akupunktur und Akupressur beabsichtigt – den »Qi-Fluss der Meridiane«, also den Energiefluss in den Energieleitbahnen, anregen soll.

? Ich bin total unsportlich. Werde ich trotzdem genügend Kraft für die Geburt haben?

Die Hauptarbeit während der Geburt leistet Ihre Gebärmutter, und dieser Muskel hat, ganz egal, wie es um Ihre allgemeine Fitness steht, unbeschreiblich viel Kraft. Sie werden in den letzten Wochen vor der Geburt bemerken, dass auch Ihre Gebärmutter sich vorbereitet, indem sie mit Übungswehen trainiert – und sie wird auf den Punkt fit sein! Wenn Sie während der Geburt erschöpft sind und es Ihnen schwerfällt, sich auf den Beinen zu halten oder Sie wackelige Knie bekommen, können Sie sich immer wieder einmal hinsetzen beziehungsweise sich hinlegen. Versuchen Sie in den Wehenpausen, wenn der Schmerz verschwindet, aufzutanken und neue Kraft zu schöpfen. Hilfreich kann es auch sein, die Schwerkraft zu nutzen, indem Sie sich in eine aufrechte Position begeben. So müssen Sie das Kind nicht ganz allein aus dem Geburtskanal hinausschieben. Und Sie werden sehen: Ihre Hebamme und alle anwesenden Personen werden Sie rundum dabei unterstützen, nicht zu vergessen, dass die Aussicht, Ihr Kind bald in den Armen zu halten, Ihnen Flügel verleihen kann.

? Ich habe seit dem 7. Monat immer wieder einmal Wehen, weswegen ich Magnesium einnehme. Wird das die Geburt erleichtern?

Magnesium ist krampflösend, was bedeutet, dass es die Erregbarkeit der Muskelzelle vermindert. Darum kann es auch helfen, eine unruhige Gebärmutter zu besänftigen. Deshalb ist Magnesium das Mittel der Wahl für Schwangere, die viel auf den Beinen sind oder die gerade eine große Aufregung erlebt haben und deshalb zu leichten Wehen neigen. Achten Sie aber sehr genau auf die Dosierung, denn wenn Sie zu viel Magnesium einnehmen, kann das zu unerwünschten, relativ starken Durchfällen führen – und eine Darmentleerung kann ja bekanntlich wehenfördernd wirken (siehe Seite 65)! Nehmen Sie auf keinen Fall magnesiumhaltige (Brause-)Tabletten ohne Rücksprache mit Ihrem Arzt oder Ihrer Hebamme ein! Magnesium hat jedoch keinen Einfluss auf die Geburt selbst, zumal Ihr Arzt Ihnen raten wird, es knapp vor dem errechneten Geburtstermin wieder abzusetzen. Sie sollten nicht abrupt mit der Einnahme aufhören, sondern die Therapie ausschleichen. Das bedeutet, dass Sie nur mehr jeden zweiten, dann jeden dritten Tag eine Tablette nehmen. Ansonsten kann es zu vermehrter Krampfneigung kommen. Wenn allerdings wirklich eine Frühgeburt droht, reicht Magnesium allein sicher nicht aus, es müssen von Ihrem Arzt zusätzliche wehenhemmende Medikamente (Tokolytika) verabreicht werden.

? Seit ich schwanger bin, habe ich Hämorrhoiden. Wird das durch die Geburt noch schlimmer?

Da die Gebärmutter wächst, nimmt auch der Druck im kleinen Becken zu. Das und die Wirkung der Hormone sind verantwortlich für dieses Problem, das Sie mit vielen Schwangeren teilen. Da während der Geburt ein immenser Druck auf den Beckenboden ausgeübt wird, können Hämorrhoiden sich dabei tatsächlich verschlimmern. Was Sie selbst tun können:

Achten Sie während der Schwangerschaft, aber vor allem im Wochenbett auf regelmäßigen, weichen Stuhlgang, indem Sie sich ballaststoffreich ernähren, viel trinken und bei Bedarf zu sanften Hausmitteln wie eingeweichten Dörrpflaumen oder Kleie und Leinsamen greifen. Denn wenn zu den Hämorrhoiden noch eine Verstopfung hinzukommt, kann es richtig unangenehm werden. Dann helfen oft nur noch ein Einlauf beziehungsweise Abführmittel. Wenn es denn Abführmittel sein müssen, sollten Sie pflanzliche immer den chemischen vorziehen. Denn auch bei Abführmitteln handelt es sich um Medikamente, die in die Muttermilch übergehen und beim Baby zu Blähungen führen können. Wichtig bei Hämorrhoiden ist darüber hinaus regelmäßige Hygiene, also das sorgfältige Waschen nach dem Stuhlgang, die Anwendung einer speziellen Hämorrhoidensalbe und regelmäßige Sitzbäder mit Eichenrinde. Mit diesem »Programm« lassen sich die Beschwerden recht gut lindern.

? Was ist eine Cerclage?

Bei manchen Frauen beginnt sich der Muttermund schon während der Schwangerschaft, also lange vor dem errechneten Geburtstermin, zu öffnen. Dies bezeichnet man als Muttermundschwäche, die das Risiko für eine Frühgeburt erhöht. Sollte dies bei Ihnen der Fall sein, wird Ihnen Ihr Arzt eine Cerclage empfehlen. Dabei wird unter Narkose (Spinalanästhesie, siehe dazu auch Seite 236) der Muttermund mit einer ringförmigen Naht (franz. cercle = Kreis) bis auf eine kleine Öffnung verschlossen beziehungsweise zusammengehalten. Etwa zwei Wochen vor dem errechneten Geburtstermin wird die Naht normalerweise wieder gelöst, ohne dass eine Narkose nötig wäre. Ihr Baby kann dann ganz normal zur Welt kommen. Kommt es vorher zu einem Blasensprung, muss die Cerclage umgehend entfernt werden, da ansonsten die Infektionsgefahr steigt. Auch wenn Sie mit einer Cerclage Wehen bekommen, wird die Naht schnellstmöglich entfernt, denn die Naht würde der Kraft des sich für eine Geburt öffnenden Muttermundes nicht standhalten. Das heißt für Sie, wenn Sie eine Cerclage haben: Sobald Sie Blutungen oder beginnende Wehen bemerken, müssen Sie unbedingt sofort zum Arzt oder in Ihre Geburtsklinik fahren, da die Cerclage allein die Geburt nicht aufhalten kann.

❓ Nach der Untersuchung beim Frauenarzt hatte ich eine leichte Schmierblutung – muss ich mir deswegen Sorgen machen?

Nein, müssen Sie nicht. Während der Schwangerschaft sind Gebärmutter und Muttermund besonders gut durchblutet. Deshalb können bereits leichte Manipulationen, wie sie bei einer Untersuchung durch den Frauenarzt oder auch beim Geschlechtsverkehr vorkommen, dazu führen, dass kleinste Blutgefäße verletzt werden. Dadurch kommt es zu Miniblutungen, die unter Umständen für zwei bis drei Tage eine leichte Schmierblutung verursachen, die zart rötlich oder bräunlich sein kann. Eine periodenstarke, hellrote Blutung muss dagegen sofort von einem Arzt kontrolliert werden!

❓ Was sind Symphysenschmerzen?

Das knöcherne Becken muss man sich wie eine Schale ohne Boden vorstellen (die Rolle des Bodens übernimmt der aus Muskelschichten bestehende Beckenboden, siehe dazu auch Seite 12). Diese Schale ist aus einzelnen Knochenteilen zusammengesetzt, die durch fasrige Bänder fest miteinander verbunden sind. Weil die Natur Frauen zum Gebären von Kindern vorgesehen hat und der Durchmesser des Beckens nicht viel größer ist als der Durchmesser eines Babykopfes, lockern sich in den letzten Monaten der Schwangerschaft die Bänderverbindungen zwischen den einzelnen Knochenteilen. Dadurch hat das Baby beim Passieren des Geburtskanals dann bis zu zwei Zentimeter mehr Platz als normalerweise! Die Symphyse

ist eine dieser Verbindungen, und zwar die der beiden Scham-
beinknochen im vorderen, unteren Teil des Beckens. Wenn sie
sich kurz vor der Geburt um bis zu 5 Millimeter weitet, ist dies
sogar auf einem Röntgenbild sichtbar. Leider ist dieser ganz
und gar normale Vorgang mitunter schmerzhaft: Sobald man
beim Sitzen, Liegen oder Gehen seine Position ändert, treten
im Bereich des Venushügels oder im Bereicht des Kreuzbeins
stechende oder ziehende Schmerzen auf. Sprechen Sie auf
jeden Fall mit Ihrem Arzt über diese oder ähnliche Schmerzen, dann kann er ausschließen, dass vielleicht auch andere
Ursachen vorliegen. Und Sie selbst sollten die ganze Sache
positiv sehen – schließlich macht sich Ihr Körper nun langsam, aber sicher bereit fürs Baby. Nach der Geburt hat der
Spuk ein Ende: Innerhalb eines halben Jahres werden die Verbindungen wieder fest.

❓ Ich habe ein schmales Becken. Kann ich trotzdem vaginal entbinden?

Eine Geburt ist eigentlich nur möglich, weil das Becken der
Mutter und der Körper des Kindes von der Natur optimal aufeinander abgestimmt sind. Während sich bei der Mutter kurz
vor der Geburt als Vorbereitung die Bänderverbindungen des
Beckens lockern (siehe Seite 29), hat es die Natur beim Baby
so arrangiert, dass der kindliche Kopf »flexibel« gestaltet ist.
Denn der Kopf des Ungeborenen besteht aus Knochenplatten,
die noch nicht fix miteinander verbunden sind und sich daher
gegeneinander verschieben können. Das heißt, dass der Körper der Mutter möglichst viel Platz zur Verfügung stellt, während der Babykopf in der Lage ist, sich an den Geburtskanal
anzupassen. Sie können aber auch selbst etwas zur Erleichte-
rung der Geburt beitragen, indem Sie verschiedene Gebärpositionen ausprobieren und so herausfinden, wie Sie und
Ihr Baby es am leichtesten haben. Dabei ist es günstig, immer
wieder die Position zu wechseln, da verschiedene Becken-
bewegungen vermehrt Raum schaffen. Grundsätzlich günstig

ist eine aufrechte Haltung während der Geburt, wie das beim Gebären in der Hocke oder in Knie-Ellbogen-Lage der Fall ist. In diesen Positionen holen Sie sich nämlich die Schwerkraft zu Hilfe. Gebeugte und auseinandergedrückte Oberschenkel machen das Becken zudem noch so weit wie möglich. Wenn allerdings schon vor der Geburt feststeht, dass der Kopf Ihres Babys für Ihr Becken zu groß ist, sollten von vornherein ein Kaiserschnitt geplant und so unnötige Risiken für Mutter und Kind vermieden werden.

❓ Ich soll zu einer »Pelvimetrie«, was ist das?

Das ist eine Untersuchung, die Ihr Becken (lat. = pelvis) vermisst (lat. metiri = messen). Es soll dabei geklärt werden, ob Ihre Beckenmaße mit den Maßen Ihres Babys so weit übereinstimmen, dass eine vaginale Geburt in Frage kommt. Dieses Verfahren wird vom Arzt dann eingesetzt, wenn Ihr Becken sehr schmal beziehungsweise der Kopf Ihres Babys sehr groß ist, wenn Ihr Kind in Beckenendlage liegt oder wenn der Arzt fürchtet, dass bei der Geburt Probleme auftreten könnten. Dabei wird Ihr knöchernes Becken vermessen, was meist anhand von Ultraschall, heute aber auch immer mehr mithilfe der Magnetresonanztomographie (MRT, also ebenfalls ohne Röntgenstrahlung) erfolgt. In seltenen Fällen wird das Becken von außen mittels Beckenzirkel vermessen beziehungsweise der Arzt/die Hebamme stellt bei einer vaginalen Untersuchung bereits auffällige Beckenveränderungen (spitzer Schambeinwinkel, vorspringendes Steißbein) fest, die gegen eine vaginale Geburt sprechen. Die Vermessung des Beckens kann für den Geburtshelfer jedoch immer nur eine grobe Orientierungshilfe sein, denn der Erfolg einer vaginalen Geburt hängt auch stark von der Dynamik des Geburtsgeschehens und der Beugung des Kindes ab. Nach dieser Untersuchung kann Ihr Arzt schließlich die Empfehlung aussprechen, ob eine vaginale Geburt für Sie in Frage kommt oder ob Ihre Beckenmaße dringend einen Kaiserschnitt erfordern.

❓ Was heißt das »BEL« in meinem Mutterpass?

Die Abkürzung »BEL« steht für Beckenendlage und bedeutet, dass Ihr Baby nicht wie bei der Geburt üblich mit dem Kopf nach unten in der Gebärmutter liegt, sondern mit dem Gesäß nach unten darin »sitzt«. Während der Frühschwangerschaft ist das überhaupt kein Problem, denn Ihr Baby hat noch genug Platz in der Gebärmutter, um sich zu bewegen, sich umzudrehen und regelrecht zu »turnen« – was Sie sicherlich bemerken werden. Gegen Ende der Schwangerschaft wird der Platz im Bauch immer knapper, wodurch die Bewegungen des Kindes natürlich eingeschränkt sind. Im Normalfall finden sich Babys um die 32. Schwangerschaftswoche in Schädellage ein, also in Geburts-Startposition mit dem Kopf Richtung Geburtskanal. Bei fünf Prozent aller Schwangerschaften jedoch befindet sich das Baby in der 40. Schwangerschaftswoche noch immer in Beckenendlage.

❓ Beckenendlage nach der 34. Schwangerschaftswoche – gibt es trotzdem noch eine Chance für eine normale vaginale Geburt?

Für die Geburtshelfer, also Hebamme und Arzt, ist es sehr wichtig zu wissen, dass es sich beim Baby um eine Beckenendlage, die so genannte Steißlage, handelt. Denn nur dann können Sie die geeigneten Vorbereitungen für eine Steißgeburt treffen. Man unterscheidet sieben verschiedene Arten von Beckenendlagen, je nachdem, welcher Teil des Kindes wirklich vorangeht beziehungsweise wie das Kind seine Beine hält. Beckenendlage bedeutet – zu Ihrer Beruhigung – nicht generell, dass Ihr Kind per Kaiserschnitt zur Welt kommen muss. Doch fairerweise muss man hier sagen, dass heute achtzig bis neunzig Prozent aller Beckenendlagen mittels Kaiserschnitt geboren werden. Geburtshelfer in einer Klinik, die Erfahrung mit Steißlagengeburten haben, können aber durchaus auch vaginale Geburten ermöglichen, vor allem wenn es sich um die zweite oder weitere Entbindungen handelt. Gerade bei Beckenendlagen ist es immer sehr wichtig, die Risiken genau gegeneinander abzuwägen, schließlich soll es möglichst zu keinen Komplikationen kommen. Die Geburt selbst unterscheidet sich von einer Schädellagengeburt insofern, dass die Eröffnungsperiode bei Beckenendlagen-Geburten meist etwas länger dauert und dass eben nicht zuerst der Kopf, sondern der Po beziehungsweise die Beine Ihres Babys geboren werden. Oft ist bei Beckenendlagen-Geburten ein Dammschnitt nötig, um ausreichend Platz fürs Baby zu schaffen. Große Perinatalerhebungen besagen, dass selbst wenn die Voraussetzungen optimal sind, 75 % aller vaginal begonnenen BEL-Geburten in einem Kaiserschnitt enden. Wenn Sie dennoch unbedingt vaginal entbinden möchten, erkundigen Sie sich rechtzeitig nach einem spezialisierten Ärztezentrum in Ihrer Nähe.

❓ Mein Baby liegt quer im Bauch. Kann es trotzdem normal geboren werden?

Wenn Ihr Geburtstermin nicht unmittelbar bevorsteht, besteht noch die Chance, dass sich Ihr Kind in Schädellage dreht. Eine Querlage am Geburtstermin ist allerdings immer ein Grund für einen Kaiserschnitt, da keine Chancen auf eine vaginale Geburt vorhanden sind. Denn es ist geburtsmechanisch unmöglich, ein Baby aus Querlage vaginal zu entbinden. Und selbst wenn: Die Gefahr, dass sich daraus Komplikationen für Mutter und Kind ergeben, wäre viel zu groß.

❓ Bis wann sollte sich mein Baby spätestens gedreht haben?

Üblicherweise begeben sich Babys zwischen der 32. und 36. Schwangerschaftswoche in Schädellage, was bedeutet, dass das Kind mit dem Kopf nach unten in der Gebärmutter liegt. Diese Wochenangaben gelten allerdings nur für Erstgebärende. Bei der zweiten oder weiteren Schwangerschaften kann sich Ihr Baby auch noch viel später mit dem Kopf nach unten orientieren! Doch nicht alle Kinder können sich drehen: Manchmal gibt es auch anatomische Gründe für eine Steißlage, etwa wenn die Beckenmaße der Mutter im Verhältnis zum kindlichen Kopf zu klein sind. In diesem Fall ist das Becken dann einfach zu eng für eine normale Geburt. Auch Schwierigkeiten mit der Nabelschnur können ein Baby an der Drehung hindern. Für viele Mütter ist es wichtig, das Gefühl zu haben, alles unternommen zu haben, um dem Kind vielleicht doch noch die Drehung zu ermöglichen (Methoden siehe rechts). Aber erzwingen Sie nichts, Ihr Baby hat auch schon in Ihrem Bauch seinen eigenen Kopf. Und wenn es diesen unbedingt schon zur Geburt nach oben tragen will, müssen Sie das wohl oder übel akzeptieren.

? Mein erstes Kind kam aus BEL zur Welt. Wird das bei der zweiten Geburt wieder so sein?

Das hängt von den Gründen für die BEL in Ihrer ersten Schwangerschaft ab. Die Wahrscheinlichkeit für eine zweite BEL-Geburt ist nur dann erhöht, wenn es in der ersten Schwangerschaft anatomische Gründe, etwa die Form des Beckens oder der Gebärmutter, gab. Ansonsten wird sich Ihr zweites Baby wahrscheinlich in Schädellage begeben.

? Mein Baby hat sich nicht gedreht, dabei wünsche ich mir so sehr eine normale Geburt. Was kann ich tun?

Es gibt unterschiedliche Methoden, Ihr Baby auch noch in den letzten Wochen vor der Geburt zu einer Drehung in die richtige Schädel- oder Kopflage zu »motivieren«. Zu den sanften Methoden gehören die »Indische Brücke«, Moxibustion und Akupunktur. Für eine äußere Wendung, bei der das Baby von außen in die richtige Position geschoben wird, müssen Sie jedoch ins Krankenhaus.

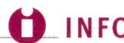 **INFO**

Hier ein kleiner Überblick der Methoden, die Ihrem Baby vielleicht doch noch helfen, sich in Schädellage zu drehen.

- **Indische Brücke:** Legen Sie sich in Rückenlage auf eine Decke oder Gymnastikmatte und lagern Sie das Becken so hoch wie möglich, auf jeden Fall aber höher als Ihren Kopf. Das funktioniert gut mithilfe von Polstern und Kissen, die Ihr Becken abstützen sollen. Versuchen Sie nun, sich in dieser extremen Hohlkreuzlage zu entspannen, die für ein Baby in Steißlage recht unbequem ist. Sie sollten dabei tief in den Bauch zu Ihrem Baby ein- und konzentriert wieder ausatmen. Viele Babys drehen sich dann doch noch in Richtung Becken, weil das für sie bequemer ist. Bitte bleiben Sie aber nur so lange in dieser Lage, wie Sie sich wohl fühlen. Wenn Ihnen schwindlig oder übel wird, müssen Sie den Versuch sofort abbrechen! Und bitte übertreiben Sie es nicht: Zweimal zehn Minuten täglich reichen völlig aus!

- **Homöopathie:** Es gibt in der Homöopathie kein Mittel, das ein Kind direkt zum Drehen bewegen könnte. Dennoch können Hebammen oder Ärzte, die sich mit Homöopathie gut auskennen, Substanzen finden, die sowohl die Mutter als auch das Kind unterstützen beziehungsweise die Aktivierung des Babys fördern. Tuberculinum, Pulsatilla oder Sepia werden in diesem Zusammenhang öfter genannt, sollten – wie alle homöopathischen Medikamente – aber nur in Absprache mit einem Therapeuten eingenommen werden!

- **Moxibustion:** Bei dieser Methode aus der chinesischen Medizin werden durch das Abbrennen von Beifußröllchen gezielt bestimmte Punkte erwärmt. Um ein Steißlagenbaby zum Drehen zu motivieren, wird ein ganz bestimmter Punkt an der kleinen Zehe der Mutter erwärmt und damit der Blasen-Nieren-Meridian aktiviert. Dieser Meridian ist zuständig für das Becken und die Muskulatur der Gebärmutter und kann helfen das Baby in Schädellage zu bringen.

INFO *(Fortsetzung)*

- **Akupunktur:** Die chinesische Nadeltechnik führt gerade bei Steißlagen immer wieder zu erstaunlichen Erfolgen. Um Ihr Baby zur Drehung zu motivieren, werden hier dieselben Punkte genadelt, die bei der Moxibustion mithilfe von Wärme angeregt werden sollen. Akupunktur und Moxibustion können sich dabei unterstützen und ergänzen.

- **Äußere Wendung:** Sie sollte nur in einem Krankenhaus durchgeführt werden, das Erfahrung mit Wendungen hat! Der Arzt tastet das Baby und versucht, es mit gezieltem Griff an Kopf und Gesäß dabei zu unterstützen, einen Purzelbaum vorwärts zu machen, sodass es am Ende in Schädellage liegen bleibt. Sie erfolgt ohne Narkose, dauert nur etwa eine Minute, kann allerdings auch unangenehm sein. Sollte der Versuch ohne Erfolg bleiben, kann nach ein oder zwei Tagen ein neuer Versuch gestartet werden. Hat die Wendung funktioniert, muss die Mutter noch etwas ruhen, darf aber nach etwa zwei Stunden nach Hause gehen. Die äußere Wendung klappt bei rund zwei Drittel aller Steißlagen. Wenn es zu Komplikationen kommt (sich das Baby etwa in der Nabelschnur verwickelt), muss allerdings sofort ein Kaiserschnitt durchgeführt werden. Deshalb sollte die äußere Wendung frühestens in der 37. oder 38. Schwangerschaftswoche versucht werden. Denn dann ist das Baby bereits so reif, dass ein eventueller Kaiserschnitt kein Problem mehr wäre. Doch je näher der errechnete Geburtstermin rückt, desto schlechter stehen die Erfolgschancen, da die Fruchtwassermenge nun abnimmt und der Steiß des Babys Kontakt zum Beckeneingang aufnimmt. Nach einem Blasensprung darf grundsätzlich keine äußere Wendung mehr durchgeführt werden! Parallel dazu gibt es auch die (heute seltene) innere Wendung. Dabei handelt es sich um eine Operation, die, wenn überhaupt, nur bei der Geburt des zweiten Zwillings durchgeführt wird (siehe Seite 51).

? Was genau versteht man unter Moxen und wogegen hilft es?

Die Moxibustion ist ein Verfahren aus der Traditionellen Chinesischen Medizin (TCM) und beruht auf ähnlichen Prinzipien wie die Akupunktur. Das Wort selbst setzt sich aus mogu sa (jap. = Brennkraut, Beifuß) und combustus (lat. = verbrannt) zusammen. Bei der Moxatherapie (oder kurz Moxen) werden spezielle Punkte, wie sie in der Traditionellen Chinesischen Medizin beschrieben werden, erwärmt. Dafür werden über den klassischen Akupunkturpunkten meist zwei Zylinder aus Beifußblättern, die so genannten Moxazigarren, abgebrannt. Dabei entsteht wie bei einer Zigarette Glut, die die Haut aber keinesfalls berühren darf, sondern sie in einem Abstand von zwei bis drei Zentimetern erwärmen soll. In der Schwangerschaft wird das Moxen vor allem eingesetzt, um eine Wendung des Babys aus der Beckenendlage zu erreichen. Dafür lässt man die Wärme der Moxazigarre für etwa zwanzig Minuten auf einen Punkt am Nagelfalz der kleinen Zehe wirken. Die Moxibustion sollte sieben bis zehn Tage lang täglich ausgeführt werden und führt bei 90 Prozent der Schwangeren angeblich zu verstärkten Kindesbewegungen und zu mehr Aktivität der Gebärmutter. Und eben dadurch kommt es unter Umständen zur selbstständigen Wendung des Babys.

? Stimmt es, dass Sex Wehen auslösen kann?

Grundsätzlich ist auch in der Spätschwangerschaft nichts gegen Geschlechtsverkehr einzuwenden, ganz im Gegenteil, die Kontraktionen beim Höhepunkt optimieren den Muskeltonus der Gebärmutter. Es kann dann jedoch auch öfter passieren, dass nach dem Verkehr der Bauch hart wird und mit Anspannung reagiert. Auch ganz leichte Blutungen sind nach dem Sex möglich, da durch die mechanische Einwirkung kleine Blutgefäße am gut durchbluteten Gebärmutterhals verletzt werden können (siehe dazu auch Seite 29). Doch weder das eine noch das andere ist ein Grund, sich Sorgen zu machen. Dennoch sollten Sie mit Ihrem Arzt oder Ihrer Hebamme darüber sprechen. Sex kann, nahe am Geburtstermin, diesen tatsächlich beschleunigen. Denn im Sperma des Mannes sind Prostaglandine, also wehenauslösende Hormone, in geringer Konzentration enthalten. Wenn der Muttermund und die Gebärmutter geburtsbereit sind, kann das Sperma deshalb die natürlichste Geburtseinleitung der Welt sein, oder wie es Hebammen formulieren: »So wie das Kind entsteht, so kommt es auch zu Weg.«

? Kann Treppensteigen die Geburt auslösen?

Körperliche Bewegung wie Spazierengehen oder Treppensteigen kann – in vernünftiger Dosierung – wehenauslösend wirken, während zu viel des Guten eher das Gegenteil bewirken kann. Denn wer sich müde läuft, ermüdet auch die Gebärmutter und hindert sie dadurch an kräftiger Wehenarbeit.

? Gibt es natürliche Methoden, um Wehen zu provozieren?

Es gibt in der Natur Substanzen, die den Ruf haben, Wehen auf natürlichem Weg auszulösen. All dies ist überliefertes Hebammenwissen, für das häufig die naturwissenschaftlichen Beweise fehlen. Unter den Gewürzen wird beispielsweise Gewürznelken, Ingwer oder Zimt eine wehenauslösende Wirkung zugeschrieben. Sie lassen sich entweder als Tee trinken (auch Verbenenkrauttee ist als Geburtshelfer bekannt) oder in Form von ätherischen Ölen zur Massage oder als Badezusatz verwenden. Auch als Duftöl in einer Duftlampe entfalten sie ihre Wirkung. Hebammen empfehlen darüber hinaus auch Nelkenöltampons, um die Geburt auf natürlichem Weg zu starten. Dabei wird ein Tampon mit einer Mischung aus Mandel- und Nelkenöl beträufelt, in die Scheide eingeführt und für zirka eine Stunde dort belassen. Als natürlicher Wehengarant gilt auch Rizinusöl, das zur Geschmacksaufbesserung mit ein wenig Fruchtsaft vermischt getrunken wird. Diese Methode ist allerdings mit Vorsicht zu genießen, da Rizinusöl zu Durchfall und Übelkeit führen und dadurch den Wasser- und Elektrolythaushalt durcheinanderbringen kann.

Auch in der Homöopathie gibt es Substanzen, die den Beginn von Wehen fördern. Welches Mittel das richtige ist, hängt aber meist von der individuellen Situation der Frau ab. Es sollte deshalb nur von einer homöopathisch erfahrenen Hebamme beziehungsweise einem Arzt oder Therapeuten verordnet werden. Die häufigsten Mittel zur homöopathischen Geburts- einleitung sind Pulsatilla, Nux vomica, Caulophyllum, Sepia, Kalium carbonicum oder Cimicifuga. Alle diese natürlichen Methoden führen jedoch nur dann zum Ziel, wenn Ihr Körper und Ihr Kind wirklich bereit für die Geburt sind. Wenn Ge- bärmutter und Muttermund trotz des verstrichenen Geburts- termins keinerlei Geburtsbereitschaft erkennen lassen, müssen ärztliche Methoden (siehe Seite 84 f.) weiterhelfen.

❓ Woraus besteht der berühmte Wehencocktail?

Manche Hebammen empfehlen zur natürlichen Weheneinleitung einen »Cocktail«, der es in sich hat und der je nach Tradition variieren kann: Während er in Deutschland normalerweise aus Rhizinusöl, Eisenkraut, Mandelmus, Pfirsichsaft und Sekt besteht (die drei letzteren haben lediglich geschmacks- verbessernde Wirkung), tauchen in Österreich anstelle des Pfirsichsafts und des Sekts Marillensaft und Schnaps auf. Doch egal, was sonst noch hineingemixt wird, das Rizinusöl darf nirgends fehlen, denn es hat eine relativ starke abführende Wirkung. Und genau das ist gewünscht: Der Wehencocktail soll den Darm entleeren und durch die Freisetzung von Pros- taglandinen die Uterusmuskulatur in Gang bringen. Außerdem nimmt ein leerer Darm weniger Platz ein, sodass mehr Raum fürs Baby bleibt. Durch die Anregung der Darmbewegungen soll auch die Gebärmutter zu mehr Aktivität motiviert werden.

Doch Vorsicht bei empfindlichem Magen: Der Cocktail kann auch zu Übelkeit und heftigen Durchfällen mit hohen Elektrolytverlusten führen! Natürlich sollte der Wehencocktail niemals selbst zusammengemischt und im stillen Kämmerlein getrunken werden. Begeben Sie sich dazu auf jeden Fall in die Obhut einer erfahrenen Hebamme, die Ihnen mit Cocktail, Rat und Tat zur Seite steht.

❓ Was ist eine Wehenschwäche?

Eine echte Wehenschwäche liegt dann vor, wenn der weibliche Körper nicht in der Lage ist, von sich aus Wehen zu produzieren. Das kann daran liegen, dass das Wehen auslösende Hormon Oxytozin vom Gehirn nicht oder nicht in ausreichender Menge produziert wird oder dass die Gebärmutter auf dieses Hormon nur unzureichend anspricht. Letzteres kann zum Beispiel bei einer Überdehnung der Gebärmutter bei Zwillingsschwangerschaften oder durch zu viel Fruchtwasser vorkommen. Diese Fälle sind allerdings recht selten. Immer wieder ist auch die Situation der Gebärenden verantwortlich für das Fehlen oder Nachlassen der Wehen: Wenn Angst, Panik, Verunsicherung oder sonstige seelische Probleme die Oberhand gewinnen, kann das den Fortgang der Geburt ganz entscheidend beeinflussen. Denn in Stresssituationen wird die Oxytocin-Ausschüttung gehemmt, wodurch die Wehen ins Stocken geraten. Gerade deshalb ist es wichtig, dass Sie sich in Ihrer Geburtssituation, egal ob Klinik- oder Hausgeburt, gut aufgehoben und sicher fühlen (siehe dazu auch Seite 16 f.).

❓ Wenn die Geburt des ersten Kindes acht Stunden gedauert hat, geht die zweite dann schneller?

Jede Geburt ist anders, sodass Sie nie von der letzten auf die nächste schließen können. Grundsätzlich ist es allerdings schon so, dass die erste Geburt länger dauert, da der Körper sich zum ersten Mal in einer Geburtssituation befindet. Vor allem die Eröffnungsphase nimmt mehr Zeit ein, weil das Gewebe sich zum ersten Mal dehnen muss, und auch der Muttermund hat sich vorher noch nie geöffnet. In der Pressphase haben Mehrgebärende dann den Vorteil, dass sie bereits wissen, wie sie pressen sollen, was die Geburt ebenfalls etwas beschleunigt. Und natürlich sind auch Scheide und Damm bei der zweiten Geburt bereits sehr viel elastischer. Doch all das sind nur Statistiken. Im Einzelfall kann die erste Geburt blitzschnell vonstatten gehen, während sie sich beim zweiten Kind in die Länge zieht.

❓ Der errechnete Geburtstermin ist verstrichen und es tut sich nichts. Was jetzt?

Der ET (errechnete Geburtstermin) ist kein Datum, an dem Ihr Baby auf die Welt kommen muss. Vielmehr grenzt er einen Zeitraum ein, in dem das Baby optimalerweise zur Welt kommen sollte. Nur etwa jedes zwanzigste Baby, also nur vier bis sechs Prozent aller Babys, werden genau am errechneten Geburtstermin geboren! Die meisten Kinder kommen in den zehn Tagen vor beziehungsweise den zehn Tagen nach dem ET zur Welt. Wenn Sie sehr nervös sind, rechnen Sie noch einmal nach: Wann genau war die Empfängnis? War der Zyklus vielleicht verlängert? Bitten Sie eventuell Ihren Arzt oder Ihre Hebamme, Ihnen dabei zu helfen. Sie werden Ihnen auch sagen, wie häufig Sie in den nächsten Tagen zur Kontrolle in die Praxis müssen. Ansonsten sollten Sie sich entspannen und die Ruhe vor dem Sturm genießen.

❓ Wie berechnet der Arzt den Geburtstermin?

Ihr Gynäkologe berechnet den Geburtstermin nach der Naegele-Regel, benannt nach dem Heidelberger Gynäkologen Franz Naegele (1778–1851): Es wird dabei eine mittlere Schwangerschaftsdauer von 266 Tagen nach der Empfängnis beziehungsweise 280 Tagen nach der letzten Regelblutung angenommen. Dies gilt immer für eine Zyklusdauer von 28 Tagen. Noch wichtiger für die möglichst exakte Bestimmung des Geburtstermins ist eine Ultraschalluntersuchung im ersten Drittel der Schwangerschaft, die umso exakter ausfällt, je früher sie durchgeführt wird. Hier wird die Scheitel-Steiß-Länge des Babys gemessen, wodurch sich der ET auf plus/minus drei Tage eingrenzen lässt. Das funktioniert zu diesem Zeitpunkt so gut, weil in den ersten Wochen der Schwangerschaft alle Babys in etwa gleich schnell wachsen und daher anhand der Größe des Embryos sehr genau auf sein Alter geschlossen werden kann.

? Wie lange wartet man nach dem errechneten Geburtstermin, bis man die Geburt einleitet?

Diese Frage lässt sich kaum pauschal beantworten. Normalerweise wird zwischen sieben und vierzehn Tagen gewartet – wenn es Ihrem Baby und Ihnen gut geht, also die Herztöne des Babys und die Kindsbewegungen normal sind und noch ausreichend Fruchtwasser vorhanden ist. In Einzelfällen wird schon auch einmal länger mit der Einleitung gewartet, wobei dann regelmäßig und engmaschig vom Arzt und am besten auch von der Hebamme kontrolliert werden muss. Das heißt für Sie, dass Sie jeden zweiten Tag oder sogar täglich zur Kontrolle müssen. Dadurch möchten Ihr Arzt und Ihre Hebamme sicher gehen, dass es Ihnen und Ihrem Baby gut geht. Häufig wird auch eine Überwachung mittels CTG (Cardiotokographie) sinnvoll sein, die Ihr Arzt entweder in der Praxis durchführt oder für die er Sie in Ihre Geburtsklinik schickt.

? Was ist ein Wehenbelastungstest?

Ein Wehenbelastungstest (oder auch OBT = Oxytocinbelastungstest) wird gegen Ende der 41. Schwangerschaftswoche durchgeführt und soll klären, ob Ihr Baby im Bauch noch ausreichend versorgt ist. Dieser Test muss in einem Krankenhaus durchgeführt werden. Dort werden Sie an ein CTG-Gerät angeschlossen und erhalten parallel dazu eine Infusion mit einem wehenfördernden Mittel (Oxytocin). Während der leichten, künstlich erzeugten Wehen werden die Herztöne des Babys genau kontrolliert. Sind die Herztöne unauffällig, bedeutet das, dass es dem Baby an nichts fehlt und die Einleitung nicht sofort erfolgen muss. Sind die Herztöne jedoch in irgendeiner Weise auffällig, wird Ihr Arzt Ihnen raten, die Geburt möglichst rasch einzuleiten, da Ihr Baby in der Gebärmutter keine optimalen Bedingungen mehr vorfindet und deshalb besser zur Welt kommen sollte.

? Was bedeutet Übertragung?

Ein Kind zu übertragen heißt, dass die normale Schwangerschaftsdauer von 40 Wochen um 14 Tage oder mehr überschritten wird. Wenn ein übertragenes Baby geboren ist, weist es auch die so genannten Übertragungszeichen auf, die zeigen, dass das Baby schon übermäßig lange im Bauch war. Diese Übertragungszeichen sind in der Regel nicht gefährlich, sie helfen Ärzten und Hebammen nur dabei, den Reifegrad des Neugeborenen genau einzuschätzen. Übertragene Babys haben oft »Waschfrauenhände«, das heißt verschrumpelte Haut an den Händen wie nach einem überlangen Bad, trockene beziehungsweise schuppige Haut oder Fingernägel, die bereits weit über das Nagelbett hinaus gewachsen sind. Das Fehlen der Käseschmiere (siehe dazu auch Seite 170) und Lanugobehaarung (das sind feine Härchen am Körper des Babys) sowie ein geringes Unterhautfettgewebe zeigen ebenfalls, dass das Baby überlange im Bauch der Mutter war. In den meisten Fällen warten Ärzte und Hebammen relativ entspannt bis zum Ende der 41. Schwangerschaftswoche ab, ob sich das Baby nicht vielleicht doch noch entschließen kann, von selbst auf die Welt zu kommen. Danach wird je nach individuellem Risiko entschieden, ob man weiter warten kann (siehe links) oder ob die Geburt eingeleitet werden muss.

❓ Warum kommt es denn zu einer Übertragung?

Was die exakten Gründe für eine Übertragung angeht, tappt die Medizin noch im Dunkeln. Ein Grund kann sein, dass das Hormon Oxytocin, das die Geburt beginnen lässt, nicht oder nur in zu geringer Menge im Körper der Mutter gebildet wird. Es gibt aber auch Frauen, bei denen die Gebärmutter nur ungenügend auf dieses Hormon reagiert. Andere Gründe können aber auch die chronische Einnahme von Aspirin (denn Acetylsalicylsäure hemmt die Prostaglandinsynthese, siehe Seite 44) sein, oder wenn die Gebärmutter bei einer Zwillingsschwangerschaft oder durch ein sehr großes Kind beziehungsweise durch zu viel Fruchtwasser zu stark gedehnt wurde.

❓ Warum ist es für das Baby gefährlich, wenn die Schwangerschaft länger dauert?

Im Normalfall dauert eine Schwangerschaft, an deren Ende ein reifes, lebensfähiges und ausgewachsenes Baby geboren wird, vierzig Wochen. Die Babys wachsen während der gesamten Schwangerschaft, legen aber besonders gegen Ende noch einmal ordentlich an Gewicht zu. Wenn ein Baby zu lange im Bauch bleibt, besteht die Gefahr, dass das Kind zu groß wird, um auf natürlichem Wege geboren zu werden. Eine andere Gefahr bei der Übertragung besteht darin, dass das Baby irgendwann nicht mehr ausreichend über die Plazenta versorgt werden kann. Denn am Ende der Schwangerschaft ist der Mutterkuchen bei Weitem nicht mehr so leistungsfähig wie noch einige Monate zuvor. Mehr und mehr erschweren Verkalkungen die Weiterleitung der Nährstoffe und des Sauerstoffs von der Mutter an das Baby. Im äußersten Fall kann es sogar vorkommen, dass sich die Situation eines Babys so schnell verschlechtert, dass es sofort auf die Welt geholt werden muss. Wenn Sie bereits über dem errechneten Termin sind, sollten Sie diese Situation ausführlich mit Ihrem Arzt besprechen. Sagen Sie ihm, wenn Sie sich Sorgen um Ihr Kind machen. Er wird das Baby so gut wie möglich überwachen (Sie müssen dann täglich zur Kontrolle) beziehungsweise beim geringsten Anlass sofort die Geburt einleiten.

❓ Was ist eine Amnioskopie?

Eine Amnioskopie ist eine (schmerzfreie) Fruchtwasserspiegelung, bei welcher eine kleine Sonde durch Scheide und Muttermund (nur wenn dieser schon leicht geöffnet ist) eingeführt wird, um das Fruchtwasser in der Fruchtblase zu kontrollieren. Das Fruchtwasser sollte klar und ungetrübt sein. Wenn sich bei der Amnioskopie herausstellt, dass es trüb und/oder grünlich verfärbt ist, dann ist es Zeit, das Baby zur Welt zu bringen. Denn das ist meist ein Zeichen dafür, dass das Ungeborene nicht mehr optimal versorgt wird. Die Amnioskopie wird heute nicht mehr so oft durchgeführt wie früher, da der Geburtshelfer auch mittels CTG und Doppler-Sonografie eine Gefährdung frühzeitig erkennen kann. Die Untersuchung selbst kann übrigens Wehen auslösen, sodass gar keine Entscheidung mehr über eine mögliche Einleitung getroffen werden muss.

❓ Warum habe ich gerade jetzt, kurz vor der Geburt, eine verstopfte Nase? Nun habe ich Angst, bei der Geburt nicht richtig atmen zu können!

Geschwollene Schleimhäute sind eine der Begleiterscheinungen einer Schwangerschaft – und das ist auch gut so! Der weibliche Körper steuert dies mithilfe von Hormonen, denn für die Geburt ist es sehr wichtig, dass die Schleimhäute des Genitaltrakts besonders gut durchblutet sind. Doch die Hormone wirken natürlich nicht nur auf die Schleimhäute des Genitaltrakts, sondern auch auf alle anderen Schleimhäute, unter anderem auch auf die der Nase. Eine verstopfte Nase ist die Folge, was bei der Geburt unangenehm sein kann. Doch hier schaffen abschwellende Nasentropfen schnell Abhilfe.

❓ Ich hatte in der Schwangerschaft zweimal einen Scheidenpilz, und jetzt in der 37. SSW schon wieder. Was soll ich tun?

Der so genannte Vaginalsoor wird meist durch einen Pilz namens Candida albicans verursacht. Da sich während der Schwangerschaft das Scheidenmilieu durch die Hormonumstellungen verändert, hat der Scheidenpilz ein leichtes Spiel und tritt dementsprechend oft auf. Die meisten Schwangeren empfinden das als sehr unangenehm, und der Pilz sollte in Ihrem Fall unbedingt noch vor der Geburt behandelt werden. Als Therapie während der Schwangerschaft stehen verschiedene vom Arzt zu verordnende Medikamente, so genannte Antimykotika, zur Verfügung. Diese gibt es als Salbe oder Zäpfchen zum Einführen in die Scheide. In den meisten Fällen reicht eine lokale Therapie aus. Ganz wichtig für Sie: Diese Medikamente schaden Ihrem Baby nicht! Wer die Sache naturheilkundlich angehen möchte, kann dem Pilz mit Joghurt zuleibe rücken, der auf Schamlippen und Scheide gestrichen wird. In der Homöopathie ist meist Sepia das Mittel der Wahl, doch wie immer gilt auch hier, dass homöopathische Mittel in der Schwangerschaft nur nach Rücksprache mit einem erfahrenen Therapeuten angewendet werden sollten.

❓ Gibt es irgendwelche Medikamente oder Krankheiten, die meinem Baby schaden könnten?

Über Medikamente in der Schwangerschaft gibt es eine Unzahl von Büchern, einige davon finden Sie in den Büchern, die weiterhelfen ab Seite 246. Grundsätzlich gilt für die Einnahme von Medikamenten während der Schwangerschaft, dass Sie diese mit Ihrem Arzt besprechen sollten, auch wenn Sie die Medikamente für harmlos halten oder früher schon problemlos eingenommen haben. Besonders heikel in puncto Medikamenteneinnahme sind die ersten drei Monate der Schwangerschaft. Im Hinblick auf die Geburt sollten Sie in den letzten drei Monaten vor der Geburt kein Aspirin einnehmen, da Acetylsalicylsäure leicht blutverdünnend wirkt – und genau das könnte bei der Geburt zu Komplikationen in Form von heftigen und schwer zu kontrollierenden Blutungen führen. Hinzu kommt, dass sich Aspirin auch nachteilig auf die Produktion von Prostaglandinen auswirkt, was den Beginn der Geburt verzögern kann. Wenn Sie kurz vor der Geburt unter einer Infektion leiden, kann das bei einer vaginalen Geburt ein Risiko für Ihr Baby darstellen. Hier muss der Arzt entscheiden, ob ein Kaiserschnitt notwendig ist. Schwangere, die an Herpes genitalis, HIV/AIDS, HPV (Humane Papillomaviren), Gonorrhoe (Tripper) oder Lues (Syphilis) leiden, werden schon während der Schwangerschaft individuell von ihrem Arzt betreut und behandelt. Ihr Gynäkologe wird Ihnen selbstverständlich bei den letzten Untersuchungen vor der Geburt sagen, falls irgendeine Gefahr für das Baby besteht.

❓ Was ist eine Gestose?

An einer Gestose kann man nur während einer Schwangerschaft erkranken. Eine Frühgestose kann schon im ersten Drittel der Schwangerschaft auftreten und fällt dadurch auf, dass sich die Schwangere übermäßig erbricht (Hyperemesis). Doch bei weitem häufiger kommt eine Gestose im dritten Trimenon der Schwangerschaft vor und wird dann als Spätgestose oder Präeklampsie bezeichnet. Fünf bis zehn Prozent aller Schwangeren sind von diesem Problem betroffen, wobei die genauen Ursachen immer noch nicht restlos geklärt sind. Umgangssprachlich wird diese Erkrankung als Schwangerschaftsvergiftung bezeichnet. Die wichtigsten Symptome sind erhöhter Blutdruck (über 140/90), Eiweiß im Urin und Wassereinlagerungen, begleitet von Schwindel, Kopfschmerzen, Augenflimmern, Oberbauchschmerzen oder Übelkeit. Sollten Sie unter diesen Symptomen leiden, nehmen Sie das bitte auf keinen Fall auf die leichte Schulter! Informieren Sie sofort Ihren Arzt, der in leichten Fällen dazu raten wird, auf eine ausgewogene

Ernährung zu achten. Außerdem wird er die Abstände zwischen den Kontrollen verkürzen und Ihnen bei Bedarf die passenden Medikamente verordnen. In extremen Fällen kann es zu einer Eklampsie kommen, die sich durch Krampfanfälle äußert und intensivmedizinisch betreut werden muss.

? Ich habe in letzter Zeit oft vom »HELLP-Syndrom« gehört. Was ist das?

Das HELLP-Syndrom ist wie die Präeklampsie eine schwangerschaftstypische Erkrankung und wird oft als Komplikation einer Gestose beobachtet. Die Bezeichnung HELLP setzt sich aus den Anfangsbuchstaben der englischen Bezeichnungen der wichtigsten Symptome zusammen: Haemolysis (Blutarmut durch vermehrten Zerfall der roten Blutkörperchen), Elevated Liver enzyme levels (erhöhte Leberwerte), Low Platelet count (Verminderung der Blutplättchenzahl, Störung der Blutgerinnung). Das heißt, dass zum Bluthochdruck, dem Eiweiß im Urin und den Wassereinlagerungen einer Präeklampsie also noch eine Funktionsstörung der Leber hinzukommt, die zu heftigen Oberbauchschmerzen führen kann. Stellt ein Arzt ein HELLP-Syndrom fest, wird er die schwangere Patientin auf jeden Fall sofort in eine Klinik einweisen, denn es kann unter Umständen lebensbedrohlich werden. Mutter und Baby müssen dann regelmäßig und sorgfältig überwacht werden, wobei das Hauptaugenmerk auf dem Blutdruck, den Leberenzymen, den Blutplättchen und der Versorgung des Babys liegt. Ist Letzteres nicht mehr gewährleistet, muss das Kind auf die Welt geholt werden, um es keinem unnötigen Risiko auszusetzen.

? Mein Arzt schickt mich zu einem Glukosetoleranztest. Was genau ist das?

Während der Schwangerschaft sollte mindestens eine Blutzuckerbestimmung im Rahmen der Schwangerschafts-Vorsorgeuntersuchungen durchgeführt werden. Denn es kommt vor, dass Frauen im Laufe der Schwangerschaft zuckerkrank werden, obwohl sie vor der Schwangerschaft nicht unter Diabetes gelitten haben. In der modernen Geburtshilfe ist es üblich, alle Schwangeren einmal zu einer Blutzucker-Belastungsprobe in ein Labor zu schicken, für Risikoschwangerschaften kann die Untersuchung auch mehrmals nötig sein. Unter Risikoschwangeren versteht man dabei Frauen über 35 Jahre (sie entwickeln häufiger einen Schwangerschaftsdiabetes), Schwangere, deren Baby sehr groß ist beziehungsweise die bereits ein sehr großes Kind in einer vorherigen Schwangerschaft entbunden haben, sowie Frauen, die in kurzer Zeit sehr viel Gewicht zugenommen haben. Für den Test müssen Sie am Morgen nüchtern zum Blutabnehmen, um den Nüchternblutzuckerwert zu messen. Dann trinken Sie ein großes Glas einer Zuckerlösung (davon sind die meisten Schwangeren, noch dazu auf nüchternen Magen, nicht sehr begeistert), worauf im Abstand von je einer Stunde zweimal Blut abgenommen wird. Die Werte zeigen schließlich, ob bei Ihnen ein Schwangerschaftsdiabetes vorliegt, der dann entsprechend behandelt würde. Diabetes in der Schwangerschaft bedeutet übrigens nicht, dass Sie für den Rest Ihres Lebens Diabetikerin bleiben. Häufig pendelt sich nach der Geburt alles sehr schnell wieder aufs gesunde Normalmaß ein.

? Ich habe eine Unterfunktion der Schilddrüse. Kann das meinem Baby schaden?

Eine Unterfunktion der Schilddrüse ist oft ein Grund, warum Frauen gar nicht erst schwanger werden! Wenn bei Ihnen eine Unterfunktion festgestellt wurde, kann es je nach Ausprägung sein, dass Sie die fehlenden Schilddrüsenhormone in Tablettenform zuführen müssen. In der Schwangerschaft sollte der Hormonspiegel häufiger als sonst kontrolliert werden, denn ein Mangel an Schilddrüsenhormonen kann sich negativ auf die Entwicklung des Babys auswirken. Meist ist es ab dem zweiten Trimenon nötig, die Dosis der eingenommenen Tabletten um zirka 25 Prozent zu erhöhen, da Sie Ihr Baby mitversorgen müssen. Nach der Geburt sollten Sie den Hormonstatus erneut kontrollieren lassen, da ein Mangel an Schilddrüsenhormonen auch während der Stillphase unangenehme Auswirkungen haben kann. Denn leider begünstigt eine Unterfunktion der Schilddrüse durch eine erhöhte Milchproduktion auch das Auftreten von Milchstaus und führt zuweilen zu postpartalen Depressionen (siehe auch Seite 190).

❓ Kann es sein, dass heute viel mehr Paare Zwillinge erwarten als noch vor 20 Jahren?

Stimmt, in den letzten 15 bis 20 Jahren ist die Zahl der Zwillingsgeburten gestiegen. Gründe dafür sind zum einen das höhere Durchschnittsalter der Gebärenden, zum anderen die inzwischen ausgefeilten Methoden der modernen Reproduktionsmedizin. Schwanger mit vierzig ist heute nichts Ungewöhnliches mehr. Doch tatsächlich erhöht sich dadurch die Rate an Zwillingsgeburten. Denn mit zunehmendem Alter der Mutter steigt auch die Wahrscheinlichkeit, dass mehrere Eizellen gleichzeitig reifen, beziehungsweise sind die befruchteten Eizellen weniger stabil und zerfallen in zwei Teile. Wenn dagegen der Körper hormonell unterstützt wird, werden oft mehrere Eizellen gleichzeitig reif, sodass Mehrlingsschwangerschaften wahrscheinlicher werden. Bei der künstlichen Befruchtung (In-vitro-Fertilisation) werden sogar mehrere Embryos gleichzeitig in die Gebärmutter eingebracht.

❓ Wie wahrscheinlich ist es, dass man Zwillinge bekommt?

In Mitteleuropa kommen auf 10.000 Geburten rund 110 Zwillings- und zwei Drillingsgeburten. Es gibt dabei einige Faktoren, die sich auf die Wahrscheinlichkeit auswirken, (zweieiige) Zwillinge zu bekommen: Bei Afrikanerinnen beispielsweise ist die Rate an Zwillingsschwangerschaften viel höher als bei

Europäerinnen, bei Asiatinnen ist sie deutlich niedriger. Frauen ab 35 Jahren haben ein erhöhtes »Risiko« für Zwillingsschwangerschaften, und auch der Körperbau spielt – rein statistisch betrachtet – eine Rolle: Wer groß und kräftig ist, hat größere Chancen, Mutter von Mehrlingen zu werden. Zwillingsschwangerschaften innerhalb der Familie erhöhen die Chance, selbst Zwillinge zu bekommen, nur dann, wenn sie in der Familie der Mutter vorkommen. Das heißt: Selbst wenn Ihr Partner einen Zwillingsbruder hat, steigt die Wahrscheinlichkeit, Zwillinge zu bekommen, nicht! Das alles gilt jedoch nur für zweieiige Zwillinge. Für eine Schwangerschaft mit eineiigen Zwillingen gibt es keine Veranlagung, denn die Teilung der Eizelle innerhalb der ersten zwei Wochen der Embryonalentwicklung geschieht immer rein zufällig.

? Wir erwarten Zwillinge. Muss ich deshalb wirklich mit Kaiserschnitt entbinden?

Die Art der Geburt wird bei Zwillingsschwangerschaften hauptsächlich durch die Lage der Babys und durch das zu erwartete Gewicht der Kinder bestimmt. Wenn sich beide Kinder in Schädellage (mit dem Kopf nach unten, siehe dazu auch Seite 32) befinden, ist prinzipiell eine vaginale Geburt möglich. Wenn sich das erste Kind in Schädellage befindet, das zweite nicht, wird man auf jeden Fall versuchen, das erste Kind vaginal zu entbinden und das zweite aus der Beckenendlage folgen zu lassen. Das ist nun möglich, da das erste Kind den Weg bereitet hat, sodass die Steißgeburt des zweiten Zwillings weniger Probleme bereitet. Wenn jedoch Komplikationen auftauchen, wird der behandelnde Arzt immer einen Kaiserschnitt machen. Das gilt natürlich auch, wenn sich das erste Kind nicht in Schädellage befindet. Bei Geburten von Zwillingen, die sich eine Plazenta oder gar eine Fruchtblase teilen, sowie bei Drillings- oder höhergradigen Mehrlingsgeburten wird, um die Gesundheit von Kindern und Mutter zu sichern, so gut wie immer ein Kaiserschnitt angesetzt.

? Muss ich bei Zwillingen wirklich zwei Geburten unmittelbar hintereinander schaffen?

Ja und nein. Die Geburt des ersten Zwillingskindes ist, wenn es in Schädellage liegt, eine ganz normale vaginale Geburt mit allen Vor- und Nachteilen. Wenn das erste Kind geboren ist, vergeht meist eine gewisse Zeit, in der sich die Gebärende und ihr Körper erholen. Wenn keine geburtshilflichen Maßnahmen vorgenommen werden, sind 10 bis 50 Minuten Pause völlig normal. Oft ist es allerdings nötig, nach ein paar Minuten Erholungspause Wehenmittel zu verabreichen, denn für das zweite Baby ist es besser und schonender, wenn es möglichst schnell zur Welt kommt. Dadurch können Komplikationen vermieden werden. Die Geburt des zweiten Zwillings ist bedeutend leichter als die erste, denn die Eröffnungsphase ist schon vorbei, die Geburtswege sind schon vorbereitet, Muttermund und Scheide sind weit und offen. Manchmal sind nur noch einige Presswehen nötig und das Kind ist da.

? Ist eine Zwillingsgeburt gefährlicher als die Geburt eines einzelnen Kindes?

Schon eine Zwillingsschwangerschaft birgt meist mehr Risiken als eine Schwangerschaft mit nur einem Kind. Schwangere, die Zwillinge erwarten, haben zum Beispiel öfter vorzeitige Wehen. Und auch das Risiko eines vorzeitigen Blasensprungs ist doppelt so hoch wie bei einer Einlingsgeburt. Während der Geburt selbst müssen die Geburtshelfer immer auf das Wohl von zwei Kindern achten, weshalb sofort ein Kaiserschnitt gemacht wird, sobald es auch nur einem der Babys schlechter geht. Es kommt relativ häufig vor, dass eines der Babys größer ist als das andere. Auch in diesem Fall müssen die Geburtshelfer die unterschiedlichen Ansprüche und Risiken beider Kinder berücksichtigen. Nach der Geburt kommt es bei Müttern von Zwillingen häufiger zu stärkeren Blutungen, da die Gebärmutter durch die zwei Kinder stärker überdehnt ist.

❓ Hat bei Zwillingen immer jedes Kind eine eigene Plazenta und Nabelschnur?

Zweieiige Zwillinge entstehen, wenn zwei Eizellen gleichzeitig befruchtet werden. Diese Babys sind im biologischen Sinn Geschwister, die einfach gleichzeitig geboren werden. Sie besitzen daher je eine eigene Plazenta, Fruchtblase und Nabelschnur. Eineiige Zwillinge dagegen entstehen, wenn eine befruchtete Eizelle in zwei Teile zerfällt. Diese Babys sehen einander sehr ähnlich und haben immer das gleiche Geschlecht. Jedes der Kinder hat stets eine eigene Nabelschnur, in manchen Fällen teilen sie sich aber eine Plazenta. Und in sehr seltenen Fällen besitzen sie sogar nur eine gemeinsame Fruchtblase (siehe dazu Bücher, die weiterhelfen, Seite 246).

❓ Meine Zwillinge teilen sich eine Plazenta. Ist das gefährlich?

Bei einer Ultraschalluntersuchung gegen Ende des ersten Schwangerschaftsdrittels kann Ihr Arzt feststellen, ob Ihre (eineiigen) Zwillinge jeweils einen eigenen Mutterkuchen und eine eigene Fruchthöhle haben. Bei etwa einem Drittel aller eineiigen Zwillingsschwangerschaften kommt es vor, dass die Babys zwar getrennte Fruchthöhlen aufweisen, sich aber eine Plazenta teilen. Ausschließlich in diesen Fällen kann es passieren, dass es zu einem so genannten fetofetalen Transfusionssyndrom kommt. Das bedeutet, dass der Blutaustausch der Babys untereinander unregelmäßig ist und es zu Problemen durch irreguläre Blutgefäßverbindungen im Mutterkuchen kommen kann. In diesen seltenen Fällen muss der Arzt engmaschige Ultraschallkontrollen durchführen und die Schwangere intensiv betreuen und beraten. Gelegentlich kann mit einer Durchtrennung der Blutgefäßverbindungen mittels Laser das Problem behoben werden. Unter Umständen wird Ihr Arzt den Zeitpunkt der Geburt etwas vorverlegen, um die Versorgung der Babys zu gewährleisten.

Erste Anzeichen

Je näher das Ende der Schwangerschaft kommt, umso stärker wird bei vielen Frauen die Sehnsucht nach ihrem Baby und umso größer ist der Wunsch, die Geburt möge nun doch bald beginnen. Denn mit jedem Zentimeter Bauchumfang mehr wird die Schwangerschaft beschwerlicher und die Frauen haben langsam, aber sicher genug vom Schwangersein. Gleichzeitig steigt aber auch von Tag zu Tag die Aufregung, und die meisten Schwangeren sind jetzt noch aufmerksamer: Sie beobachten ihren Körper und die Bewegungen ihres Babys ganz genau, denn jedes noch so leichte Ziehen im Bauch könnte ja die erste Wehe sein! Besonders wenn Sie Ihr erstes Kind erwarten, ist das eine spannende Zeit. Denn wer noch nie eine Wehe erlebt hat, kann sich dieses Gefühl – ebenso wie einst die ersten Bewegungen des Kindes im Bauch – nur schwer vorstellen. Doch keine Sorge, wenn es schließlich soweit ist, werden Sie auf jeden Fall wissen, dass es nun losgeht!

Viele Frauen haben Angst davor, von der Geburt überrumpelt zu werden – zu einem unpassenden Zeitpunkt, an einem ungeeigneten Ort oder auch nachts im Schlaf. Damit dies ja nicht passiert, sind sie hellwach und suchen ständig nach Zeichen, die die Geburt ankündigen. Dementsprechend schlecht schlafen sie und gehen stattdessen alle Möglichkeiten in Gedanken immer wieder durch. Dabei wäre es viel klüger, diese letzte Zeit vor der Geburt noch aktiv zu genießen und sich etwas Gutes zu tun. Außerdem gibt es durchaus einige Anzeichen, an denen Sie erkennen können, dass Ihr Körper sich nun intensiv darauf vorbereitet, in den nächsten Tagen eine Geburt stattfinden zu lassen! Sie müssen also nicht zu Hause sitzen und auf die erste Wehe warten. In den meisten Fällen beginnt eine Geburt sowieso nicht mit plötzlich einsetzenden starken Wehen, sondern mit einem leichten Ziehen, das sich ganz allmählich steigert.

❓ Bei mir ist heute eine Handvoll Schleim abgegangen. Was hat das zu bedeuten?

Der Gebärmutterhalskanal ist die ganze Schwangerschaft hindurch mit einem Schleimpfropf verschlossen. Er verhindert, dass von außen, also von der Scheide aus, Erreger nach oben in die Gebärmutter eindringen. Wenn der Muttermund sich schließlich auf die Geburt vorbereitet und weich wird, löst sich der Pfropf und geht ab – diesen Vorgang nennen Hebammen auch »zeichnen«. Keine Angst, diesen Schleimabgang können Sie kaum verpassen, denn es handelt sich dabei nicht nur um Schleimspuren, sondern um bis zu einer Handvoll Schleim. Sie kann sich in Form eines Pfropfs oder ungeformt lösen. Und selbst wenn der Schleim bräunlich oder leicht blutig ist, ist das völlig normal, denn der Muttermund ist zu diesem Zeitpunkt sehr gut durchblutet. Wenn auf den Schleimabgang jedoch eine stärkere Blutung folgt, sollten Sie sofort zum Arzt oder in eine Klinik gehen! Wenn der Schleimpfropf sich löst, zeigt Ihr Körper Ihnen damit aber auch, dass er sich intensiv auf die Geburt vorbereitet, die voraussichtlich innerhalb der nächsten Tage stattfinden wird.

❓ Wie fühlt sich eine Wehe eigentlich an?

Je nach subjektivem Schmerzempfinden und der psychischen Situation der Gebärenden werden Wehen sehr unterschiedlich wahrgenommen. Hinzu kommt, dass die Art der Wehe – und damit auch ihre Intensität – stark davon abhängt, in welcher Phase der Geburt Sie sich gerade befinden: Eine Wehe in der Eröffnungsphase werden Sie anders spüren als eine Presswehe. Ein Faustregel besagt, dass eine Geburtswehe in etwa eine Minute dauert. Dabei ist es meist so, dass der Schmerz mit einem Ziehen im Bauch beginnt und dann rasch an Intensität zunimmt, ähnlich einem starken Krampf. Die Muskulatur der Gebärmutter zieht sich dabei rhythmisch zusammen, was sogar von außen durch die Bauchdecke zu erkennen ist, da der Uterus hart und kugelförmig wird. Wehenschmerz kann im Bauch von oben nach unten ziehen oder vom Nabel seitlich ausstrahlen. Manchmal spüren Frauen ihre Wehen aber auch in der Leiste, im Rücken, ja sogar als starkes Ziehen bis in die Oberschenkel. Viele Frauen, die ihre Wehen beatmen und dabei die Uhr im Blick haben, können nach einer Weile ganz genau sagen, wie der Verlauf der Wehe sein wird. Dass zum Beispiel der Schmerz 20 Sekunden lang immer schlimmer wird und dann genau 30 Sekunden lang wieder abnimmt, bis er schließlich für die nächsten Minuten (während der Wehenpause) gar nicht mehr vorhanden ist.

? Warum sind Wehen schmerzhaft?

Neueste Forschungsergebnisse zeigen, dass der Schmerz während einer Wehe nicht von der Gebärmutter ausgeht, sondern vom Gebärmutterhals, der sich dabei ja öffnen soll. Bei Frauen, die nicht schwanger sind, ist die gesamte Gebärmutter schmerzempfindlich, während bei Frauen, die kurz vor der Geburt stehen, die Schmerzrezeptoren im oberen Teil der Gebärmutter zurückgebildet sind. Dafür ist bei ihnen die Anzahl der Schmerzrezeptoren am Gebärmutterhals wesentlich größer. Der Wehenschmerz wird also nicht von der Muskelkontraktion der Gebärmutter ausgelöst, sondern entsteht durch die Dehnung des Muttermundes.

? Was sind »Senkwehen«?

Senkwehen sind dazu da, Ihr Baby bereits vor der eigentlichen Geburt in die richtige Startposition zu bringen. Das Köpfchen des Babys senkt sich durch die Senkwehen immer weiter in das kleine Becken ab. Typischerweise treten Senkwehen in den letzten vier bis sechs Wochen vor dem Geburtstermin auf und können schon richtig unangenehm sein. Wenn Sie Ihr erstes Kind erwarten, sind diese Senkwehen meist noch nicht so stark, während Sie bei jeder weiteren Geburt vermutlich mehr davon spüren werden. Durch Senkwehen kann es im letzten Monat vor der Geburt auch schon zu einer Verkürzung oder leichten Öffnung des Muttermunds kommen, was Ihr Arzt oder Ihre Hebamme bei den Vorsorgeuntersuchungen dann auch feststellen wird.

❓ Muss man Senkwehen haben oder kann es auch ohne losgehen?

Bei Erstgebärenden tritt der Kopf des Babys meist (nicht immer!) schon in den letzten Wochen der Schwangerschaft so tief in das kleine Becken ein, dass er im Falle eines Blasensprungs abdichtet. Dieses Tiefertreten des Köpfchens bemerken Sie entweder durch ein Ziehen im Bauch, durch leichte wellenartige Kontraktionen, durch einen verstärkten Druck auf die Harnblase (Sie laufen von nun an bei jeder schnelleren Bewegung des Babys auf die Toilette) oder aber dadurch, dass Sie plötzlich wieder frei atmen und wieder etwas größere Portionen essen können (durch das Tiefertreten des Kindes haben Lunge und Magen wieder mehr Platz). Oder Sie stellen ganz einfach fest, dass sich die Form Ihres Bauches verändert hat, da der Schwangerschaftsbauch manchmal regelrecht um einige Zentimeter nach unten »rutscht«. All das kann, muss aber nicht stattfinden. Vor allem ab der zweiten Geburt sind die beschriebenen Vorgänge kein Muss. Denn dann tritt der Kopf häufig erst mit Wehenbeginn ins kleine Becken ein.

❓ Stimmt es, dass man Wehen auch als Ziehen im Rücken spüren kann?

Gerade Senkwehen machen sich oft nur als Rückenschmerzen bemerkbar. Wenn Sie also in den letzten Wochen vor der Geburt ein Ziehen im Rücken spüren, während es gleichzeitig in der Leistengegend schmerzt oder Ihr Bauch hart wird, sind das mit ziemlicher Sicherheit Senkwehen. Bei manchen Frauen macht sich die nahende Geburt übrigens auch als ständiges oder regelmäßig wiederkehrendes Ziehen im Rücken bemerkbar. In diesem Fall sollten Sie sich entspannen, indem Sie eine angenehme Position einnehmen (setzen Sie sich bequem hin beziehungsweise legen Sie sich auf die Seite) oder einen leichten Spaziergang machen. Wenn die Rückenschmerzen Vorboten der Geburt sind, werden schon bald die richtigen (Geburts-) Wehen einsetzen.

❓ Ich habe gehört, dass es vor der Geburt auch noch so genannte Übungswehen gibt. Ist das nur ein anderer Name für Senkwehen?

Nein, Übungswehen sind tatsächlich etwas anderes. Im letzten Schwangerschaftsdrittel zieht sich die Gebärmuttermuskulatur immer wieder zusammen, um sich dann wieder zu entspannen. Wenn dies nicht Ihre erste Schwangerschaft ist, können diese Kontraktionen, die auch als wilde Wehen, Schwangerschaftswehen, Vorwehen oder Übungswehen bezeichnet werden, manchmal sogar schon in der 20. Schwangerschaftswoche einsetzen. Mit diesen Übungswehen »trainiert« Ihre Gebärmutter im Vorfeld schon einmal für die Geburt. Sie sind schwach, unregelmäßig, dauern meist weniger als 30 Sekunden und kommen maximal dreimal pro Stunde vor. Sie werden diese Wehen weniger durch Schmerzen, sondern vielmehr dadurch bemerken, dass sich Ihr Bauch immer wieder anspannt und hart wird. Manchmal kann sich das auch wie ein ganz leichtes Ziehen anfühlen.

❓ Senkwehen, Vorwehen, Übungswehen – kann ich diese Wehen überhaupt noch unterscheiden?

Tatsächlich fällt es zuweilen schwer, diese Wehen auseinanderzuhalten – und eigentlich ist es auch unnötig! Da aber alle Schwangeren ihren Bauch aufmerksam beobachten und jedes Ziehen auf mögliche Geburtswehen hin analysieren, hier noch einmal ein kleiner Überblick möglicher Wehenarten.

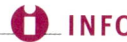 **INFO**

- Senkwehen treten in den letzten Schwangerschaftswochen auf und bringen das Baby mit dem Geburtskanal in Kontakt. Ziel ist es, den Kopf des Kindes tief ins Becken abzusenken. Senkwehen können sehr unterschiedlich ausfallen: Sie können diese Wehenart als Rückenschmerzen, als rhythmisches Hartwerden des Bauches, aber auch als Ziehen in Bauch oder Rücken spüren. Viele Frauen nehmen diese Senkwehen gar nicht bewusst wahr und sind dann bei der Untersuchung ganz überrascht, wenn der Arzt erklärt, dass der Kopf des Kindes bereits fest im kleinen Becken sitzt.

- Mithilfe der Übungswehen oder Vorwehen bereitet sich Ihre Gebärmutter, wie der Name schon sagt, auf die Geburt vor, indem sie die Wehentätigkeit in leichter Form trainiert. Doch nicht nur die Gebärmutter, auch Ihr Kind nutzt diese Gelegenheit, die Geburt quasi »durchzuspielen«. Durch die Wehen verbessert sich die Durchblutung der Gebärmutter, und auch der Muttermund stellt sich auf die Geburt ein. Diese Vorwehen können zuweilen schon recht schmerzhaft sein und auch in regelmäßigen Abständen auftreten. Doch keine Sorge, sie vergehen wieder.

- Geburtswehen dagegen sind schmerzhaft, intensiv und kommen in regelmäßigen Abständen, die im Laufe der Geburt immer kürzer werden. Von Wehen, die für eine Geburt geeignet sind, spricht man, wenn jede einzelne Wehe etwa eine Minute dauert und wenn die Wehen in einem Abstand von zirka fünf Minuten kommen.

- Tipp: Im Laufe der Geburt werden mehrere Wehenarten unterschieden: Die Eröffnungswehen dienen dazu, den Muttermund zu öffnen und das Baby tiefer in Ihr Becken zu schieben. Übergangswehen können unkoordiniert und sehr fordernd sein, sie markieren die Ankunft des kindlichen Kopfes am Beckenboden. Presswehen schließlich bewirken die Austreibung des Kindes. Siehe dazu auch Seite 114.

❓ Was sind »Braxton-Hicks-Kontraktionen«?

Wenn Ihr Arzt davon spricht, meint er damit harmlose Gebärmutterkontraktionen, die im gesamten Verlauf der Schwangerschaft auftreten können. Sie sind für Sie und Ihr Baby völlig ungefährlich und kein Anzeichen für eine drohende Frühgeburt. Diese Kontraktionen braucht die Gebärmutter zu ihrer eigenen Versorgung, sie zieht sich manchmal aber auch einfach als Reaktion auf eine besondere Bewegung des Kindes zusammen. Wenn Sie sich wegen häufig wiederkehrender Kontraktionen Sorgen machen, sollten Sie mit Ihrem Arzt sprechen. Er wird versuchen festzustellen, ob es sich tatsächlich um Braxton-Hicks-Kontraktionen handelt oder ob es eine andere Ursache dafür gibt.

❓ Was ist der Badewannentest?

Wenn Sie Wehen haben und sich nicht sicher sind, ob es sich dabei noch um harmlose Vorwehen oder bereits um die ersten Geburtswehen handelt, bringt ein einfacher Test schnell Klarheit: Legen Sich für etwa eine Stunde in eine angenehm temperierte Badewanne, deren Wasser höchstens Körpertemperatur haben sollte. Eine zu hohe Temperatur wäre für Ihren und den Kreislauf des Babys zu anstrengend. Ganz wichtig: Setzen Sie sich nie in die Wanne, ohne dass noch eine Person anwesend ist, die Ihnen im Notfall helfen kann. Wer keine Badewanne hat, kann sich übrigens auch für eine halbe Stunde bis eine Stunde unter eine warme Dusche stellen oder auf einem wasserfesten Hocker in die Dusche setzen! Wenn es sich bei Ihren Wehen um Vorwehen handelt, dann lassen sie im warmen Wasser immer mehr nach, da Sie sich entspannen. Am Ende verschwinden sie ganz. Wenn es sich jedoch um Geburtswehen handelt, werden diese durch das warme Wasser stärker. Beobachten Sie in diesem Fall den Abstand zwischen den Wehen und machen Sie sich rechtzeitig auf den Weg in Ihre Geburtsklinik beziehungsweise Ihr Geburtshaus.

❓ Gibt es eine Faustregel, die mir sagt, wann ich mich nach Einsetzen der Wehen auf den Weg ins Krankenhaus machen sollte?

Das kommt sehr auf Ihren Anfahrtsweg zum Krankenhaus an: Denn je länger er ist, desto rechtzeitiger sollten Sie losfahren. Bei Erstgebärenden raten die meisten Geburtshelfer, zu Hause in Ruhe abzuwarten, bis die Wehen über die Dauer einer Stunde und in Abständen von etwa 5 Minuten kommen. Die Stärke sollte dabei so sein, dass Sie die Kontraktionen schon konzentriert veratmen müssen. Dann wird es Zeit, ins Krankenhaus zu fahren. Wenn Sie bereits eine oder mehrere Geburten erlebt haben, gelten diese Angaben nur bedingt. Denn ab dem zweiten Kind kann die Geburt auch viel schneller gehen. Doch dann haben Sie den großen Vorteil, dass Sie aus eigener Erfahrung wissen, wie sich echte Wehen anfühlen und wie lange Sie allein damit zurechtkommen beziehungsweise wann Sie sich besser auf den Weg machen sollten.

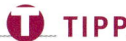 **TIPP**

Hören Sie gerade rund um die Geburt auf Ihr Bauchgefühl! Das heißt: Fahren Sie auf jeden Fall dann ins Krankenhaus, wenn Sie sich Sorgen machen oder sich ein »seltsames Gefühl« breit macht. Das kann der Fall sein, wenn sich Ihr Baby mehr als sonst oder kaum noch bewegt oder wenn Sie plötzlich unerklärliche Schmerzen haben. Vergessen Sie Ihre Sorge, vielleicht völlig »unnötig« ins Krankenhaus zu fahren und sich dadurch zu blamieren. Im »schlimmsten« Fall werden Sie mit einem »Es ist alles okay! Machen Sie sich keine Sorgen, das war nur falscher Alarm. Wir sehen uns sicher in ein paar Tagen wieder!« zum Warten nach Hause geschickt. Wenn es um das Wohl Ihres Babys geht, ist es besser, einmal zu viel als einmal zu wenig ins Krankenhaus zu fahren. Zumal Schwangere häufig ein zuverlässiges Bauchgefühl haben!

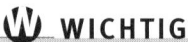 **WICHTIG**

Wenn die Geburt ansteht, sind Hektik und Eile normalerweise fehl am Platz. Doch manchmal startet eine Geburt nicht ganz nach Wunschplan. Damit auch in diesen Fällen das Risiko für Sie und das Kind so gering wie möglich bleibt, gibt es einige Hinweise, die Ihnen klar und deutlich signalisieren: Sie sollten nun SOFORT ins Krankenhaus fahren! Das ist der Fall,

- sobald starke Blutungen mit hellrotem Blut auftreten, die in etwa so stark sind wie sonst Ihre Regelblutung oder vielleicht sogar noch stärker;
- wenn Sie einen Blasensprung hatten und das ablaufende Fruchtwasser grünlich oder bräunlich ist;
- sobald Sie – unabhängig von den Wehen – Bauchschmerzen bekommen (besonders im Oberbauch);
- wenn Sie plötzlich starke Kopfschmerzen bekommen oder es vor den Augen flimmert;
- wenn Ihr Blutdruck deutlich erhöht ist (der Normalwert liegt bei 120/75 mmHg) oder Sie unter Herzrasen und/oder Beklemmungsgefühlen leiden;
- wenn Sie das Gefühl haben, dass Ihr Baby sich plötzlich gar nicht mehr, kaum noch oder zu viel bewegt;
- wenn Sie einen Blasensprung hatten und der Kopf des Babys noch nicht im kleinen Becken abdichtet. Dann hört das Fruchtwasser nach dem ersten Schwall nämlich nicht auf zu laufen, sondern fließt bei jeder Ihrer Bewegungen oder bei der Ihres Kindes weiter nach. In diesem Fall sollten Sie unbedingt liegend ins Krankenhaus transportiert werden. Wenn Sie also wissen, dass der Kopf Ihres Babys noch nicht tief genug liegt, oder wenn Sie diesbezüglich unsicher sind, sollten Sie nicht mehr aufstehen. Denn es besteht die Gefahr, dass die Nabelschnur Ihres Babys zwischen dem Kopf des Kindes und dem Muttermund ein- beziehungsweise abgeklemmt wird, da nach dem Blasensprung das schützende Flüssigkeitspolster fehlt.

❓ Meine Mutter sagt, wenn die Wehen im 10-Minuten-Abstand kommen, ist es Zeit, ins Krankenhaus zu fahren. Ist das nicht zu früh?

Wenn Sie sehr ängstlich sind oder eine Ihrer früheren Geburten sehr schnell ablief, sollten Sie auf jeden Fall dem Rat Ihrer Mutter folgen. Doch im Normalfall haben Sie bei Wehen, die alle 10 Minuten kommen, noch einige Stunden Zeit, bis die Geburt richtig losgeht. Wenn Sie zu diesem Zeitpunkt ins Krankenhaus fahren, kann es Ihnen passieren, dass man Sie wieder nach Hause schickt. Das Argument wird dann sein, dass es sich bei den Wehen noch nicht um effektive Geburtswehen handelt. Doch das sollte für Sie nicht entscheidend sein: Wenn Sie persönlich das Bedürfnis haben, ins Krankenhaus zu fahren, sollten Sie das auch tun. Das ist auf jeden Fall besser, als mit der Ungewissheit allein zu Hause zu sitzen und dadurch den Geburtsvorgang ungünstig zu beeinflussen. Denn Tatsache ist, dass Angst die Wehentätigkeit wieder bremsen kann. Ihre Maxime sollte deshalb lauten: Lieber einmal zu früh als einmal zu spät! Wichtig ist, dass Sie im Krankenhaus ganz klar sagen, was Sie sich wünschen: ob Sie vielleicht doch lieber auf Nummer sicher gehen und dort bleiben möchten, oder ob Sie noch einmal nach Hause fahren, bis es dann richtig losgeht. Wenn möglich und medizinisch vertretbar, wird man dort Ihre Wünsche berücksichtigen.

❓ Kann es sein, dass ich Wehen, die in der Nacht beginnen, »verschlafe« und daher den Beginn der Geburt versäume?

Keine Sorge, die Geburt Ihres Kindes werden Sie garantiert nicht verschlafen! Es kommt sogar sehr häufig vor, dass Frauen von den ersten Wehen aus dem Schlaf gerissen werden, denn in vielen Fällen beginnen die Wehen nachts. Das bedeutet aber nicht, dass die Geburt dann sofort losgeht. Wenn Sie die ersten, leichten Wehen spüren, sollten Sie, wenn möglich, noch einige Stunden schlafen. Dieser Schlaf wird Ihnen später bei der Geburt zugutekommen. Es kann aber auch sein, dass die Geburt erst am nächsten oder übernächsten Tag beginnt. Oder dass Sie drei Nächte hintereinander von Wehen geweckt werden, die dann immer wieder aufhören. Auch in diesen Fällen sollten Sie versuchen, noch etwas Schlaf zu bekommen! Denn wenn die Geburt schließlich beginnt, ist an Schlaf sowieso nicht mehr zu denken: Die Geburtswehen sind viel zu schmerzhaft, als dass man dabei schlafen könnte. Und das gilt garantiert auch für echte Tiefschläfer, die ansonsten nichts aus der Ruhe bringt!

❓ Ich habe seit einigen Tagen das Gefühl, dass ich verstärkt Ausfluss habe beziehungsweise es aus mir herauströpfelt. Kann das sein?

Es passiert sogar relativ häufig, dass es gegen Ende der Schwangerschaft zu einer vermehrten Scheidensekretion kommt – schließlich bereitet sich Ihr Körper auf eine Geburt vor! Dieser Ausfluss kann auch sehr dünnflüssig beziehungsweise leicht wässrig sein. Denn die zu diesem Zeitpunkt extrem gut durchblutete Schleimhaut der Scheide gibt einfach vermehrt Flüssigkeit ab. Es kann aber auch sein, dass es sich dabei um kleine Mengen Fruchtwasser handelt. Denn nicht immer platzt die Fruchtblase bei einem Blasensprung mit einem großen Schwall! Manchmal bildet sich im oberen Bereich der Fruchtblase nur ein zarter Riss (ein so genannter Haarriss). In diesem Fall sickert das Fruchtwasser dann sehr langsam und spärlich aus der Fruchtblase. Diese kleine Menge Fruchtwasser, häufig nur einige Tropfen ab und an, würden Sie bemerken. Das ist überhaupt nicht spektakulär, und dennoch sollten Sie sich untersuchen lassen. Ihre Hebamme oder Ihr Arzt können leicht feststellen, ob die Fruchtblase noch intakt ist oder ob der Schutzmantel Ihres Babys inzwischen undicht geworden ist. Das ist enorm wichtig zu wissen, denn das Fruchtwasser ist für Ihr Kind nicht nur Nahrungsquelle und Schutzpolster, sondern auch Spielplatz und vor allem eine wirkungsvolle Barriere gegen alle Infektionen von außen. Denn wenn die Fruchtblase eröffnet ist, können zum ersten Mal Keime zu Ihrem Kind vordringen, denn es besteht ja jetzt eine offene Verbindung zwischen Scheide und Gebärmutterhöhle. Wenn wirklich ein Blasensprung stattgefunden hat, sollte die Geburt bald stattfinden, andernfalls müssten vorbeugend Antibiotika zum Einsatz kommen.

❓ Endlich geht die Geburt los! Doch gerade jetzt habe ich mir einen Magen-Darm-Infekt eingefangen. Kann ich trotzdem gebären?

Höchstwahrscheinlich haben Ihre Magen-Darm-Probleme gar keine äußere Ursache, sondern hängen mit der nahenden Geburt zusammen! Viele Frauen berichten, dass ihnen mit den ersten Wehen übel wurde, dass sie plötzlich einen Brechreiz verspürten und sich übergeben mussten. Andere erzählen, dass sie unvermittelt Stuhlgang oder sogar Durchfall hatten. All das sind Anzeichen, dass die Geburt unmittelbar bevorsteht! Der Körper bereitet sich auf die Geburt vor, indem er den Magen-Darm-Trakt entleert und damit dem Kind im Becken so viel Platz wie möglich macht. Durch die Wehen, also durch die Kontraktionen der Gebärmutter, werden Prostaglandine freigesetzt, die auch die Darmtätigkeit steigern – quasi der umgekehrte Mechanismus des Wehencocktails (dort werden die Prostaglandine durch die verstärkte Darmbewegung ausgeschüttet und regen so die Gebärmutter an! Siehe dazu auch Seite 39). Falls Sie wirklich krank sein sollten, entscheidet Ihr Arzt über notwendige Maßnahmen. Wichtig ist, dass Sie Medikamente nun nur nach ärztlicher Verordnung einnehmen! Viele Frauen berichten auch, dass sich die Krankheitssymptome während der Geburt dann schlagartig gebessert hätten. Grund dafür ist wahrscheinlich die hohe Adrenalinausschüttung, zu der es durch die Aufregungen und Anstrengungen während der Geburt kommt.

Es geht los!

Sie haben Ihr Baby neun Monate lang im Bauch mit sich herumgetragen, Sie haben seine Tritte und Turnübungen gespürt, manchmal sogar seinen Schluckauf mitbekommen. Sie haben sich neun lange Monate darauf vorbereitet, Mutter zu werden. Sie freuen sich seit Langem darauf, Ihr Kind endlich in die Arme schließen zu können – und jetzt geht es tatsächlich los! Fast jede Frau ist vom Beginn einer spontanen Geburt, egal ob mit Wehen oder mit Blasensprung, irgendwie dann doch überrascht: »Kann es sein, dass es nun tätsächlich losgeht? Werde ich wirklich heute mein Baby bekommen?« Darauf folgt in der Regel große Freude und Aufregung: »Wir werden heute unser Baby bekommen!« Doch wir möchten nicht verschweigen, dass die Freude dann immer wieder von leichten Anflügen von Panik begleitet wird: »Oh Gott, ich werde heute ein Baby zur Welt bringen, wie wird das bloß?« All diese Gedanken sind völlig normal, ja, es wäre geradezu seltsam, wenn ein solches Ereignis Sie nicht in Aufregung versetzen würde. Wenn die Geburt wirklich losgeht, ist dieses Wechselbad der Gefühle häufig vergessen. Die meisten Frauen werden dann erstaunlich ruhig. Instinktiv wissen sie, was jetzt zu tun ist, schließlich ist der Klinikkoffer längst gepackt und alles andere ist organisiert beziehungsweise im Kopf abgespeichert. Nun sollten Sie ganz Ihrem Gefühl folgen und selbst entscheiden, wann die Zeit reif ist, um in die Klinik zu fahren. Wenn Sie sich zu Hause noch wohl fühlen, gibt es keinen Grund, in Hektik aufzubrechen. Wenn Sie sich in der Nähe des Kreißsaals jedoch sicherer fühlen, dann sollten Sie sich auf den Weg machen. Wer sagt denn, dass es ein »Zu früh im Krankenhaus« gibt? Der richtige Zeitpunkt ist genau dann gekommen, wenn Sie ihn für richtig erachten. Vertrauen Sie in diesem Moment auf Ihr Gefühl, schließlich sind Sie die Mutter.

? Wenn die Wehen losgehen, wird sicher Panik ausbrechen. Kann ich mich darauf vorbereiten?

Wehen sind normalerweise nichts, was einen von jetzt auf gleich überrascht und außer Gefecht setzt. Meist kündigen sie sich schon Tage oder zumindest Stunden zuvor an und beginnen eher schwach und unregelmäßig. Im Laufe der Zeit werden sie dann intensiver und regelmäßiger und dauern auch länger an. Wirklich los geht die Geburt schließlich, wenn die Wehen über längere Zeit in Abständen von fünf bis sechs Minuten kommen und jede Wehe fast eine Minute anhält. Dann ist es auch langsam Zeit, ins Krankenhaus aufzubrechen. Für erheblich mehr Stress sorgt da schon ein Blasensprung, besonders wenn gleichzeitig oder kurz danach die erste Wehe einsetzt. Doch egal ob Wehenbeginn oder Blasensprung: Wichtig ist, dass Sie nicht in Panik geraten. Das gelingt meist sehr gut, wenn Sie sich in den letzten Wochen der Schwangerschaft auf diesen Moment vorbereiten: Entwerfen Sie gemeinsam mit Ihrem Partner einen Ablaufplan und gehen Sie ihn Schritt für Schritt gemeinsam durch: Was ist zu tun, wenn es tagsüber losgeht? Wie lange braucht Ihr Partner von der Arbeit nach Hause? Wer kann Sie alternativ in die Klinik fahren, falls etwas dazwischenkommt? Wenn die Geburt in der Nacht beginnt – kann der große Sohn auch um drei Uhr morgens zu den Großeltern? Muss er gebracht werden oder holen sie ihn ab? Wer betreut die Geschwisterkinder, falls es tagsüber losgeht? Versuchen Sie alle Eventualitäten zu berücksichtigen, denn Geburten sind alles andere als geplante Urlaube. Schreiben Sie eine Liste mit den wichtigen Nummern und legen Sie diese in Griffweite. Achten Sie darauf, dass die (Mobil-)Telefone immer aufgeladen sind. Packen Sie Ihren Klinikkoffer rechtzeitig, der Kulturbeutel mit allen Dingen, die Sie täglich verwenden, ist dann schnell zusammengestellt und kann noch dazugestopft werden. Und besorgen Sie sich ein Fläschchen Dr. Bach Rescue Notfalltropfen – sie helfen nicht nur Ihnen, sondern auch Ihrem Partner.

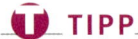 **TIPP**

Das sollte Ihr Klinikkoffer beinhalten:

- 4 bis 5 weite Nachthemden oder T-Shirts (für die Geburt und eines pro Tag). Die Oberteile sollten vorn zu öffnen sein, so können Sie das Baby nach der Geburt direkt auf Ihren Oberkörper legen, außerdem geht das Stillen so einfacher;
- Hausschuhe und für die Geburt dicke Socken (denn kalte Füße sind nicht nur unangenehm, sondern auch wehenhemmend);
- Morgen- oder Bademantel;
- bequeme Kleidung, falls Besuch kommt;
- 2 Still-BHs (bitte ein bis zwei Nummern größer kaufen, durch den Milcheinschuss legt der Busen noch zu);
- 4 bis 5 weite, bequeme Slips;
- Vorlagen (Binden), (Netz-)Höschen und Stilleinlagen erhalten Sie meist auch im Krankenhaus; wenn Sie auf Nummer sicher gehen möchten, können Sie auch eigene mitnehmen;
- Dokumente: Mutterpass; Befunde, die die Geburt betreffen; Versichertenkarte der Krankenkasse oder Clinic-Card der privaten (Zusatz-)Versicherung; Familienstammbuch (bei unverheirateten Paaren genügt die Geburtsurkunde der Mutter);
- Geld (15 bis 20 Euro reichen), um sich eine Klinik-Telefonkarte zu kaufen (Handys sind oft nicht erlaubt), Telefonliste;
- eigene Musik für den Kreißsaal, persönliches Duft- beziehungsweise Massageöl, falls Ihr Partner Sie massieren soll;
- Traubenzucker für neue Energie zwischendurch;
- Lunchpaket für den werdenden Papa;
- Fotoapparat/Kamera (wenn nötig auch Ladegerät/Akku);
- Brille (Kontaktlinsen sind bei der Geburt unpraktisch);
- Kulturbeutel mit Dusch- und Waschzeug plus üblichen Kosmetika, Lippenpflegestift und tägliche Medikamente;
- 2 kleine Handtücher, 1 Badetuch;
- für den Nachhauseweg Babykleidung und Kleidung für Sie, wobei Sie sich beides später noch bringen lassen können.

❓ Ein Fehlstart wäre mir peinlich. Wie kann ich sicher sein, dass es tatsächlich losgeht?

Erst einmal muss Ihnen das überhaupt nicht peinlich sein! Es passiert sogar relativ häufig, dass Schwangere Stunden vor der Geburt denken, dass es jetzt tatsächlich losgeht, und mit gepackter Tasche in die Klinik aufbrechen. Oft ist es erst mithilfe des CTG möglich, Wehen als Geburtswehen zu identifizieren beziehungsweise sie von starken Vorwehen zu unterscheiden. Das geburtshilfliche Personal in einer Klinik kennt diese Tücke für werdende Mamas und wird Ihnen einen Fehlalarm deshalb nicht übel nehmen. Ganz im Gegenteil: Auch für die Hebamme verläuft eine Geburt ruhiger, wenn Sie rechtzeitig da sind und alles ohne Hektik vonstatten geht. Sie selbst können als kleinen Wehentest zu Hause den so genannten Badewannentest (siehe dazu Seite 60) machen. Er kann Ihnen dabei helfen, Vorwehen von echten Geburtswehen zu unterscheiden. Dennoch gilt auch in diesem Fall als Grundregel: Wenn Sie sich Sorgen machen oder das Gefühl haben, dass es jetzt losgeht und dass Sie nicht mehr zu Hause abwarten können – ab ins Krankenhaus. Lieber erscheinen Sie dort zweimal zu viel als einmal zu spät!

❓ Was genau soll ich tun, wenn die Wehen einsetzen, während ich zu Hause bin?

Im Optimalfall bleiben Sie ruhig und freuen sich, denn nun werden Sie Ihr Baby bald in den Armen halten! Normalerweise setzen mit den ersten Wehen nicht gleich schreckliche Wehenschmerzen ein. Sie spüren zu Beginn vielmehr ein Ziehen im Bauch, das mit der Zeit immer intensiver wird und in regelmäßigen Abständen wiederkehrt. Am besten besorgen Sie sich nun eine Uhr mit Sekundenzeiger und beobachten, in welchen Abständen die Wehen kommen und wie lange sie andauern. Während der ersten, leichten Wehen sollten Sie versuchen sich abzulenken, indem Sie spazieren gehen, in Ruhe noch eine Kleinigkeit essen oder vielleicht fernsehen. Wenn Sie das nicht tun, sondern sich jetzt schon auf die Wehen konzentrieren, werden Sie später das Gefühl haben, dass die Geburt eine kleine Ewigkeit dauert. Irgendwann werden diese Ablenkungsmanöver nicht mehr funktionieren, da der Wehenschmerz größer wird und Sie sich immer öfter auf das Atmen konzentrieren müssen. Dann ist es langsam an der Zeit, sich für die Fahrt in die Klinik bereit zu machen (siehe dazu auch rechts). Wenn Sie die ersten Wehen spüren, sollten Sie dafür sorgen, dass Sie nicht allein zu Hause sind, denn es kann Situationen geben, in denen Sie Hilfe brauchen. Außerdem lässt sich Neues und Unbekanntes zu zweit bedeutend besser bewältigen. Wenn Sie Angst haben oder unsicher sind, rufen Sie Ihre Hebamme an beziehungsweise fahren Sie in die Klinik. Doch wenn Sie das Gefühl haben, der Situation und den Wehen noch gewachsen zu sein, können Sie ruhig noch etwas länger zu Hause abwarten und sich dann später in Ruhe auf den Weg ins Krankenhaus machen.

❓ Was ist zu tun, wenn die Wehen einsetzen, während ich unterwegs, etwa beim Einkaufen, beim Kaffeetrinken oder Spazierengehen bin?

Auch dann müssen Sie nicht in Panik geraten, denn Sturzgeburten sind sehr selten und bei der ersten Entbindung nahezu unbekannt. Nachdem Hochschwangere meist keine Bergtouren und Ausflüge in sehr entlegene Gegenden mehr machen, wird in Ihrer Nähe sicher ein Telefon oder ein Taxi zu finden sein (wenn Sie nicht sogar selbst ein Mobiltelefon bei sich tragen). Bezahlen Sie den Still-BH ohne Hektik, falls Sie gerade beim Einkaufen sind, oder trinken Sie Ihren Tee in aller Ruhe aus, denn zwischen der ersten Wehe und der Geburt liegen garantiert mehr als 30 Minuten. Gehen Sie ruhig nach Hause beziehungsweise lassen Sie sich vom Taxi oder von Freunden dorthin oder direkt in die Klinik bringen. Im Anschluss sollten Sie alle verständigen, die von der Geburt wissen müssen.

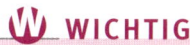 **WICHTIG**

Wenn die Wehen außer Haus einsetzen und Sie mit dem eigenen Auto unterwegs sind, sollten Sie sich nicht mehr selbst ans Steuer setzen. Denn Wehenschmerzen haben auf die Konzentrationsfähigkeit dieselben Auswirkungen wie zu viel Alkohol im Blut! Lassen Sie sich deshalb entweder abholen, nehmen Sie ein Taxi oder rufen Sie im Akutfall den Krankenwagen.

❓ Bis zu welchen Wehenabständen kann ich es verantworten, zu Hause zu bleiben, wann muss ich unbedingt ins Krankenhaus?

Eine allgemeingültige Antwort gibt es auch für diese Frage nicht. Manche Frauen sind recht unsicher und haben das Gefühl, dass sie unbedingt in ihre Klinik müssen, wenn sie alle sieben Minuten eine Wehe spüren. Andere dagegen sitzen mit Wehen in 5-Minuten-Abständen immer noch gemütlich auf ihrer Couch im Wohnzimmer und harren der Dinge, die da kommen. Es kommt also sehr auf Sie an, darauf, wie sicher Sie sich fühlen und wie Sie Ihre Situation einschätzen. Grundsätzlich gilt: Wenn Sie Ihr erstes Kind erwarten, haben Sie vermutlich länger Zeit, bis es ernst wird, dafür ist die Situation für Sie völlig neu. Erwarten Sie Ihr zweites oder drittes Kind, kann die Geburt schneller vorangehen. Dafür haben Sie schon die Erfahrung, wie es bei der ersten Geburt war. Solange Sie sich wohl fühlen, können Sie nach Einsetzen der Wehen noch einige Zeit zu Hause in Ihrer gewohnten Umgebung verbringen. Wenn die Wehen allerdings in 3-Minuten-Abständen kommen, ist es wirklich Zeit aufzubrechen, denn die Fahrt in die Klinik nimmt ja auch noch eine gewisse Zeit in Anspruch. Für den Fall, dass Sie eine Hausgeburt planen, sollten Sie Ihre Hebamme kontaktieren, sobald Sie regelmäßige Wehen verspüren. Denn es kann ja sein, dass sie gerade am anderen Ende der Stadt unterwegs ist oder andere Termine verlegen muss.

❓ Ich habe Angst, dass ich es nicht rechtzeitig ins Krankenhaus schaffe. Was passiert dann?

Diese Sorge haben vor allem Frauen, die ihr zweites oder ein weiteres Kind erwarten und bei denen bereits die erste Geburt sehr schnell vonstatten ging. Falls Sie es vor der Geburt nicht in eine Klinik oder Ihr Geburtshaus schaffen, gilt es in allererster Linie Ruhe zu bewahren und auf die Natur zu vertrauen. Denn natürlich sind auch im Krankenhaus Sie es, die das Kind gebären muss. Wenn Sie den Rettungswagen gerufen haben und darin transportiert werden, können Sie sicher sein, dass die Besatzung weiß, wie eine Entbindung abläuft. Wenn Sie zu Hause sind und feststellen, dass Sie zu lange gewartet haben und es nicht mehr in die Klinik schaffen, sollten Sie sich so schnell wie möglich Hilfe holen (das gilt vor allem dann, wenn Sie ganz allein sind!). Im Notfall kann ein Arzt, dessen Praxis ums Eck liegt, oder sogar ein bisher unbekannter Nachbar Ihr rettender Engel sein. Verständigen Sie parallel auf jeden Fall den Notarzt! Wenn Sie Angst haben, dass Ihnen schwindlig wird, legen Sie sich auf ein Bett oder auf eine Decke auf dem Boden, so kann dem Baby und Ihnen nichts passieren. Legen Sie ein sauberes Tuch oder ein Laken unter, das nach dem Waschen gebügelt wurde (dadurch ist es fast steril). Wenn Sie gar nichts anderes zur Hand haben, sind auch druckfrische Zeitungen eine Alternative. Sie sind durch die Hitze bei der Fixierung der Druckerschwärze ebenfalls fast steril. Während der Presswehen sollten Sie nur dosiert pressen, denn das Baby sollte langsam auf die Welt kommen. Sie können mit Ihrer Hand das Köpfchen zwischen Ihren Beinen halten und es dann langsam herausgleiten lassen, aber nicht daran ziehen! Wenn das Baby auf der Welt ist, sollten Sie kontrollieren, ob es sich in der Nabelschnur verwickelt hat, und es bei Bedarf auswickeln. Falls Sie immer noch allein sind, sollten Sie Ihr Baby auf Ihren Bauch legen und warm einpacken. Das Abnabeln hat noch Zeit und sollte fachmännisch erledigt werden. Ihr Baby wird auch mit intakter Nabelschnur zu atmen beginnen.

❓ Wäre es nicht schrecklich peinlich, im Café oder in der U-Bahn einen Blasensprung zu haben?

Nur etwa jede zehnte Geburt beginnt mit einem Blasensprung und die wenigsten davon ereignen sich tagsüber! Die Wahrscheinlichkeit, dass Sie gerade unterwegs sind, wenn die Blase springt, ist deshalb nicht sehr groß. Falls Sie sich trotzdem Sorgen machen, können Sie sich vor dem Ausgehen »präparieren«: Verwenden Sie in den letzten Schwangerschaftswochen eine dicke Binde und packen Sie sicherheitshalber auch immer ein kleines Handtuch in die Handtasche. Und wenn es tatsächlich passieren sollte, tragen Sie es mit Fassung. Das ist schließlich das erste Anzeichen dafür, dass Ihr Kind durchaus seinen eigenen Kopf hat und sich nicht an die Pläne seiner Mutter hält. Und noch eine Anmerkung: Falls Sie wirklich im Café einen Blasensprung haben sollten, wird das bisschen Fruchtwasser sicher das am wenigsten Aufregende sein. Denn nun wird Ihr Baby bald geboren! Was die Kosten für die Reinigung angeht, können Sie Namen und Adresse hinterlassen mit der Bitte, Ihnen die Rechnung zuzuschicken.

❓ Woher weiß ich, dass Fruchtwasser abgeht und es nicht einfach Urin ist?

Tatsächlich verlieren hochschwangere Frauen beim Husten, Niesen oder Lachen manchmal Harn, denn der Kopf des Kindes übt dann einen enormen Druck auf die Blase aus. Wenn der Kopf des Kindes schon tief im Becken liegt, reicht oft eine Bewegung Ihres Babys aus, um die Harnblase überlaufen zu lassen. Dieser Harnabgang ist häufig nur schwer von Fruchtwasser zu unterscheiden, das tropfenweise und nicht als großer Schwall abgeht. Eine Hilfe kann dabei der Geruch sein, denn Fruchtwasser riecht leicht süßlich. Oder Sie machen den »Tupftest« mit Toilettenpapier: Tupfen Sie sich mit Toilettenpapier gründlich trocken. Beobachten Sie nun, ob danach noch Flüssigkeit austritt, und zwar ohne dass Sie sich groß bewegen und ohne dass Sie einen Harndrang verspüren. Wenn dem so ist, handelt es sich bei der Flüssigkeit wahrscheinlich um Fruchtwasser, das aus einem kleinen Riss in der Fruchtblase tröpfelt. In diesem Fall sollten Sie auf jeden Fall so bald wie möglich Ihre Hebamme oder Ihren Arzt aufsuchen (siehe Seite 64). Einige Frauenärzte geben ihren hochschwangeren Patientinnen aber auch einen Streifen Lackmuspapier mit, auf das im Zweifelsfall ein Tropfen der Flüssigkeit aufgebracht wird. Verfärbt es sich blau, handelt es sich um Fruchtwasser (da es leicht basisch ist), bleibt es rot-lila, ist es nur Urin.

❓ Lässt sich beim Frauenarzt eindeutig feststellen, ob ich Fruchtwasser verliere?

Ja, es gibt es biochemische Tests, die kindliches Eiweiß im Fruchtwasser nachweisen. Wenn Ihr Arzt vermutet, dass bei Ihnen ein Blasensprung vorliegt, wird er mit der abgegangenen Flüssigkeit einen solchen Test durchführen. Es gibt aber auch einen sehr einfachen chemischen Test (Nitrazin- oder Lackmustest), der den pH-Wert misst: Eine durchsichtige Lösung wird auf eine Vorlage (Binde) getropft, mit deren Hilfe Sie ein wenig von der abgehenden Flüssigkeit aufgefangen haben. Wenn es sich dabei um Fruchtwasser (und nicht etwa um Urin oder Scheidenflüssigkeit) handelt, verfärbt sich die Lösung sofort intensiv blau, da der pH-Wert von Fruchtwasser höher ist als der des normalen, chemisch sauren Scheidenmilieus. Der Test kann jederzeit von Ihrer Hebamme, Ihrem Arzt oder jeder geburtshilfliche Abteilung durchgeführt werden, und das Ergebnis liegt sofort vor.

Ⓦ WICHTIG

Wenn das Fruchtwasser beim Blasensprung blutig-rot oder bräunlich-grün ist, müssen Sie sofort in eine Klinik, denn es besteht Gefahr für Ihr Baby! Siehe dazu auch rechts oben.

❓ Welche Farbe hat Fruchtwasser?

Üblicherweise ist Fruchtwasser klar (wie das Eiweiß eines Hühnereis, das mit Wasser verdünnt wurde) oder milchig trüb mit kleinen Partikeln von der Käseschmiere des Babys. Es kann aber auch leicht rosa sein, wenn kleinen Blutungen, die durch die Lösung der Fruchtblase entstanden sind, es färben. Darüber müssen Sie sich keine Sorgen machen. Wenn das Fruchtwasser allerdings mit hellem, rotem Blut vermischt ist, kann das bedeuten, dass die Plazenta sich abzulösen beginnt. Das ist ein echtes Alarmzeichen, denn dadurch wäre die Versorgung Ihres Babys gefährdet, weswegen Sie sofort ins Krankenhaus fahren müssen! Ist das Fruchtwasser bernsteinfarben oder bräunlich, spricht das für eine alte Blutung, die sich im Laufe der Schwangerschaft ereignet hat und die jetzt kein unmittelbares Risiko für Ihr Kind darstellt. Wenn das Fruchtwasser gelblich-trüb ist und übel riecht, deutet das häufig auf eine Entzündung hin. Auch dann sollten Sie so schnell wie möglich in Ihre Geburtsklinik fahren. Grünliches Fruchtwasser signalisiert, dass das Baby schon Mekonium (so heißt das Kindspech, also der erste Stuhl des Babys) in das Fruchtwasser abgegeben hat. Das kann bedeuten, dass Ihr Baby nicht mehr gut versorgt ist. Außerdem besteht die Gefahr, dass das Baby durch das Mekonium im Fruchtwasser Schaden nimmt. Bitte suchen Sie in diesem Fall ebenfalls sofort eine Klinik auf.

❓ Platzt die Fruchtblase immer von allein?

Nein, nur zehn Prozent aller Geburten starten mit einem spontanen Blasensprung. Bei den restlichen neunzig Prozent läuft es genau anders herum: Die Geburt startet mit Wehen und die Fruchtblase platzt dann während der Geburt meistens von selbst, da die Spannung durch die Wehen und den Druck des Babys zu groß wird. Ist dies nicht der Fall, wird die Fruchtblase von der Hebamme geöffnet. Das klingt dramatisch, ist es aber gar nicht. Die Hebamme zieht sich dafür über ihren

Handschuh auf einen Finger einen kleinen Fingerling, an dessen höchster Stelle ein kleines Widerhäkchen ist. Damit wird die Fruchtblase aufgepikst, sodass das Fruchtwasser entweichen kann. Keine Angst, dem Kind passiert dabei nichts, denn meist ist zwischen Kopf und Fruchtblase ein Wasserpolster, das dann abfließt. Heute wird die Fruchtblase so spät wie möglich gesprengt, denn je länger sie intakt ist, umso schonender ist die Geburt für Mutter und Kind. Die Frau kann die Wehen besser verarbeiten, weil der Druck des kindlichen Kopfes durch das Fruchtwasser gedämpft ist. Sie braucht daher weniger Schmerzmittel. Das Kind hat bei geschlossener Fruchtblase einen größeren Bewegungsspielraum: Es kann den Kopf besser drehen und beugen und findet leichter seinen Weg durch den Geburtskanal. In seltenen Fällen kann das Baby bei sehr schnellen Geburten sogar mit der Fruchtblase zur Welt kommen. Das nennen Hebammen »Glückshaube« und es gilt als Glückssymbol für Mutter und Kind.

? Ich habe gehört, dass ich mich bei einem Blasensprung sofort hinlegen muss. Stimmt das, und was ist am Blasensprung so gefährlich?

Der Blasensprung an sich ist nicht gefährlich. Die Fruchtblase platzt (oder reißt) und Fruchtwasser geht ab, manchmal schwallartig, manchmal auch tröpfchenweise. Bei acht von zehn Frauen ist das dann auch der Startschuss für die Wehen. Zwei Gefahren bestehen allerdings im Zusammenhang mit einem Blasensprung: Erstens und unmittelbar kann es sein, dass es durch einen Blasensprung zu einem so genannten Nabelschnur- oder Armvorfall kommt. Das passiert dann, wenn der Kopf/der Popo des Babys noch nicht tief genug im Becken der Mutter ist (häufig bei der zweiten oder weiteren Geburten der Fall) oder noch sehr klein ist (bei Blasensprung in einer sehr frühen Phase der Schwangerschaft). Wenn dann das Fruchtwasser schnell, also in einem Schwall abgeht, kann es passieren, dass die Nabelschnur oder ein Arm zwischen dem Muttermund und dem Kopf des Kindes eingeklemmt wird. Wenn das der Fall ist, kann das Baby nicht auf vaginalem Weg geboren werden. Außerdem besteht akute Lebensgefahr für das Kind, da es nicht mehr ausreichend über die Nabelschnur versorgt wird. Falls also bei Ihrer letzten Untersuchung noch nicht eindeutig geklärt werden konnte, ob der Kopf des Babys abdichtet, müssen Sie sich nach einem Blasensprung hinlegen, am besten sofort. Denn im Liegen verringert sich der Druck nach unten. Wenn Sie allein zu Hause sind, rufen Sie unbedingt den Krankenwagen. Ein deutlich höheres Risiko für Nabelschnur- oder Armvorfall haben übrigens Kinder in Beckenendlage oder Querlage. Das zweite Risiko, das im Zusammenhang mit einem Blasensprung auftreten kann, ist die Gefahr einer Infektion. Bisher war Ihr Baby durch die Fruchtblase vor Keimen geschützt, die nun jedoch ungehindert in die Gebärmutterhöhle aufsteigen können. Wenn die Wehen und damit die Geburt kurz nach dem Blasensprung einsetzen, ist dies meist kein Problem, da das Kind schon bald geboren wird. Erst wenn eine längere Zeitspanne verstreicht, wird eine vorbeugende Behandlung mit Antibiotika fällig.

❓ Liegt mein Baby nach einem Blasensprung nicht auf dem Trockenen?

Selbst wenn es sich beim Blasensprung so anfühlt, als ob literweise Fruchtwasser ausläuft (im Durchschnitt enthält die Fruchtblase vor der Geburt knapp einen Liter Fruchtwasser), sitzt Ihr Baby nicht auf dem Trockenen. Denn das Fruchtwasser wird von den Eihäuten und vom Baby selbst laufend nachproduziert, in der Zeit vor der Geburt bis zu einem Drittel der Fruchtwassermenge in nur einer Stunde! Also selbst wenn die Fruchtblase geplatzt ist, hat Ihr Körper für diesen Fall vorgesorgt und Ihr Baby muss weder verdursten, noch wird es austrocknen. Das heißt für Sie aber auch, dass Sie nach einem Blasensprung unbedingt ausreichend Flüssigkeit in Form von Tee oder (Mineral-)Wasser zu sich nehmen sollten.

? Was passiert, wenn nach dem Blasensprung keine Wehen einsetzen?

Je mehr Zeit zwischen dem Blasensprung und dem Wehenbeginn vergeht, umso größer ist die Gefahr einer Infektion fürs Baby. Natürlich hilft die Fließrichtung des Fruchtwassers, eine rasche Infektion zu verhindern. Dennoch ist es eine Tatsache, dass durch die Eröffnung der Fruchtblase erstmals eine direkte Verbindung zwischen der Außenwelt und dem Inneren der Gebärmutter möglich wird, sodass aufsteigende Keime Ihrem Baby und Ihnen schaden können. Das heißt, dass es auf jeden Fall Sinn macht, nach einem Blasensprung – egal ob mit oder ohne Wehen – langsam ins Krankenhaus zu fahren. Meist setzen die Wehen dann von selbst innerhalb der nächsten Stunden ein. Immer wieder wird erzählt, dass nach einem Blasensprung ohne Wehen Babys meist mit Kaiserschnitt geholt werden. Das stimmt so nicht: Wenn Sie normal entbinden möchten, wird Ihr Arzt im Normalfall sechs bis zwölf Stunden abwarten, ob die Wehen von selbst kommen. Sollte das nicht der Fall sein, wird eingeleitet (siehe Seite 83 f.). Wenn die Geburt nicht innerhalb von zwölf Stunden nach dem Blasensprung beginnt, werden außerdem Antibiotika verordnet, um eine Infektionsgefahr für das Baby auszuschließen.

? Wie lange wartet man nach einem Blasensprung mit der Einleitung der Geburt?

Das ist je nach Krankenhaus, Geburtshelfer und Situation unterschiedlich: Zwischen sofort und 72 Stunden ist alles möglich. Meist setzen innerhalb von 24 Stunden nach einem Blasensprung spontan Wehen ein, sodass eine Einleitung gar nicht nötig ist. Ihr Geburtshelfer wird Sie dazu informieren und auf etwaige Risiken hinweisen. Es muss in diesem Fall jedoch unbedingt engmaschig kontrolliert werden. Dabei sollte möglichst selten vaginal untersucht werden, damit auf diesem Weg keine Keime in die Scheide gelangen. Auch Sie selbst sollten beim Gang zur Toilette besonders auf Hygiene achten. Wenn Ihr Arzt allerdings feststellt, dass sich eine Infektion ankündigt, muss die Geburt sofort eingeleitet werden.

❓ Meine Freundin hatte in der 34. Woche einen Blasensprung. Was ist in diesem Fall zu tun?

Wenn der Blasensprung einige Wochen vor dem errechneten Geburtstermin stattfindet, gibt es keine Alternativen: Sie müssen sofort und liegend ins nächste Krankenhaus transportiert werden! Es ist dabei egal, ob Sie Wehen haben oder es mitten in der Nacht passiert. Lassen Sie sich sofort liegend ins Krankenhaus fahren beziehungsweise rufen Sie einen Krankenwagen und lassen Sie sich in Ihre Geburtsklinik bringen! Ein so früher Blasensprung kann aus zwei Gründen fürs Baby gefährlich werden: Zum einen kann das kleine Köpfchen im Becken noch nicht abdichten, und zum anderen kann es sein, dass das Baby zu dieser Zeit möglicherweise noch nicht geburtsreif ist.

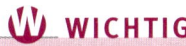 **WICHTIG**

Selbst wenn Sie gerade allein zu Hause sind und einen Blasensprung haben, müssen Sie nicht in Panik verfallen! Wenn die letzte Untersuchung ergeben hat, dass das Köpfchen bereits abdichtet, dürfen Sie trotz des Blasensprungs ganz normal aufstehen. Wenn Sie wissen, dass der Kopf noch zu hoch liegt, oder wenn Sie unsicher sind, sollten Sie sich auf jeden Fall hinlegen! Rufen Sie Ihre Hebamme, den Arzt oder einen Krankenwagen an (die Telefonnummer finden Sie auf Ihrer Notfallliste, siehe Klappe vorn) und schildern Sie die Situation. Bleiben Sie wenn möglich die ganze Zeit in waagrechter Position – das klappt, wenn Sie auf allen vieren zum Telefon oder zur Tür krabbeln! Die Besatzung des Rettungswagens wird Sie dann liegend ins Krankenhaus bringen.

? Was, wenn die Fruchtblase nicht platzt? Ich habe gehört, der Arzt kann nachhelfen, und das beschleunigt dann die Geburt?

Bei einer Blasensprengung durch den Arzt muss man unterscheiden zwischen der Blasensprengung als Einleitung der Geburt, also noch bevor die Wehen eingesetzt haben, und demselben Eingriff zur Wehenverstärkung während der Geburt. Die Eröffnung der Fruchtblase als Geburtseinleitung war früher sehr verbreitet, wurde in der modernen Geburtsmedizin aber von neuen, effektiven Einleitungsverfahren (siehe dazu Seite 83 f.) abgelöst. Heute gibt es einen einzigen medizinisch vertretbaren Grund für eine Blasensprengung am Geburtstermin: Wenn der Muttermund bereits drei bis vier Zentimeter geöffnet, also gebärbereit ist, das Baby sich in Schädellage befindet, gleichzeitig aber keine Wehen vorhanden sind. In diesem Fall kann die Eröffnung der Fruchtblase dazu führen, dass spontan Wehen einsetzen. Natürlich steigt mit einer eröffneten Fruchtblase immer auch das Risiko von Infektionen. Daher muss nach einer Blasensprengung die Geburt zügig erfolgen, und es sollte nicht zu oft vaginal untersucht werden. Denn bei jeder vaginalen Untersuchung besteht die Gefahr, Keime in die Scheide zu bringen, die dann aufsteigen könnten. Glücklicherweise hat die Natur mit der Fließrichtung des Fruchtwassers aus der Gebärmutter hinaus eine Art Schutz vor aufsteigenden Keimen eingebaut. Und auch das geburtshilfliche Team wird sich um maximale Hygiene bemühen und nur wenn nötig vaginal untersuchen. Im Verlauf der Geburt kommt es immer wieder zur Eröffnung der Fruchtblase durch die Hebamme oder den Arzt. Zwar ist eine intakte Fruchtblase für Mutter und Kind über weite Strecken der Geburt schonender, doch die absolut schmerzfreie Eröffnung unter der Geburt kann einen langsamen oder stockenden Geburtsverlauf wieder in Gang bringen, die Wehentätigkeit verstärken und damit die Geburt forcieren. Mehr Infos dazu finden Sie auch auf Seite 75 f.

❓ Was ist ein CTG?

CTG ist die Abkürzung für Cardiotokographie. Mithilfe dieser Untersuchungsmethode lässt sich mittels Ultraschall die Herztätigkeit Ihres Babys überwachen und gleichzeitig die Wehensituation mittels Druck-Spannungsmesser kontrollieren. In vielen Krankenhäusern wird das CTG routinemäßig eingesetzt, um den Verlauf der Geburt und das Wohlbefinden des Babys zu beobachten. Für die Untersuchung werden die Sensoren des CTG mit einem Gurt so am Bauch der Mutter befestigt, dass sich die kindlichen Herztöne gut abhören lassen. Manchmal ist es nötig, beim Anlegen einige Positionen durchzuprobieren, um die optimale Stelle zum Abhören der kindlichen Herztöne zu finden. Die meisten Geräte zeichnen die Herztöne des Babys und die Wehentätigkeit auf langen Papierstreifen auf. Anhand der Herztöne lässt sich ablesen, ob es dem Baby vor oder während der Geburt gut geht beziehungsweise ob Handlungsbedarf besteht, wenn die Herztöne langsamer oder schneller werden. Hebamme oder Arzt sehen anhand der Wehenaufzeichnungen aber auch, ob die Intensität der Wehen für eine Geburt ausreicht beziehungsweise in welchem Stadium der Geburt Sie sich befinden. Und noch eine Ergänzung für physikalisch Interessierte: Im Verfahren der Cardiotokographie nutzt man den Doppler-Effekt, also die sich ergebende Verschiebung der Schallfrequenz der reflektierten Wellen, wenn Ultraschall auf bewegte Oberflächen trifft.

❓ Wie schnell schlägt denn das Herz meines Babys normalerweise?

Das Herz des Embryos beginnt am 21. Tag nach der Empfängnis zu schlagen, wobei sich die Schlaganzahl des kindlichen Herzens mit dem Entwicklungsstand verändert. Die normale Herzfrequenz eines Babys knapp vor der Geburt liegt zwischen 110 und 150 Schlägen pro Minute! Es ist also ganz normal, wenn das CTG mindestens zwei Schläge pro Sekunde anzeigt. Für einen Erwachsenen wäre diese Herzfrequenz bereits Herzrasen, doch für ein Baby ist sie völlig normal. Ihre Hebamme oder der Arzt werden übrigens auch immer wieder einmal so genannte »Spikes« (engl. = Spitzen) im CTG erkennen. Doch auch das ist kein Grund zur Besorgnis. Es handelt sich dabei ganz einfach um die Aufzeichnung von lebhaften Kindsbewegungen. Parallel dazu werden Sie gespürt haben, dass Ihr Baby gerade seinen Fuß oder einen Ellbogen mit Kraft gegen Ihre Bauchwand gedrückt hat.

? Warum ist es so gefährlich, wenn das Herz des Babys zu langsam schlägt?

Das Herz eines Babys schlägt häufig dann langsamer, wenn die Nabelschnur über einen längeren Zeitraum abgedrückt oder geknickt wird und es daher schlechter mit Sauerstoff versorgt wird. Diese Unterversorgung mit Sauerstoff ist für das Baby natürlich eine gefährliche Situation. Derselbe Effekt tritt ein, wenn es während der Wehen zu Dauerkontraktionen kommt und das Kind keine Wehenpause mehr hat, um sich zu erholen. Auch durch das Vena-Cava-Syndrom (siehe Seite 106) kann sich der Herzschlag des Babys verlangsamen. Doch hier hilft ein einfacher Lagewechsel beziehungsweise das Umdrehen oder Aufstehen der Mutter, um alles wieder zu normalisieren. In der Austreibungsphase, also gegen Ende der Geburt, können auch so genannte Kopfdruckzeichen zur kurzzeitigen Verlangsamung der kindlichen Herzfrequenz führen.

? Ich habe gehört, dass Treppensteigen die Geburt auch forcieren kann. Stimmt das?

Wenn Sie das Gefühl haben, sich bewegen zu müssen, sollten Sie das auch tun. Denn sobald Sie während der Wehen aufstehen, nimmt der Druck des kindlichen Kopfes auf den Mutter mund zu – und eben das beschleunigt die Geburt. Doch auch hier gilt: Machen Sie sich nur in Begleitung auf den Weg!

❓ Kann die Einleitung einer Geburt meinem Baby oder mir schaden?

Bei der Einleitung einer Geburt werden in der modernen Geburtsmedizin körpereigene Hormone wie Prostaglandine und Oxytocin eingesetzt – Ihrem Körper wird also zugeführt, was er selbst nicht beziehungsweise nicht in ausreichendem Maße produzieren kann. Dennoch ist es eine Tatsache, dass jede Einleitung einen Eingriff in das Geburtsgeschehen darstellt. Denn wenn alles auf ganz natürlichem Weg funktionieren würde, hätten Sie ja bereits Wehen und die Geburt hätte spontan begonnen. Wie jeder medizinische Eingriff kann auch die Einleitung einer Geburt unerwünschte Nebenwirkungen haben. Bei ungünstigen Ausgangssituationen kommt es manchmal zu einer Überstimulation der Gebärmutter und dadurch zu sehr starken Wehen. Manche Frauen berichten auch, dass sie unter künstlich herbeigeführten Wehen stärkere Schmerzen verspürt hätten als bei einer spontanen Geburt – offensichtlich werden »eigene« Wehen meist leichter akzeptiert als von außen zugeführte. Grundsätzlich gilt: Eine Einleitung ohne Indikation, nur weil zum Beispiel das Datum so schön ist, ist eine vom medizinischen Standpunkt aus fragwürdige Vorgehensweise. Wenn die Wehen trotz Einleitung nicht beginnen, muss erst einmal nach den Gründen dafür gesucht werden. Liegt eine echte Wehenschwäche vor, ist das ein medizinischer Grund für einen Kaiserschnitt.

❓ Wie wird eine Geburt eingeleitet?

Es gibt unterschiedliche Möglichkeiten, eine Geburt einzuleiten, und nicht jede Einleitungsmethode kommt für jede Geburt in Frage. Ihr behandelnder Arzt wird Ihnen Ihre Situation im Einzelfall vorstellen und erklären, wie vorgegangen werden soll. Allen Einleitungsmethoden gemeinsam ist, dass sie Wehen auslösen und forcieren sollen, um die Geburt in Gang und zu Ende zu bringen.

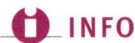 **INFO**

Keine Geburt ist wie die andere. Je nach Situation und Notwendigkeit muss deshalb vom betreuenden Frauenarzt individuell entschieden werden, welche Einleitungsmethode für Sie in Frage kommt. Hier zur Orientierung die wichtigsten Informationen für Sie in Kurzform.

- **Infusion/Tropf:** Oxytocin ist ein Hormon, das im Gehirn gebildet und in der Hirnanhangdrüse gespeichert wird. Wenn die Geburt beginnen soll, schüttet der Körper Oxytocin aus und kurbelt damit die Wehentätigkeit an. Es kann vorkommen, dass Frauen zu wenig Oxytocin bilden und ihre Wehen deshalb zu schwach sind, um das Baby ohne Unterstützung zur Welt zu bringen. Eine Verabreichung von Oxytocin als Infusion mittels Tropfenzähler oder Pumpe hat den Vorteil, dass die Dosierung sehr genau gesteuert werden kann. Bei Bedarf kann sehr schnell mehr oder weniger verabreicht werden (die Halbwertszeit von Oxytocin im Blut beträgt etwa vier Minuten). Eine Oxytocin-Infusion ist jedoch erst sinnvoll, wenn der Muttermund bereits leicht geöffnet beziehungsweise weich ist. Manche Frauen empfinden die Infusionsnadel im Arm als Nachteil, sie klagen, dass sie dadurch weniger mobil seien. Doch Spazierengehen ist durchaus auch mit Wehentropf möglich. Selbstverständlich muss während der Infusion regelmäßig kontrolliert werden, ob es dem Baby gut geht.
- **Lösung des unteren Eipols:** Im Rahmen einer vaginalen Untersuchung kann Ihre Hebamme oder Ihr Arzt versuchen, die bei jeder Schwangerschaft vorhandenen leichten Verklebungen der Fruchtblase mit der Gebärmutter zu lösen. Das ist jedoch nur möglich, wenn der Muttermund schon leicht geöffnet ist. Dadurch kann die Produktion von Prostaglandinen und damit die Wehentätigkeit angeregt werden. Diese Manipulation kann etwas unangenehm sein, da der Muttermund bei vielen Schwangeren berührungsempfindlich ist.

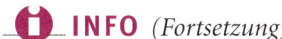 **INFO** *(Fortsetzung)*

- **Scheidentabletten/-bändchen/-gel:** Bei noch fest geschlossenem Muttermund werden zur Geburtseinleitung Prostaglandine verabreicht. Auch hierbei handelt es sich um körpereigene Hormone, die den Beginn der Geburt fördern und Wehen auslösen. Durch die Kontraktionen drückt die Gebärmutter das Kind nach unten, während der Muttermund parallel dazu weich und gebärbereit wird. Prostaglandine werden direkt in die Scheide verabreicht, denn sie wirken lokal, also vor Ort. Die Wehen sollten zwei bis drei Stunden nach der Gabe beginnen und können durch Prostaglandine oft recht schmerzhaft und stark werden. Die Gabe einer Scheidentablette kann alle sechs bis zwölf Stunden wiederholt werden, hat aber den Nachteil, dass die direkt in die Scheide verabreichten Tabletten/Gels schlecht steuerbar sind, denn sie können bei zu starken Wehen nicht einfach entfernt werden. Prostaglandinbändchen, die um den Muttermund gelegt werden, geben zwölf bis vierundzwanzig Stunden Hormone ab und können jederzeit entfernt werden.
- **Brustwarzenstimulation:** Bei dieser natürlichen Methode werden die Brustwarzen mechanisch stimuliert, wodurch die Produktion von Oxytocin in Gang kommt. Das Massieren, Drehen und Zupfen der Brustwarzen (Ihre Hebamme kann Sie dabei anleiten) führt dann dazu, dass die Wehen plötzlich von selbst beginnen. Es sollte allerdings nicht ohne CTG-Kontrolle durchgeführt werden! Der Nachteil: Die Stimulation muss über einen längeren Zeitraum durchgeführt werden, kann unangenehm sein und führt nicht immer zum Erfolg.
- **Akupunktur:** Eine Studie zeigte, dass täglich zwanzig Minuten Akupunktur den Muttermund am errechneten Geburtstermin verkürzen und die Frauen früher entbinden als Frauen ohne Akupunktur. Auch nach einem vorzeitigen Blasensprung lohnt sich die Akupunktur, um die Geburtsdauer zu verkürzen und den zusätzlichen Wehenmittelverbrauch zu reduzieren.

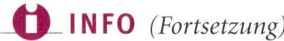

INFO *(Fortsetzung)*

- **Homöopathie:** Homöopathisch kommen vor allem die Substanzen Caulophyllum, Cimicifuga, Kalium carbonicum, Nux vomica, Pulsatilla und Sepia zur Geburtseinleitung in Frage. Homöopathische Behandlung kann allerdings niemals direkt Wehen auslösen, sondern sie unterstützt die Schwangere dabei, das Problem zu lösen, das das Einsetzen der Wehen verhindert. Sie sollten also genau in sich hineinhören, ob es vielleicht einen Grund (zum Beispiel Angst vor der Geburt) für den verzögerten Geburtsbeginn gibt, dann erst kann die richtige Substanz erfolgreich eingesetzt werden.

- **Pflanzlich:** Wenn Sie den Beginn der Geburt mit natürlichen Methoden beschleunigen wollen, empfehlen viele Hebammen das Trinken von Eisenkrauttee. Sie können auch aus Eisenkraut, Nelke, Ingwer und Zimt einen Sud kochen und in kleinen Schlucken über den Tag verteilt trinken. Der klassische Wehencocktail besteht aus Rhizinusöl, Eisenkraut, Mandelmus, Pfirsichsaft und Sekt. Auch das Einführen von Nelkenöltampons kann auf natürliche Weise Wehen auslösen.

- **Blasensprengung:** Wenn Ihre Hebamme oder Ihr Arzt die Fruchtblase eröffnet, fühlt sich das grundsätzlich nicht anders an als eine vaginale Untersuchung. Der Begriff »Sprengung« ist irreführend und kommt wohl daher, dass dabei mit einem »Platsch« relativ viel Fruchtwasser abgeht. Nach einer Blasensprengung setzen meist innerhalb weniger Stunden spontan Wehen ein. Das funktioniert aber nur, wenn der Muttermund bereits leicht geöffnet ist und sich das Kind in Schädellage befindet. Der Nachteil: Die Geburt muss dann zügig abgewickelt werden, da die Infektionsgefahr für das Baby mit zunehmender Zeit ansteigt. Da es keine eindeutigen wissenschaftlichen Beweise für die Wirksamkeit dieser Methode gibt, ist sie auch unter Experten umstritten. Sie spielt deshalb in der modernen Geburtsmedizin auch nur mehr eine untergeordnete Rolle (siehe dazu auch Seite 80).

❓ Sind die Wehen schmerzhafter, wenn die Geburt eingeleitet wird?

Viele Frauen, die beide Varianten, also eine spontane Geburt und eine mit Einleitung, erlebt haben, berichten, dass sie die Wehen der eingeleiteten Geburt als schmerzhafter empfunden haben. Das kann zum einen daran liegen, dass eine eingeleitete Geburt eine ganz spezielle Situation darstellt – »natürlich« wäre sie dann verlaufen, wenn die Wehen von selbst eingesetzt hätten. Vor allem die von Prostaglandinen hervorgerufenen Wehen standen lange Zeit in dem Ruf, besonders starke und schmerzhafte Wehen zu verursachen. Dies lag aber eher daran, dass sie sich nur schwer exakt dosieren ließen. Mit den heute angewandten modernen Methoden, wie etwa einem Prostaglandin-Bändchen am Muttermund, können die Abgabemenge sowie die Abgabedauer des Hormons und damit die Stärke der Wehen relativ exakt gesteuert werden.

❓ Bei der ersten Geburt hat sich mein Darm kurz vor Wehenbeginn von selbst entleert. Ist das normal und wird das bei der zweiten wieder so sein?

Es passiert sogar relativ häufig, dass sich eine Geburt damit ankündigt, dass der Körper einen Selbstreinigungsprozess einleitet. Sowohl Erbrechen als auch Durchfall sind für viele Schwangere die ersten Zeichen, dass die Geburt beginnt. Auch vor Beginn der Regelblutung tritt dieser Effekt immer wieder auf – vielleicht erinnern Sie sich daran. Tatsächlich gibt es einen Zusammenhang zwischen der Aktivität des Darms und der Gebärmutter, und der Grund dafür sind Prostaglandine: Wenn man die Darmtätigkeit etwa durch einen Einlauf oder Wehencocktail in Schwung bringt (siehe Seite 39), wird dadurch die Produktion von Prostaglandinen angeregt, was wiederum zum Einsetzen der Wehen führt. Umgekehrt wird bei einsetzenden Wehen vermehrt Prostaglandin ausgeschüttet und dadurch die Entleerung des Darmes forciert.

❓ Bei der Geburt meiner Tochter hatte ich Eröffnungswehen. Trotzdem hat der Arzt mir eine Infusion mit Wehenmittel gegeben. Warum?

Das wird daran gelegen haben, dass Wehe nicht gleich Wehe ist. Auch wenn sie schon extrem schmerzhaft sein können, bringen nicht alle Wehen in der Eröffnungsphase das gewünschte Ergebnis, nämlich dass sich der Muttermund stetig weitet und schließlich ganz verstreicht. Wenn Ihr Arzt also festgestellt hat, dass Sie zwar Wehen haben, sich der Muttermundbefund über längere Zeit aber nicht verändert, wird er Ihnen Oxytocin verabreichen, damit Sie sich nicht unnötig quälen. Bei produktiven Geburtswehen in der Eröffnungsphase sollte sich der Muttermund stündlich um rund einen Zentimeter oder mehr öffnen beziehungsweise das Kind sich im Becken nach unten bewegen. Manchmal klappt das einfach nicht: Trotz schmerzhafter Wehen über Stunden öffnet sich der Muttermund um keinen Millimeter! In diesem Fall ist eine Infusion mit Wehenmittel eine gute Unterstützung, denn das Oxytocin sorgt dafür, dass sich parallel zu den Wehen eben auch der Muttermund innerhalb einer bestimmten Zeit öffnet. So besteht nicht die Gefahr, dass Sie Ihre ganze Kraft schon zu Beginn der Geburt aufbrauchen, die Sie später für die anstrengende Pressphase noch dringend benötigen werden.

❓ Was ist ein Wehensturm?

Frauen, die ihn erlebt haben, beschreiben einen Wehensturm häufig als das Gefühl, dass die Wehen überhaupt nicht mehr aufhören. Sie berichten, dass sie sich zwischen den Wehen nicht mehr hätten erholen können, da eine Wehe direkt in die nächste überging. In diesem Fall findet die zur Erholung der Mutter und des Kindes dringend benötigte Wehenpause, in der der Schmerz normalerweise aufhört, nicht mehr statt. Auch psychologisch ist dies eine sehr schwierige Situation für die Gebärende, denn es kann sich leicht das Gefühl einschleichen, die Kontrolle zu verlieren, da auch das Veratmen der Wehen durch den unregelmäßigen Rhythmus nicht mehr so gut funktioniert. Ein solcher Wehensturm ist sehr anstrengend für Mutter und Kind und wird oft als außergewöhnlich schmerzhaft empfunden. Ihr Arzt wird alles tun, einen solchen Sturm nicht künstlich hervorzurufen. Er wird darauf achten, niemals gleichzeitig Prostaglandine und Oxytocin zur Geburtseinleitung zu verwenden, und mindestens sechs Stunden Pause zwischen den einzelnen Hormongaben zur Geburtseinleitung verstreichen lassen. Doch ein Wehensturm kann auch bei einer vollkommen natürlichen Geburt auftreten. In manchen Fällen von sehr starken und äußerst schmerzhaften Wehen kann es sogar nötig sein, ein wehenhemmendes Mittel zu verabreichen.

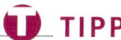 **TIPP**

Bei einer normal verlaufenden Geburt werden Sie zwar mehr oder weniger schmerzhafte Wehen haben, zwischen den Wehen aber immer wieder minutenlang Zeit haben, sich zu erholen. Nutzen Sie diese schmerzfreien Abschnitte um sich zu entspannen, zu motivieren und ruhig und tief durchzuatmen. Versuchen Sie, sich zu sammeln und auf sich, Ihren Körper und Ihr Baby zu konzentrieren. Völlig falsch wäre es, wenn Sie Ihre wohlverdiente Wehenpause nur in Angst vor der nächsten Wehe verbringen würden – denn dadurch würde Ihr Stresslevel und auch das Ihres Babys steigen.

Die Geburt

Es ist so weit! Sie sind in Ihrer Geburtsklinik beziehungsweise im Geburtshaus angekommen, und die Zeichen sprechen eindeutig dafür, dass die Geburt in den nächsten Stunden stattfinden wird. Sie schwanken nun immer schneller zwischen Vorfreude und Zweifeln, ob Sie das auch alles schaffen werden – und müssen bei all dem erst noch das Aufnahmeprozedere und alle nötigen Untersuchungen hinter sich bringen! Versuchen Sie, das Chaos in Ihrem Kopf zu ordnen. Okay, es ist Ihre (vielleicht erste) Geburt! Aber es ist auch »nur« eine Geburt. In einigen Stunden, nicht länger als ein ausgedehnter Abend mit Kino und einem Essen im Restaurant oder als ein Tag am Strand (und wie schnell vergeht der manchmal!) ist alles überstanden. Und diesmal »wirkt« die Zeit noch nach: Schließlich halten Sie dann Ihr Baby in den Armen!

Wichtig ist, dass Sie sich rund um die Geburt immer dann melden, wenn Sie sich in einer Situation nicht wohl fühlen oder Bedenken haben, wenn Sie etwas nicht verstehen oder mehr wissen möchten. Hebammen und Ärzte auf einer geburtshilflichen Station sind in erster Linie dazu da, Ihnen alle Hilfe angedeihen zu lassen, die Sie brauchen. Und je sicherer Sie sich fühlen, umso angenehmer wird die Geburt.

Ja, eine Geburt kann ziemlich schmerzhaft sein, muss es aber nicht. Die moderne Geburtsmedizin hält allerlei Möglichkeiten bereit und überlässt Sie nicht unvorbereitet Ihrem Schmerz. Eine Geburt kann auch ziemlich anstrengend sein. Aber erstaunlicherweise wachsen Frauen während einer Geburt über sich selbst hinaus und schaffen Dinge, die sie sich selbst zwei Stunden vorher nicht zugetraut hätten. Das mag an dem Band liegen, das sie mit ihrem ungeborenen Baby verbindet und daran, dass sie alles tun würden für dieses Menschenkind. Freuen Sie sich, denn bald werden Sie es kennenlernen!

❓ Was passiert als Erstes, wenn ich mit Wehen in der Klinik ankomme?

Im Optimalfall haben Sie schon vor einigen Tagen ein Vorgespräch geführt, dort die ersten Fragebögen ausgefüllt und mit einer Hebamme darüber gesprochen, wie Sie sich Ihre Geburt vorstellen. Das sollten Sie übrigens auch dann tun, wenn Sie mit einer Beleghebamme dort entbinden möchten. Natürlich haben Sie die Details der Geburt dann bereits mit Ihrer Hebamme besprochen. Dennoch sollten Sie sich im Krankenhaus vorstellen und vorab alle Formalitäten erledigen. Nach der Aufnahmeprozedur an der Rezeption (natürlich nur, wenn Sie von der Intensität der Wehen her dazu noch in der Lage sind) werden Sie im Normalfall auf die Station geschickt beziehungsweise gebracht, wo eine Hebamme Sie erwartet. Nun wird kurz der Verlauf der letzten Tage/Wochen der Schwangerschaft abgefragt. Bitte scheuen Sie sich nicht, an dieser Stelle all das anzusprechen, was in Ihren Augen an Besonderem passiert ist. Man wird Sie fragen, wann und wie die Geburt begonnen hat. Falls noch nicht in einem Vorgespräch geschehen, können Sie nun auch noch einmal Ihre Vorstellungen vom Geburtsablauf äußern. Danach kommt die gynäkologische Untersuchung, mit deren Hilfe sich der Geburtsverlauf abschätzen lässt (etwa durch den Zustand und die Öffnung des Muttermundes). Im Anschluss wird routinemäßig ein Aufnahme-CTG über einen Zeitraum von 30 Minuten durchgeführt, manchmal auch ein Ultraschall. So können die Geburtshelfer sehen, wie es dem Baby geht, und gleichzeitig die Wehensituation feststellen. Je nach Geburtsfortschritt gehen Sie entweder erst zur Station oder in den Kreißsaal, wo Sie sich – häufig nach einem entspannenden Bad – später auch für die Geburt umziehen werden. An dieser Stelle wird auch die Frage Einlauf oder nicht geklärt (siehe auch Seite 93). Falls es bei Ihrer Ankunft recht hektisch zuging und Sie sofort zur Geburtsstation durchgegangen sind, kann sich Ihr Partner jetzt noch um die Formalitäten für die Aufnahme kümmern.

❓ Wie sieht ein Kreißsaal aus?

Die meisten Kreißsäle strahlen heute nicht mehr eine kühle, sterile, sondern eine geradezu wohnliche Atmosphäre aus. Natürlich gibt es in jedem Kreißsaal ein (manchmal auch großes) Bett oder eine Liege für Sie, und meist ist auch ein Sessel für den werdenden Vater vorhanden. Sehr häufig hängen ein Seil oder Tücher von der Decke herab, an denen Sie sich festhalten können, wenn Sie während der Geburt stehen möchten. Geburtshocker, Gymnastikball und eine Matte am Boden gehören wie eine Sprossenwand inzwischen schon zur Basisausstattung. Wenn Sie Wert auf ein Roma-Rad und eine große (Gebär-)Badewanne legen, sollten Sie bei der Kliniksuche ganz gezielt danach fragen. An technischen Geräten ist immer all das vorhanden, was für eine Geburt medizinisch notwendig ist. Meist ist das – für Sie sichtbar – ein CTG (siehe Seite 236), mit dessen Hilfe die Herztöne des Kindes kontrolliert werden, und ein Wehenschreiber. Alles andere ist vorhanden und steht im Bedarfsfall zur Verfügung, wird häufig aber nicht zur Schau gestellt, um die Gebärende nicht zu beunruhigen. Und natürlich sind Kreißsäle in der Regel auch auf Ihr Baby eingestellt, enthalten also alles, was die Hebamme braucht, um Ihr Neugeborenes gleich nach der Geburt zu versorgen.

❓ Was passiert im Kreißsaal als Erstes, wenn ich dort ankomme?

Normalerweise haben Sie kurz Zeit, sich zu orientieren, vielleicht können Sie auch Ihre Lieblings-CD in den Spieler einlegen. Danach ziehen Sie sich für die Geburt um, also steigen aus Ihren Alltagskleidern heraus in das weite T-Shirt oder Nachthemd, das Sie für die Geburt eingepackt hatten. Wenn es Ihre Wehen zulassen, können Sie auch noch ausprobieren, welche der Geburtspositionen Ihnen am ehesten zusagt. Falls Sie mit PDA entbinden möchten, wird die Leitungsanästhesie im Kreißsaal gemacht (siehe dazu auch Seite 100).

❓ Ich stelle mir einen Einlauf furchtbar unangenehm vor. Muss das wirklich sein?

Grundsätzlich gilt: Ein Einlauf ist vom medizinischen Standpunkt aus vor einer Geburt nicht unbedingt nötig, gehört in manchen Kliniken aber immer noch zur Routine. Hinzu kommt, dass sich bei vielen Gebärenden kurz vor der Geburt ohnehin der Darm entleert (siehe dazu Seite 65), sodass sich ein Einlauf erübrigt. Wenn das bei Ihnen der Fall ist, es Ihnen sehr unangenehm ist oder es andere Gründe gibt, die gegen den Einlauf sprechen, sollten Sie rechtzeitig Ihre Bedenken der Hebamme mitteilen. Es wäre jedoch falsch, die Einlauffrage kategorisch mit einem »Nein« zu beantworten. Stattdessen sollten Sie noch einmal überlegen, dass es auch durchaus Argumente dafür gibt: Ein Einlauf ist zwar nicht unbedingt angenehm, aber vielen Frauen wäre es noch erheblich unangenehmer, wenn sie während der Geburt, vor allem während der Presswehen, Stuhl verlieren würden. Im schlechtesten Fall könnte es sogar sein, dass Sie sich, vor lauter Sorge um einen eventuellen Stuhlgang, selbst am Pressen hindern, was der Geburt nicht förderlich wäre. Es lohnt sich also, die ganze Sache noch einmal in Ruhe zu überdenken. Ein weiterer Vorteil des Einlaufs ist, dass Sie mit einem leeren Darm die erste Stuhlentleerung nach der Geburt um einige Tage hinausschieben können – und dafür sind die meisten Mütter (besonders mit einer Dammnaht) sehr dankbar.

❓ Muss ich auch bei einer normalen Geburt einen Blasenkatheter bekommen?

Grundsätzlich ist es nicht nötig, bei einer vaginalen Geburt einen Blasenkatheter zu setzen. Idealerweise gehen Sie, so lange das noch gut möglich ist, immer wieder selbst zur Toilette und schlagen so zwei Fliegen mit einer Klappe, denn die Bewegung fördert auch den Geburtsverlauf. Bei Geburten mit PDA (Kreuzstich) kann es allerdings erforderlich sein, die

Harnblase mittels Katheter zu entleeren, da das Gefühl für den Füllungszustand der Blase vorübergehend verloren gehen kann. Dadurch könnte es passieren, dass Ihre Harnblase voll ist, ohne dass Sie es bemerken. Und eben das hemmt die Wehentätigkeit, ganz zu schweigen von dem Platz, den eine volle Harnblase (sie enthält bis zu 0,5 Liter Harn) einnimmt – Raum, den der Kopf des Babys in Ihrem Becken dringend braucht! Das Setzen des Katheters ist übrigens völlig unspektakulär: Es werden immer dünne Einmalkatheter verwendet, die danach wieder entfernt werden. Da die Harnröhre einer Frau sehr kurz ist, spüren Sie davon kaum etwas. Wenn Sie Ihren Beckenboden entspannen und ruhig ausatmen, dauert das Setzen des Katheters nur wenige Sekunden.

❓ Was meint die Hebamme, wenn sie sagt, dass die Portio aufgebraucht ist?

Bei einer vaginalen Untersuchung stellen die Hebamme oder der Arzt fest, wie der Zustand des Gebärmutterhalses (Portio) ist. Während der Schwangerschaft ragt das untere Ende der Gebärmutter vier bis fünf Zentimeter in die Scheide hinein. Gegen Ende der Schwangerschaft wird dieser »Hals« durch Vorwehen und den Druck des kindlichen Kopfes immer kürzer, bis er kaum noch tastbar ist. Dann spricht man von einer aufgebrauchten Portio, die von nun an Muttermund genannt wird. Der Muttermund, also die Öffnung der Gebärmutter, weitet sich während der Geburt bis auf etwa zehn Zentimeter, wobei sich auch die Dicke und Konsistenz verändern (man spricht von dicksaumig über mittelsaumig bis dünnsaumig beziehungsweise von rigide bis weich). Ist der Muttermund vollständig eröffnet, spricht die Hebamme von einem verstrichenen Muttermund, wodurch der Weg für das Kind aus der Gebärmutter heraus nun frei ist. Diese Begriffe können allerdings ein wenig variieren – statt aufgebrauchter Portio wird von verstrichener Portio gesprochen, statt verstrichener Muttermund sagt man auch vollständiger Muttermund.

? Darf ich bei der Geburt Kontaktlinsen tragen?

Vor der Geburt sollten Sie tatsächlich Ihre Kontaktlinsen herausnehmen und durch eine Brille ersetzen. Diese Maßnahme ist weniger für die Geburt selbst nötig, sondern für den Fall, dass ein operativer Eingriff vorgenommen werden muss. Denn dann müssten Sie schnell noch die Kontaktlinsen entfernen – das kann in der Eile etwas mehr Zeit in Anspruch nehmen als das Abnehmen einer Brille. Es kann aber auch sein, dass eine Geburt länger dauert als erhofft. In diesem Fall würden Sie sich mit den Kontaktlinsen irgendwann nicht mehr wohl fühlen. Nehmen Sie deshalb auf jeden Fall Ihre Brille mit in die Klinik.

? Gibt es Durchschnittswerte, wie lange eine normale Geburt in etwa dauert?

Wenn Frauen, die bereits geboren haben, und Geburtshelfer über die Dauer einer Geburt sprechen, sind meist zwei völlig verschiedene Dinge gemeint. Medizinisch betrachtet sollte die Gesamtgeburtsdauer bei einer Erstgebärenden nicht mehr als 24 Stunden betragen, bei der zweiten oder weiteren Geburten sollten es nicht mehr als 18 Stunden sein. Bevor Sie jetzt das kalte Grausen packt, muss diese Aussage relativiert werden: Das bedeutet natürlich nicht, dass Sie 24 Stunden lang ununterbrochen Schmerzen haben werden! Gerade die ersten Stunden einer Geburt, die bei den Geburtshelfern in die Rechnung natürlich auch miteinfließen, sind oft nicht besonders aufregend. Sie haben dann ab und zu eine Wehe, die zwar relativ schmerzhaft sein kann, aber auch wieder schnell vorbeigeht. Wenn Sie schon 45-Sekunden-Wehen in Fünf-Minuten-Abständen haben, bedeutet das, dass Sie in einer Stunde nur knapp sieben Minuten Wehen haben und sich während der restlichen Zeit erholen können. Natürlich können diese Zeitangaben nur grobe Richtwerte sein, da jede Geburt einzigartig ist und daher auch unterschiedlich lang dauern kann.

❓ Ist eine schnelle Geburt nicht das Beste, das einem passieren kann?

Ja und nein. Natürlich ist es gut, nicht über endlose Stunden in den Wehen zu liegen und schon bald sein Baby in den Armen zu halten. Doch wenn die Geburt zu schnell geht, hat das Gewebe von Muttermund und Scheide nicht genug Zeit, sich nach und nach zu dehnen. Dadurch steigt die Gefahr, dass es zu einem Riss kommt. Immerhin muss sich der Muttermund von einer vollständig geschlossenen Position auf rund zehn Zentimeter Durchmesser dehnen! Aber auch der psychologische Aspekt ist nicht zu unterschätzen: Die Geburt stellt quasi den Übergang von der Schwangerschaft zur Mutterschaft dar und ist allein schon deswegen ein einschneidendes Erlebnis. Viele Frauen, die eine sehr schnelle Geburt hatten, berichten, dass sie sich durch die plötzliche Anwesenheit des Babys regelrecht überrumpelt fühlten. Wenn die Wehen bei einer langsamen Geburt hingegen allmählich stärker werden und sich der Schmerz nach und nach steigert, haben sie die Möglichkeit, in die Geburt »hineinzuwachsen«.

❓ Gibt es bestimmte Duftöle oder andere pflanzliche Hilfsmittel, die die Geburt beschleunigen können?

Die Klassiker unter den Duftölen rund um die Geburt sind sicherlich Lavendel- und Rosenöl. Wenn Sie es als Zusatz in der Badewanne verwenden, wirkt Lavendelöl entspannend, schmerzlindernd und sogar leicht desinfizierend. Auch in der Duftlampe wird Lavendel gern als natürlicher Geburtshelfer eingesetzt. Man sagt sogar, dass Lavendel den Muttermund weich mache. Echtes Rosenöl ist zwar sehr teuer, doch viele Hebammen schwören auf seine geburtsunterstützende Wirkung. Da Ylang Ylang entspannend wirkt, wird es von Hebammen vor allem dann als Duft empfohlen, wenn der Muttermund verkrampft ist. Auch Jasmin eignet sich sehr gut –

wenn man den Duft mag und ihn verträgt. Denn egal um welches Aromatherapieöl mit welchen Eigenschaften auch immer es sich handelt, wichtig ist, dass Sie es »gut riechen können« und es zu Ihnen persönlich passt. Wenn Ihnen von Jasmin grundsätzlich schlecht wird, kann der Duft während der Geburt nicht förderlich sein. Neben den Duftölen ist hier aber auch noch der aus der Geburtsvorbereitung bekannte Himbeerblättertee zu nennen. Er macht in den letzten Wochen vor der Geburt nicht nur den Beckenboden weich, sondern unterstützt im Rahmen der Geburt auch die Wehentätigkeit. Gleiches gilt für Ingwertee, eine Teemischung aus Zimt und Nelke sowie Eisenkrauttee, die sich seit Langem in der naturheilkundlichen Geburtsunterstützung bewährt haben.

? Was ist ein »Geburtsöl«?

Als Geburtsöl bezeichnen Hebammen ein Massageöl, das mit unterschiedlichen Düften aus der Aromatherapie versetzt wird. Als Basis wird sehr oft Weizenkeim- oder Jojobaöl verwendet, dazu kommen dann je nach Mischung mehrere Düfte, die die Geburt unterstützen sollen. Es gibt unterschiedliche Kompositionen, die meisten der fertig angebotenen Öle enthalten jedoch Lavendel und Rose, da diese sich besonders positiv auf die Wehentätigkeit auswirken. Am besten fragen Sie bei einem Apotheker nach, der sich mit Aromatherapie auskennt. Scheuen Sie sich nicht, sich dort durch die Fläschchen zu schnuppern, denn nur Sie können sagen, welcher Duft Ihnen am meisten zusagt. Geburtsöl kann als Massageöl, als Badezusatz oder in der Duftlampe eingesetzt werden. Nehmen Sie Ihr persönliches Duftöl auch in den Kreißsaal mit, wo Sie sich massieren lassen können oder Ihr Badewasser damit versetzen. Nur der Einsatz in einer konventionellen Duftlampe (also mit einer Kerze) ist zuweilen aus feuertechnischen Gründen in Kreißsälen verboten. Manche Krankenhäuser bieten alternativ eine Art »geschlossene Duftlampe an« – am besten Sie fragen bei der Kreißsaalbesichtigung nach.

❓ Meine Hebamme hat erzählt, dass es gut sei, während der Geburt immer wieder aufzustehen. Warum ist das so?

Natürlich ist es – soweit es die medizinischen und technischen Möglichkeiten erlauben – Ihre Entscheidung, was Sie während der Geburt tun möchten. Wenn Sie das Bedürfnis haben zu liegen, sollten Sie es sich bequem machen. Wenn Sie umhergehen möchten, tun Sie das, am besten in Begleitung Ihres Partners. Denn so ist er zur Stelle, falls Ihnen schwindlig wird oder Sie während der Wehe jemanden zum Festhalten brauchen. Doch es ist tatsächlich von Vorteil aufzustehen: Dadurch nimmt der Druck des kindlichen Kopfes auf den Muttermund zu, was die Geburt beschleunigt. Viele Frauen beschreiben außerdem, dass sie Wehen, die im Liegen oder Sitzen kaum mehr erträglich waren, in einer aufrechten Position viel besser bewältigen und veratmen konnten. Außerdem ist es Frauen während der Geburt oft wichtig, eine aktive Rolle zu übernehmen, also aufrecht und selbstbestimmt gebären zu können. Manchmal kann es auch für das Geburtsgeschehen einen echten Kick geben, wenn Sie sich von der Waagerechten in die Senkrechte begeben: Schon so manche ins Stocken geratene Geburt ist so wieder in Gang gekommen!

❓ Beckenkreisen – warum macht man das?

Was tun Sie, wenn Sie einen Ring abnehmen möchten und ihn nicht mehr vom Finger bekommen? Richtig, Sie drehen ihn. Denn wenn große Dinge durch kleine Öffnungen müssen (in diesem Fall der Finger durch den Ring beziehungsweise das Baby durch den Geburtskanal), gelingt das besser, wenn sie gedreht werden. Genau dieses Prinzip machen Sie sich zunutze, wenn Sie mit dem Becken kreisen. Beckenkreisen klappt sehr gut im Stehen, vor allem wenn Sie sich an einem Seil, das im Kreißsaal aufgehängt ist, an einem Tisch oder auch an Ihrem Partner festhalten. Wenn Ihnen das Stehen während der

Geburt zu anstrengend ist, können Sie sich auch auf einen großen Gymnastikball setzen und so das Becken kreisen lassen. Doch die aufrechte Haltung hat noch einen weiteren Vorteil: So kann sich das knöcherne Becken um bis zu zwei Zentimeter erweitern, was mehr Platz für Ihr Kind bedeutet.

❓ Ich habe grundsätzlich Angst vor Schmerzen. Wie soll ich da eine Geburt überstehen?

Geburt und Schmerzen sind seit Menschengedenken untrennbar miteinander verbunden, sodass diese Sorge verständlicherweise sehr viele Schwangere bis zur Geburt begleitet. Der Schmerz während der Eröffnungsphase wird von den meisten Frauen als dumpf oder kolikähnlich beschrieben, er sei schlecht zu lokalisieren und in seiner Intensität sehr unterschiedlich. Der Schmerz in der Austreibungsphase hingegen wird als äußerst heftig und stechend empfunden und ist im Gegensatz dazu sehr gut an einem Punkt festzumachen. Als im Jahr 1847 erstmals Äther und Chloroform bei einer Geburt zum Einsatz kamen, war das der Beginn der Anästhesie im Kreißsaal. Seither hat sich die Methodik weiterentwickelt, sodass es heute verschiedene Möglichkeiten gibt, die Schmerzen während der Geburt zu bekämpfen. Bitte sprechen Sie Ihren Arzt auf diese Möglichkeiten an. Er wird Sie über die einzelnen Methoden informieren. Heute ist die PDA (Periduralanästhesie, Kreuzstich) normalerweise die Methode der Wahl, wenn es darum geht, den Geburtsschmerz zu verhindern oder zu erleichtern. Wenn sie sachgerecht durchgeführt wird, kann in 80 Prozent der Fälle eine völlige Schmerzfreiheit während der Gebärmutterkontraktionen erreicht werden, in weiteren 10 bis 15 Prozent werden die Wehenschmerzen zumindest deutlich erleichtert. Jede Frau sollte die Geburt, sprich die Wehen jedoch erst auf sich zukommen lassen und dann entscheiden, ob sie eine Schmerztherapie in Anspruch nehmen möchte – Berichte von Freundinnen müssen nicht zwingend auch auf die eigene Geburt zutreffen.

❓ Was mache ich, wenn ich bei der Geburt schreien muss?

Wenn Ihnen nach Schreien zumute ist, dann schreien Sie! Schließlich steckt im Wort Kreißsaal nicht von ungefähr das Wort »kreißen«, das neben »gebären« auch »stöhnen« und »schreien« bedeutet! Lautäußerungen während der Geburt sind ganz normal und können manchmal sogar sehr hilfreich sein. Denn erst wenn Sie sich öffnen, kann die Geburt vorangehen. Hemmungen sind hier fehl am Platz, und niemand wird Sie schief ansehen, wenn Sie bei der Geburt schreien! Hebammen und Ärzte empfehlen mitunter sogar, den Schmerz nicht still in sich hineinzufressen, sondern als Laute zu- und herauszulassen. Denn bekanntermaßen fördert ein offener, entspannter Mund die Entspannung der Beckenbodenmuskulatur (siehe auch Seite 10). Meist empfinden sich Frauen übrigens selbst lauter, als sie von ihrer Umgebung wahrgenommen werden.

❓ Was versteht man unter einer PDA?

Bei der so genannten Peridural- oder Epiduralanästhesie wird der Geburtsschmerz direkt an den Wurzeln der Rückenmarksnerven betäubt. Beim so genannten »Kreuzstich« wird zuerst das Hautareal an der Stichstelle auf Höhe der Lendenwirbelsäule lokal betäubt. Dann wird entweder in Seitenlage oder im Sitzen bei stark gekrümmtem Rücken eine lange Nadel mit einem feinen Katheter in den Epiduralraum (also zwischen die beiden Blätter der harten Rückenmarkshaut, nicht direkt ins Rückenmark) gestochen. Über den Katheter lässt sich das Narkosemittel dann ständig nachdosieren. Dabei wird häufig eine Kombination aus Lokalanästhetika und Opioiden verwendet. Der Großteil der Eröffnungsphase läuft so annähernd schmerzfrei ab, und Sie können Ihre Kräfte für die Presswehen aufsparen. Gerade in der Eröffnungsphase ist die PDA eine große Hilfe, da Sie sich entspannen können. Wenn die PDA sachgerecht durchgeführt wird, verlaufen acht von zehn

Geburten völlig schmerzfrei. Und selbst wenn sich während der Geburt herausstellt, dass ein Kaiserschnitt notwendig ist, kann über den PDA-Katheter das Narkosemittel nachdosiert werden. Der große Vorteil einer PDA ist, dass Sie Ihre Beine trotz der Betäubung noch spüren, sie fühlen sich währenddessen lediglich an, als wären sie »eingeschlafen«. Außerdem ist die PDA die einzige Methode, bei der Sie die Geburt trotz medikamentöser Schmerzlinderung bei vollem Bewusstsein erleben. Alle anderen Methoden trüben auch Ihre Sinne, sodass Sie sich benommen oder schläfrig fühlen.

❓ Schmerzfrei gebären mit PDA – klingt fast zu schön, um wahr zu sein! Gibt es auch Nachteile?

Der Stich mit der relativ langen Nadel macht vielen Frauen Angst, obwohl er meist nur wenig schmerzhaft ist und sich eher wie ein leichter elektrischer Schlag anfühlt. Manche Frauen haben durch die PDA zudem das Gefühl, die Geburt nicht selbstbestimmt mitzuerleben, da sie die Wehen kaum spüren. Nach einer PDA erfolgt die Geburt meist im Liegen, da für eine aufrechte Gebärposition oft die Kraft in den Beinen fehlt. Ein weiterer Nachteil ist, dass die Wehentätigkeit durch die PDA eher gehemmt wird, sodass eventuell eine Infusion mit Wehenmittel (meist Oxytocin) verabreicht werden muss. In der letzten Phase der Geburt, der Austreibungsphase, wird die Zufuhr der Schmerzmittel heruntergefahren, denn nur so spüren Sie, wann Sie bei den Presswehen mitpressen müssen. Dennoch geht manchmal das Gefühl, wann genau der richtige Zeitpunkt zum Pressen ist, teilweise oder ganz verloren – das empfinden manche Frauen als Nachteil, andere haben damit kein Problem. Es ist auch eine Tatsache, dass bei Entbindungen mit PDA häufiger Saugglocke oder Zange zum Einsatz kommen. Und so lässt sich das Resümee ziehen: Die PDA ist zwar eine großartige Hilfe in der Eröffnungsphase, da sich die Gebärende durch weniger Schmerzen besser entspannen kann. Doch in der Austreibungsphase kann die PDA auch hinderlich sein. Denn durch die PDA kann die Austreibungsphase etwas verlängert werden, und das Baby hat möglicherweise weniger Führung im Geburtskanal. Deshalb macht es auch keinen Sinn, eine PDA zu einem sehr späten Zeitpunkt der Geburt einzusetzen. Und auch die häufigste Komplikation soll hier noch genannt werden: Wenn der Stich nicht perfekt sitzt, wirkt die PDA nur auf einer Seite. Außerdem kann es in einem Zeitraum von ein bis zwei Wochen nach der Geburt zu relativ starken Kopfschmerzen kommen, wovon jedoch nur etwa ein Prozent aller Frauen betroffen ist. An der Stichstelle selbst kann ein Hämatom (Bluterguss) entstehen, meist nicht schlimmer als ein blauer Fleck. Ob es durch die PDA zu mehr Kaiserschnitten kommt, ist bisher nicht wissenschaftlich belegt. Bisher wird in verschiedenen Studien jedoch kein Zusammenhang angenommen.

❓ Kann ich mit einer PDA auch in der Badewanne entbinden?

Nein, das klappt dann nicht mehr. Da ein dünner Schlauch das Narkosemittel in den Epiduralraum leitet, dürfen Sie nicht mehr ins Wasser, da sonst extreme Infektionsgefahr bestünde! Zudem führen sowohl die Entspannung in der warmen Badewanne als auch die PDA zu einem Absinken des Blutdrucks, wodurch das Risiko einer Kreislaufschwäche steigt. Falls Sie trotz PDA während der Geburt aufstehen und umhergehen möchten, sollten Sie das Ihrem Arzt vor der PDA sagen. Er kann dann eine Variante wählen, die das zulässt.

❓ Kann ich mir eine PDA wünschen oder entscheidet das der Arzt?

Natürlich berät Sie Ihr Geburtshelfer, ob diese Methode bei Ihnen medizinisch sinnvoll anzuwenden ist. Üblicherweise wird die PDA in der aktiven Phase der Geburt gelegt, wenn der Muttermund zwischen drei bis fünf Zentimeter geöffnet ist. Dann kommen die Wehen bereits einigermaßen regelmäßig und Sie können die Gebärmutterkontraktionen intensiv fühlen. Wenn Sie allerdings sehr große Angst vor den Schmerzen haben, sollten Sie mit dem Arzt rechtzeitig darüber sprechen. Denn das kann ein Grund sein, die PDA früher zu setzen. Vor der letzten Phase der Geburt, der Austreibungsphase, wird die Zufuhr der Schmerzmittel dann jedoch wieder gedrosselt, damit Sie bei den Presswehen aktiv mitarbeiten können. Sie dürfen keine PDA erhalten, wenn Sie nicht einwilligen, wenn Sie unter einer Blutgerinnungsstörung leiden, wenn Infektionen im Bereich der Punktionsstelle (Rücken im Bereich der Lendenwirbelsäule) vorhanden sind oder wenn Ihr Kreislauf sehr instabil ist.

❓ Können die Schmerzmittel bei einer PDA nicht auch meinem Baby schaden?

Der unschätzbare Vorteil der Schmerzausschaltung mittels PDA ist, dass es sich dabei um eine lokale Betäubung handelt. Das heißt, dass die eingesetzten Schmerzmittel weder den Organismus der Mutter noch den des Babys belasten, denn das Kind kommt mit den Schmerzmitteln überhaupt nicht in Kontakt! Und auch die indirekten Folgen sind eher zu vernachlässigen: Bei Geburten mit Periduralanästhesie kann es in seltenen Fällen sein, dass es zu einem Blutdruckabfall der Mutter kommt. Deshalb wird im Krankenhaus, noch bevor die Leitungsanästhesie erfolgt, eine Infusion mit Kochsalzlösung (oder Ähnlichem) verabreicht. Dadurch wird das Blutvolumen erhöht und der Kreislauf präventiv stabilisiert. Sollte es dennoch einmal zu einem Abfallen des mütterlichen Blutdrucks kommen, ist das in den allermeisten Fällen harmlos und normalisiert sich auch sehr bald wieder von selbst. Durch diesen (seltenen, aber möglichen) Blutdruckabfall der Mutter kommt es dann auch häufig vor, dass die Herztöne des Babys kurzfristig langsamer werden. Doch im Normalfall erholen sich sowohl Mutter als auch Kind rasch wieder.

❓ Ich will keine Schmerzmittel nehmen. Gibt es nichts Homöopathisches, das bei der Geburt hilft?

Tatsächlich gibt es einige Substanzen, die sich positiv auf den Geburtsverlauf und die Linderung des Wehenschmerzes auswirken. Ihre Ansprechpartner hierfür sind Hebammen oder Ärzte, die sich intensiv mit Homöopathie befassen. Denn man muss sich schon sehr gut mit der Wirkung von homöopathischen Arzneien auskennen, um ihre Wirkungsweise richtig einzuschätzen. Das klassische Schmerzmittel gibt es in der Homöopathie nicht. Es wird dabei nämlich nie das einzelne Symptom behandelt, sondern immer der Mensch in seiner Gesamtheit. Deshalb wird zuerst genau recherchiert, wie die aktuelle Situation ist, wie Sie sich fühlen oder womit Sie gerade hadern, und dementsprechend das passende Mittel gegeben. Je nachdem, ob die Angst vor dem Schmerz, der Schmerz selbst oder beispielsweise der Stress, der dadurch ausgelöst wird, im Vordergrund steht, wird in der homöopathischen Geburtsunterstützung ein jeweils anderes Mittel verabreicht. Gute Erfolge lassen sich auch dann erzielen, wenn der Muttermund verspannt ist. Ebenfalls wirksam sind homöopathische Mittel bei sehr starken Wehen, die damit sehr gut wieder koordiniert werden können. Die am häufigsten in der Geburtshilfe verwendeten homöopathischen Substanzen sind Gelsemium, Caulophyllum, Cimicifuga, Pulsatilla und Kalium carbonicum. Über Anwendung, Verdünnungen und Potenzen sprechen Sie bitte mit Ihrem Therapeuten.

❓ Im Rahmen von Schmerzbekämpfung habe ich von TENS gehört. Was genau ist das?

Die Transkutane Elektrische Nervenstimulation (TENS) ist ein weiteres nicht-pharmakologisches Mittel zur Schmerztherapie und kann auch während der Geburt angewendet werden. Sie sollten aber nach Möglichkeit schon vorher wissen, wie damit gearbeitet wird. Denn es wäre wahrscheinlich zu stressig, wenn Sie dieses Verfahren während der Geburt zum ersten Mal ausprobieren würden. Bei der TENS werden elektrische Impulse erzeugt und über Elektroden durch die Haut auf das Nervensystem übertragen. Die Elektroimpulse regen die körpereigenen schmerzhemmenden Systeme an und das überreizte Nervensystem kann sich harmonisieren. So verringern sich die Schmerzen. Während der Geburt werden die Pads am Rücken angebracht (zwei Elektroden rechts und links der Wirbelsäule etwa in Höhe der BH-Träger, die anderen zwei in Höhe der Gesäßfalten) und geben, von einem kleinen Kästchen gesteuert, schwache, von Ihnen zu regulierende Stromimpulse ab. Diese verhindern, dass Schmerzsignale von der Gebärmutter oder dem Muttermund das Gehirn erreichen. TENS-Geräte können vor allem während der Eröffnungsphase eingesetzt werden, während sie später eher irritierend wirken. Idealerweise leihen Sie sich vor der Geburt ein Gerät aus und testen dieses in aller Ruhe zu Hause. Wenn Sie Erfahrung mit der Methode haben, können Sie während der Geburt selbst die Stärke des Reizes bestimmen. Allerdings können die verwendeten Kabel je nach Geburtsposition hinderlich sein.

❓ Durch Akupunktur lassen sich Schmerzen doch gut ausschalten. Lässt sich das nicht auch bei der Geburt nutzen?

Akupunktur ist eine Methode aus der Traditionellen Chinesischen Medizin. Heute gibt es die Möglichkeit, sich schon im Rahmen der Geburtsvorbereitung akupunktieren zu lassen und dadurch die Geburtszeit zu verkürzen. Auch unter der Geburt kann die Akupunktur eingesetzt werden, um den Bedarf an schmerzstillenden Mitteln oder Behandlungen zu reduzieren. Da Akupunktur auch entspannend wirkt, können die Frauen danach aktiver an der Geburt mitarbeiten. Es ist allerdings in vielen Fällen so, dass die Körperakupunktur von den Gebärenden als störend empfunden wird, da die liegenden Nadeln die Bewegungsfreiheit einschränken.

❓ In welcher Position ist eine Geburt am angenehmsten oder geht am leichtesten vonstatten?

Ein Blick in die Vergangenheit zeigt, dass Frauen, die sich frei entscheiden konnten, immer eine aufrechte Geburtshaltung gewählt haben. Schon auf Darstellungen aus dem alten Ägypten sind Frauen zu sehen, die ihre Babys sitzend zur Welt bringen. Und auch in unserem Kulturkreis gebaren Frauen bis zum Beginn des 18. Jahrhunderts immer aufrecht. Als sich jedoch mehr und mehr die Ärzte in die Geburt einmischten, wurde die liegende Haltung populär, da sie für Eingriffe aller Art besser geeignet schien – bis man vor knapp 30 Jahren begann, sich mit der natürlichen Geburt zu beschäftigen. Da kamen die Vorteile einer aufrechten Gebärhaltung wieder zurück ins Gespräch und in die Kreißsäle. Gebären in aufrechter Haltung hat gleich mehrere Vorteile: Es begünstigt Atmung und Blutversorgung, nutzt die Schwerkraft und erleichtert dadurch das Pressen. Die wenigsten Frauen entscheiden sich übrigens freiwillig für eine Geburt in Rückenlage, meist wird die Hocke, die Knie-Ellbogen-Lage oder seitliches Liegen bevorzugt. Doch egal, welche Position Sie wählen: Wichtig ist, dass Sie sich wohl fühlen und mit der Lage zurechtkommen. Am besten probieren Sie mehrere Positionen aus.

❓ Wenn ich bei der Geburt auf dem Rücken liege, wird da nicht die Vena cava abgedrückt?

Wenn Sie sich in der Schwangerschaft auf den Rücken (oder auf die rechte Seite) legen, drückt die immer schwerer werdende Gebärmutter auf die große Hohlvene in Ihrem Bauch, die Vena cava. Dadurch kann nicht mehr genug Blut aus dem Körper zurück ins Herz fließen. In der Folge steigt die Herzfrequenz, während der Blutdruck sinkt. Außerdem wird die Durchblutung der Gebärmutter eingeschränkt. Sollte das der Fall sein, gibt es eindeutige Zeichen: Ihnen wird schwindlig oder übel, Sie haben Herzrasen und Ihr Baby beginnt im

Bauch zu zappeln beziehungsweise wird ganz ruhig. Diese Symptome sind typisch für das Vena-cava-Kompressions-Syndrom. Bei der Geburt müssen Sie nur auf dem Rücken liegen, wenn es medizinisch nötig ist. Wenn Sie sich hinlegen möchten, sollten Sie sich auf die linke Seite legen, was auch von den meisten Geburtshelfern favorisiert wird. Grundsätzlich sind halb sitzende oder aufrechte Geburtspositionen für den Fortgang der Geburt besser. Und gerade wenn die Geburt ins Stocken gerät, kann ein Lagewechsel wahre Wunder bewirken. Dennoch sind allein Sie es, die entscheidet, in welcher Lage Sie Ihr Kind zur Welt bringen möchten. Hebammen und Ärzte werden dabei – im Rahmen des Machbaren – auf Ihre individuellen Wünsche eingehen.

❓ Roma-Geburtsrad und Gebärhocker – wie benutzt man sie während der Geburt?

Ein Roma-Rad besteht aus einem Metallgestell und einem darin beweglich montierten Sitz-/Liegeplatz. Ein kleiner Motor macht es möglich, dass die Sitzfläche verändert wird und Sie so während der Geburt Ihre Position ganz einfach variieren können, ohne selbst aufstehen zu müssen. Es ist dabei sogar möglich, von einer horizontalen in eine vertikale Lage zu kommen und umgekehrt. Eine Kreißsaalbesichtigung ist die Gelegenheit, sich die Benutzung erklären zu lassen und einmal probezusitzen. Viele Frauen sind von der Idee, die Position mühelos verändern zu können, begeistert. Wenn sie dann aber während der Geburt im Roma-Rad sitzen, wollen sie doch lieber wieder festen Boden unter den Füßen spüren. Einen Versuch ist es aber allemal wert. Der Gebärhocker ist da schon einfacher gebaut: Er sieht aus wie ein niedriger, nierenförmiger Sessel und bringt Sie in eine aufrechte, hockende Position. Häufig wird er so positioniert, dass Sie sich gleichzeitig an einem Tuch oder einer Haltevorrichtung festhalten können. So haben Sie einen sicheren Sitz und können sich in der Pressphase von der Schwerkraft helfen lassen.

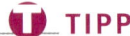 **TIPP**

Wenn Sie es nicht schon in Ihrem Geburtsvorbereitungskurs getan haben, fragen Sie die Hebamme bei der Kreißsaal-besichtigung nach Roma-Rad und Gebärhocker. Lassen Sie sich zeigen, wie sie eingesetzt werden, und setzen Sie sich, wenn möglich, schon einmal hinein beziehungsweise darauf. Dann müssen Sie nicht während der Geburt etwas völlig Neues ausprobieren und wissen schon, was auf Sie zukommt.

Ich habe gehört, dass eine Wassergeburt toll sein soll. Was ist daran so anders, was besser?

Viele Schwangere »träumen« von einer Wannengeburt, weil sie sich davon erhoffen, dass die Geburt schneller und weniger schmerzhaft abläuft. Es ist allerdings nicht erwiesen, dass eine Geburt in warmem Wasser tatsächlich irgendeinen Einfluss auf die Dauer der Geburt hat. Und dennoch hat eine Geburt im Wasser Vorteile: Großartige Effekte können vor allem in der Eröffnungsphase der Geburt erzielt werden. Denn fast alle Gebärenden, die sich in eine warme Badewanne legen, entspannen sich augenblicklich. Ein weiterer Vorteil der Was-sergeburt ist der natürliche Dammschutz, der durch den hydrostatischen Druck zustande kommt: Der Widerstand des Wassers bremst den Kopf des Babys bei den letzten Wehen, wodurch die Gefahr, dass es zu einem Dammriss oder Damm-schnitt kommt, leicht sinkt. Eine Wannengeburt hat mögli-cherweise aber auch Vorteile für das Baby: Es kommt sanfter und im selben Element – dem Wasser – zur Welt, in dem es die letzten neun Monate verbracht hat, und ist nicht sofort gezwungen zu atmen. Auch die Umstellung und Anpassung an das Leben »draußen« ist für das Neugeborene etwas leichter, da das Baby aus der Wärme der Mutter heraus zuerst in das angenehm temperierte Badewasser und später erst an die doch deutlich kühlere Luft kommt.

? Wie läuft eine Wassergeburt ab?

Häufig kommt die Badewanne dann zum Einsatz, wenn es darum geht, sich zu Beginn der Geburt zu entspannen. Doch grundsätzlich ist es möglich, dass Sie bei einer echten Wassergeburt die gesamte Geburtsdauer über in der Wanne bleiben. Gebärwannen sind normalerweise geräumig (manchmal sogar riesig), denn Sie sollen darin die Möglichkeit haben, sich während der Geburt uneingeschränkt zu bewegen und nach Bedarf die Positionen zu wechseln. Die Temperatur des Wassers sollte 37 Grad nicht überschreiten, da wärmeres Wasser für den Kreislauf von Mutter und Baby nicht gut ist. Hinzu kommt, dass zu heißes Wasser die Wehentätigkeit negativ beeinflusst und außerdem der »arbeitenden« Mutter dabei recht schnell heiß würde! Die Kontrolle der Geburt durch ein CTG ist mit normalen Geräten nicht möglich, da es sich dabei um elektrische Geräte handelt und die Gefahr, dass es durch den Strom zu schweren Unfällen kommt, einfach zu groß ist! Es gibt inzwischen allerdings spezielle Geräte für die Wassergeburt, sodass Sie auch im Wasser nicht zwingend auf die Überwachung der Herztöne Ihres Babys verzichten müssen. Wenn Ihnen das wichtig ist, sollten Sie auf jeden Fall bei der Besichtigung des Kreißsaals danach fragen. Sollte gegen Ende der Geburt dennoch ein Dammschnitt nötig sein, wird dieser direkt im Wasser gemacht. So kann das Baby direkt ins Wasser hinein geboren werden, von wo aus es sich die Welt erst einmal mit großen Augen betrachten wird. Es sollte allerdings nicht länger als eine Minute unter Wasser bleiben! Üblicherweise legt Ihnen die Hebamme das Baby dann auf Ihren Bauch, wobei der Körper des Babys im warmen Wasser bleibt und nur der Kopf herausragt. Die Nabelschnur wird auch bei einer Wassergeburt erst durchtrennt, wenn Sie aufgehört hat zu pulsieren. Und selbst die Geburt der Plazenta kann im Wasser erfolgen. Da dabei allerdings relativ viel Blut in die Wanne gelangt, entscheiden sich die meisten Frauen für eine Nachgeburtsphase »an Land«.

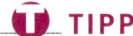 **TIPP**

Nach einer Wassergeburt können Sie Ihr Baby noch in der Badewanne zum ersten Stillen anlegen, wenn Sie das möchten. Bei einem längeren Wasseraufenthalt sollte allerdings darauf geachtet werden, dass das Baby nicht auskühlt!

? Ertrinkt mein Kind nicht, wenn es direkt ins Wasser hineingeboren wird?

Ihr Baby hat nach der Geburt noch den so genannten Diving-Reflex. Das ist ein Schutzreflex, der ausgelöst wird, wenn Rezeptoren rund um Mund und Nase mit Wasser in Kontakt kommen. Durch diesen Reflex atmet Ihr Baby unter Wasser nicht, es kann also kein Wasser einatmen und nicht ertrinken. Der Reflex ist zum Zeitpunkt der Geburt sehr stark ausgeprägt und verliert sich dann. Allerdings sollte das Baby höchstens eine Minute mit dem Gesicht unter Wasser bleiben, denn irgendwann setzt die Spontanatmung ein, und natürlich ist Wasser in der Lunge eines Neugeborenen sehr gefährlich.

? Gibt es auch Voraussetzungen, die gegen eine Wannengeburt sprechen?

Eine Geburt im Wasser birgt grundsätzlich keine zusätzlichen Risiken für Mutter und Kind. Es gibt allerdings Situationen, in denen eine Entbindung in der Badewanne nicht in Frage kommt: Wenn Sie mit PDA (Periduralanästhesie, Kreuzstich, siehe Seite 100 f.) entbinden, dürfen Sie mit dem Zugang im Rücken nicht ins Wasser, da Keime aus dem Badewasser eine Infektion verursachen könnten. Auch wenn Sie zum Zeitpunkt der Geburt an Infektionen leiden, ist das Risiko, die Keime aufs Baby zu übertragen, zu groß. Bei Komplikationen in der Schwangerschaft wird Ihnen die Hebamme ebenfalls nahelegen, auf eine Wassergeburt zu verzichten. Eine Wannengeburt ist auch nicht möglich, wenn beim Blasensprung festgestellt wird, dass das Fruchtwasser verfärbt ist oder wenn sich Ihr Kind in Beckenendlage befindet. Weitere Ausschlussgründe sind eine Zwillingsschwangerschaft oder eine auffällige Herzfrequenz des Babys. Bei Letzterer kann es sein, dass der Diving-Reflex nicht funktioniert, sodass Ihr Baby Wasser einatmen würde. Ein Blasensprung mit normalem Fruchtwasserabgang ist übrigens kein Hindernis für eine Geburt im Wasser.

❓ Warum müssen sich viele Frauen während der Geburt übergeben?

Sehr oft setzt genau zu Geburtsbeginn eine Art innere Reinigung ein, mit deren Hilfe der Körper Ballast abwirft (siehe dazu auch Seite 65). Hebammen sagen, dass Erbrechen in der Eröffnungsphase ein gutes Zeichen dafür ist, dass sich der Muttermund öffnet. Übelkeit und Erbrechen können aber auch in den späteren Phasen der Geburt andauern, doch dann haben sie andere Ursachen: Ganz trivial, aber ebenfalls unangenehm ist es, wenn die große Gebärmutter auf den Magen drückt oder sich Ihr Baby während der Geburt an Ihrem Magen abstützt! Die schmerzhaften Gebärmutterkontraktionen während der Wehen können dazu führen, dass Sie hyperventilieren, also zu schnell und zu stark ein- und ausatmen. Dadurch kann es zu Übelkeit, Blässe, Schwitzen, manchmal sogar zu Verwirrtheit und eben auch Erbrechen kommen. Auch die vermehrte Produktion von Prostaglandinen durch die Wehentätigkeit kann zu Erbrechen führen. Sehr oft ist Erbrechen auch eine Reaktion darauf, dass das Kind am Beckenboden ankommt. Dadurch wird der erste Pressdrang ausgelöst, und der geht oft mit Erbrechen einher. In manchen Krankenhäusern ist es deshalb nicht erwünscht, dass Sie während der Geburt essen und trinken. Medizinische Gründe, die dagegensprechen, gibt es allerdings kaum. Trinken sollte immer erlaubt sein, zumal Gebärende ohnehin nur noch kleine Schlückchen zu sich nehmen. Und wenn Ihnen übel ist, haben Sie sehr wahrscheinlich gar keine Lust, etwas zu essen. Viele Hebammen raten sogar dazu, zu Beginn der Geburt noch eine kleine, leichte Mahlzeit zu sich zu nehmen, denn das gibt Kraft für die bevorstehenden Anstrengungen.

❓ Was sind Eröffnungswehen?

Die Eröffnungsphase ist die erste Phase einer Geburt und sie kann sehr unterschiedlich lange dauern. Die Aufgabe der Eröffnungswehen ist, dass der Muttermund sich nach und nach öffnet, während sich die Gebärmutter ständig zusammenzieht. Laut Lehrbuch beginnt die Eröffnungsphase mit der ersten Wehe und endet, wenn der Muttermund auf etwa zehn Zentimeter vollständig geöffnet ist. Diese Spanne exakt anzugeben ist so gut wie unmöglich, denn sie ist von Frau zu Frau und von Geburt zu Geburt völlig unterschiedlich. Für die meisten Frauen ist in dieser Zeit eine gute Atemtechnik ganz besonders wichtig, denn mit dem Veratmen der Wehen gelingt es besser, den Schmerz zu tolerieren. Bei Geburten mit sehr langen Eröffnungsphasen sollte die Gebärende sich bemühen, sich in den Wehenpausen zu entspannen und zu erholen, denn die stundenlange Wehenarbeit kann anstrengend und kräfteraubend sein. Ihre Hebamme wird Ihnen in dieser Phase bei Bedarf zur Seite stehen, Sie motivieren und wann immer möglich auf Ihre Wünsche und Bedürfnisse eingehen.

❓ Wie schnell sollte sich denn der Muttermund normalerweise öffnen?

Als goldene Regel gilt, dass sich der Muttermund pro Stunde um rund einen Zentimeter öffnen sollte. Es kann aber auch viel langsamer oder viel schneller gehen, je nach Geburtsverlauf. Doch keine Sorge, Ihr Muttermund wird währenddessen nicht stündlich untersucht. Ganz im Gegenteil: Vaginale Untersuchungen werden dann so selten wie möglich durchgeführt, um die Gefahr einer Infektion gering zu halten.

❓ Kann ich selbst spüren, ob der Muttermund nun weit genug geöffnet ist?

Sie selbst spüren weniger Ihren Muttermund. Vielmehr kündigt sich das Ende der Eröffnungsphase häufig durch stärker und/oder unregelmäßiger werdende Wehen und durch einen einsetzenden Pressdrang an. Es wäre schon ein sehr gutes Körpergefühl vonnöten, um zu bemerken, dass sich etwas anders anfühlt und sich der Wehenschmerz verändert. Meist jedoch teilt Ihnen Ihre Hebamme oder Ihr Arzt nach einer vaginalen Tastuntersuchung mit, dass der Muttermund nun ganz geöffnet ist. Diese Nachricht sollte Sie freudig stimmen, denn jetzt kann sich Ihr Baby auf den Weg zu Ihnen machen.

❓ Was versteht man unter der Übergangsphase und warum soll sie so schlimm sein?

Als Übergangsphase bezeichnet man den Abschnitt der Geburt, in dem sich der Kopf des Kindes am Ende der Eröffnungsphase in den Geburtskanal absenkt. In dieser Phase werden die Wehen oft sehr schmerzhaft und unregelmäßig, der vertraute Atemrhythmus der vergangenen Stunden lässt sich nicht mehr einhalten, eine Wehe scheint direkt in die nächste überzugehen. Hebammen bezeichnen diese Phase auch als das »sturmgepeitschte Meer«, da in diesem Abschnitt viele Frauen Angst bekommen, die Kontrolle über sich, ihren Körper und die Geburt zu verlieren. Doch nicht nur der eigene Körper ist dann plötzlich ganz fremd, auch der Bezug zum Baby geht oft kurzfristig verloren. Das ist dann der Moment, an dem viele Frauen Dinge sagen wie »Egal wie, aber holt das Kind aus meinem Bauch«. Hinzu kommt, dass die Frauen häufig einen intensiven Pressdrang verspüren, sie aber noch nicht pressen dürfen, da der Muttermund noch nicht völlig verstrichen ist. Atmen Sie nun flach und stöhnen Sie Ihren Schmerz heraus, das lenkt ein bisschen vom Pressen ab. Versuchen Sie Ihre Kräfte für die unmittelbar folgende Pressphase aufzusparen.

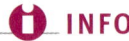 **INFO**

Wer weiß, was auf einen zukommt, kann mit der Situation besser umgehen! Deshalb hier auf einen Blick noch einmal das Wichtigste und alle Phasen der Geburt.

- **Grundsätzliches:** Die Dauer der Wehen nimmt während der Geburt mehr und mehr zu, die Kontraktionsdauer liegt im Normalfall zwischen 20 und 60 Sekunden. Diese und alle anderen Zeitangaben sind Durchschnittswerte, die im Einzelfall deutlich unter- oder überschritten werden können.
- **Eröffnungsphase:** Damit ist die Zeit vom Wehenbeginn bis zur vollständigen Eröffnung des Muttermundes gemeint; sie dauert bei Erstgebärenden durchschnittlich 7,7 Stunden, bei weiteren Geburten 5,6 Stunden. Von einer verlängerten Eröffnungsphase spricht man ab 17,5 bzw. 13,8 Stunden.
  - › Latenzphase: maximal 3 Wehen pro 10 Minuten
  - › Aktivitätsphase: maximal 4 Wehen pro 10 Minuten; sie beginnt, wenn der Muttermund 4 Zentimeter geöffnet ist. Die Aktivitätsphase verläuft dann produktiv, wenn sich der Muttermund um 1 bis 1,5 Zentimeter pro Stunde öffnet.
- **Übergangsphase:** Der Muttermund ist noch nicht ganz geöffnet, aber bereits beginnender Pressdrang. Dauer: einige Minuten bis eine halbe Stunde
  - › »Rest-and-be-thankful«-Phase: Schwächer werdende Wehen kurz vor der Austreibung. Dauer: 20 bis 60 Minuten
- **Austreibungsphase:** Zeit von der vollständigen Eröffnung des Muttermundes bis zur Geburt des Kindes.
  - › Frühe Austreibungsperiode
  - › Pressperiode: maximal 5 Wehen pro 10 Minuten; sie sollte möglichst nicht länger als 30 bis 45 Minuten dauern.
- **Plazentaphase** (Nachgeburt): Zeit von der Geburt des Kindes bis zur Gewinnung der Plazenta; sie ist bei 98 Prozent aller Geburten in 10 bis 20 Minuten beendet, sollte aber nicht länger als 45 Minuten dauern. Sie ist die risikoreichste Phase, da postpartale Blutungen auftreten können.

❓ Wie lange dauert die Übergangsphase im Durchschnitt?

In den meisten Fällen dauert die Übergangsphase bis zu einer halben Stunde, die von vielen Frauen übrigens als der unangenehmste Abschnitt der Geburt beschrieben wird. Doch auch hier handelt es sich bei der angegebenen Zeit nur um einen Durchschnittswert. Denn es kann durchaus auch vorkommen, dass die Übergangsphase nur wenige Minuten dauert oder sogar wegfällt und Sie direkt von der Eröffnungsphase in die Presswehen gehen. Doch egal ob mit oder ohne Übergangsphase, vertrauen Sie auch jetzt Ihrem Körper und Ihrer Stärke, denn sobald Sie im letzten Teil der Austreibungsphase aktiv mitpressen dürfen, werden Sie wieder motiviert sein und neue Energie schöpfen. Und machen Sie sich immer wieder klar: Jede Geburt ist anders, seien Sie offen und lassen Sie das zu, was Ihr Körper gerade braucht.

❓ Warum hat mir die Hebamme erklärt, dass Schmerzmittel in der Übergangsphase keinen Sinn mehr haben?

So verrückt es klingt, doch dieser Satz sollte Sie eigentlich froh stimmen! Denn er bedeutet, dass die Geburt schon so bald beendet sein wird, dass ein Schmerzmittel sich nicht mehr auszahlt, Sie es also gleich geschafft haben! Dabei wird gerade in dieser Phase immer wieder nach Schmerzmitteln gefragt, da so manche Gebärende in der Übergangsphase der Mut verlässt: Der neue Wehenrhythmus und die Intensität der Wehen bringen viele Frauen an ihre Grenzen. Vertrauen Sie Ihrer Hebamme und dem Arzt, denn nun wird gleich die Pressphase beginnen. Und das heißt, dass die Geburt bald vorbei ist und Ihr Baby geboren wird. Versuchen Sie, sich mit Durchhalteparolen zu stärken: »Das sind die letzten Wehen, bevor das Pressen beginnt, und dann wird es nicht mehr lange dauern, bis ich mein Kind in den Armen halte!«

? Wann ist der Muttermund weit genug offen?

Am Beginn der Austreibungsphase sollte der Muttermund völlig verstrichen sein. Das bedeutet, dass er abgeflacht und neun bis zehn Zentimeter geöffnet ist. Ist dies der Fall, wird der Pressdrang so stark, dass Sie wahrscheinlich gar nicht anders können als mitzuschieben. Hebamme oder Arzt werden Ihnen vielleicht mitteilen, dass Sie bei der nächsten Wehe nun endlich mitpressen dürfen. Für viele Gebärende ist das eine unglaubliche Nachricht, denn endlich dürfen sie dem Pressdrang nachgeben und aktiv am Zurweltbringen ihres Kindes mitarbeiten. Selbst wenn Sie noch kurz vorher das Gefühl hatten, das alles nicht zu schaffen – sobald Sie fühlen, dass sich Ihr Kind immer weiter nach unten bewegt, wird das die beste Motivation überhaupt sein!

? Wie viele Presswehen hat man üblicherweise?

Die Pressphase ist sowohl für den Körper der Mutter als auch für das Baby die Zeit der stärksten Belastung. Darum sollten maximal drei bis fünf Presswehen innerhalb von zehn Minuten stattfinden. So kann das Baby in den Wehenpausen ausreichend mit Sauerstoff versorgt werden und auch Sie können die kurzen Erholungspausen nutzen. Während der Pressphase sollte die Geburt immer mittels CTG überwacht und so der Zustand des Babys beobachtet werden. Laut Lehrbuch sollte die Pressphase nicht länger als 30 bis 45 Minuten dauern. Es gibt aber auch Mütter, die ihr Baby mit zwei oder drei Presswehen zur Welt bringen, und solche, die dazu bis zu eine Stunde oder mehr brauchen. Die Dauer hängt ganz erheblich davon ab, wie motiviert beziehungsweise erschöpft die Mutter ist, wie das Baby mitarbeitet und welche Körperposition und Haltung es einnimmt. Versuchen Sie wirklich erst zu pressen, wenn die Hebamme oder der Arzt das Zeichen dafür geben oder Sie einen deutlichen Pressdrang spüren. Zu frühes Pressen erschöpft Sie und Ihr Baby, bevor es richtig losgeht.

❓ Mir wäre das schrecklich peinlich: Kann beim Pressen denn auch Stuhl mitkommen?

Wenn Sie kurz vor der Geburt keinen Einlauf erhalten haben beziehungsweise sich Ihr Darm nicht von selbst gereinigt hat, ist Ihr Enddarm wahrscheinlich noch gefüllt. Wenn das Baby in der Austreibungsphase dann mit seinem Kopf am Beckenboden angelangt ist, ist es ganz normal, dass der Kopf auf den Enddarm drückt. Durch das Pressen (das sich ja nicht nur auf die Scheide beschränken lässt) kann dann bei jeder Wehe auch ein bisschen Stuhl abgehen. Was für Sie schrecklich unangenehm erscheint, ist für Hebamme und Arzt völlig normal. Es wird einfach weggewischt und ist damit erledigt. Vielleicht sind Sie aber auch so mit dem Pressen beschäftigt, dass Sie davon gar nichts bemerken. Wenn Sie diese Vorstellung dennoch nicht schlafen lässt, sollten Sie sich vor der Geburt einfach einen Einlauf geben lassen – schon ist das Problem gelöst.

❓ Was muss ich beim Mitpressen beachten?

Wenn Ihr Kind den Beckenboden erreicht hat, verspüren Sie plötzlich den unbedingten Drang zu pressen. Ist das Kind tief genug im Becken und der Muttermund vollständig geöffnet, kann und soll der Drang mitzuschieben nicht mehr unterdrückt werden. Sie atmen dann tief ein und pressen so fest Sie können. Dabei sorgt das Luftanhalten für eine Stabilisierung der Bauchdecke, was die Gebärmutter gut unterstützt. Sie sollten Ihren Rücken dabei möglichst rund machen. Während Sie pressen, ist es wichtig, dass der Beckenboden entspannt ist und Sie tatsächlich nach unten und nicht etwa in den Kopf pressen, denn damit würden Sie Ihre Kraft vergeuden. Die meisten Frauen spüren sehr gut, wo ihr Kind hin will – und genau dorthin sollten Sie Ihre Kraft schicken. Keine Sorge, wenn Sie sich das jetzt noch nicht vorstellen können: Sie werden es fühlen, wenn es so weit ist. Und außerdem ist da ja auch immer noch Ihre Hebamme, die genau erklärt, was zu tun ist.

? Was macht man bei einem Geburtsstillstand?

Wenn ein so genannter Geburtsstillstand auftritt (das ist bei etwa drei von hundert Geburten der Fall), hat das meist konkrete Gründe: Entweder ist die Stellung des kindlichen Kopfes ungünstig, etwa wenn das Baby nicht mit dem Hinterkopf, sondern etwa mit dem Gesicht nach oben im Geburtskanal liegt (siehe auch Sternengucker-Kind Seite 121). Oder die Mutter hat ein zu enges Becken beziehungsweise der Kopf des Kindes ist für die Beckenmaße zu groß. Nur sehr selten ist jedoch eine echte Wehenschwäche der Grund. Üblicherweise wird bei einem Geburtsstillstand zuerst eine Infusion mit Wehenmittel angehängt, um die Geburt zu forcieren. In vielen Fällen kommt das Baby dann ganz normal zur Welt. Wenn jedoch auch die Gabe von wehenauslösenden Hormonen innerhalb von zwei Stunden keine Verbesserung der Situation bringt und auch nach Eröffnung der Fruchtblase und einem Lagewechsel der Mutter kein Geburtsfortschritt zu erkennen ist, ist dies ein eindeutiger Grund für einen Kaiserschnitt. Dieser sollte dann so früh wie möglich stattfinden und nicht erst in der Austreibungsperiode, nachdem sich die Mutter stundenlang vergeblich abgemüht hat.

? Mein erstes Kind kam nach Geburtsstillstand per Kaiserschnitt zur Welt. Habe ich versagt und wird das wieder passieren?

Nein, versagt haben Sie auf keinen Fall! Und ein Geburtsstillstand beim ersten Kind heißt nicht, dass das auch beim nächsten Kind so sein muss. Ihre weiteren Kinder können völlig normal vaginal geboren werden. Denn die Gründe, warum eine Geburt ins Stocken kommt, haben häufig nichts mit der Mutter selbst zu tun. Und natürlich haben Ihre Qualitäten als Mutter rein gar nichts mit dem Verlauf der Geburt zu tun! Doch das Phänomen ist bekannt: Viele Frauen, die eigentlich vaginal entbinden wollten und bei denen ein Kaiserschnitt nötig war, äußern sich ähnlich. Auch sie sprechen dann davon, dass sie es nicht geschafft hätten, ihr Kind zu gebären. Versuchen Sie, den Vorgang so rational wie möglich zu sehen, und lassen Sie die Schuldgefühle beiseite. Wenn es diese Geburtsform war, die für Ihr Baby und Sie in Ihrem Fall die passende war, dann haben Sie und die Geburtshelfer das Richtige getan.

❓ Was macht mein Baby während der Geburt?

Die Anatomie des weiblichen Beckens mit seinen knöchernen und muskulären Strukturen gibt dem Baby während der Geburt einen genauen Weg vor. Die Gebärmutter drückt das Baby durch die Wehenkontraktionen zuerst nach unten. Durch den Widerstand des Geburtskanals kann das Baby gar nicht anders, als dem »Druck der Umstände« zu folgen und den platzsparendsten Weg durch das Becken zu finden. Und eben dieser ist durch die Kopfform und die Form des Beckens vorgegeben: Der Beckeneingang, also das obere Ende des Geburtskanals, ist queroval – hier muss das Baby sein Köpfchen in die richtige Lage bringen. Der Beckenausgang ist dagegen längsoval, sodass das Baby während der Geburt mit seinem Köpfchen und dem ganzen Körper eine Vierteldrehung um die eigene Achse machen muss, um richtig unten anzukommen. Darüber hinaus ist aber auch eine Streckung beziehungsweise Beugung des Köpfchens nötig. Denn nur dann kann der Kopf des Babys am Ende so geboren werden, wie er sollte, nämlich mit dem Gesicht nach hinten, also in Richtung Ihres Steißbeins und Darms blickend.

❓ Woher weiß ich, dass es meinem Baby während der Geburt gut geht?

Üblicherweise wird während der Geburt immer wieder ein CTG (Cardiotokogramm, siehe Seite 81) geschrieben. Es überwacht die Herztöne des Ungeborenen und schlägt sofort Alarm, wenn etwas nicht stimmt. Manchmal kann es auch nötig sein, dass Sie über eine Sauerstoffmaske atmen, da sich damit die Sauerstoffversorgung des Babys verbessern lässt. Doch auch das ist kein Grund zur Beunruhigung, sondern in den meisten Fällen eine reine Vorsichtsmaßnahme. Denn während der Geburt wird Ihr Baby ja noch über die Nabelschnur mit allem versorgt, was es braucht. Natürlich ist auch eine normale, komplikationslose Geburt fürs Baby stressig, doch die gemeinsame Anstrengung wird Sie ewig verbinden. Sie müssen übrigens nicht während der ganzen Geburt am CTG hängen, gerade zu Beginn muss die Geburt nicht dauerüberwacht werden. Es sollte allerdings in regelmäßigen Abständen kontrolliert werden, wie es dem Baby geht. Wichtig wird die kontinuierliche Überwachung der kindlichen Herztöne erst in der Austreibungsphase.

❓ Wie kann es passieren, dass sich bei der Geburt die Nabelschnur um den Hals wickelt?

Babys verwickeln sich sogar relativ häufig in ihre Nabelschnur. Im Verlauf der Schwangerschaft, vor allem wenn noch ausreichend Platz im Bauch ist, kommt es sogar vor, dass vom vielen Herumturnen ein Knoten in der Nabelschnur ist! Die meisten Nabelschnur-Umschlingungen passieren also schon während der Schwangerschaft. Doch in den allermeisten Fällen ist das kein Problem. Es kann erst dann gefährlich werden, wenn sich die Nabelschnur im Verlauf der Geburt spannt. Das Gefährliche an dieser Situation ist dann aber nicht, dass sich das Baby erwürgen oder etwas abklemmen könnte, sondern vielmehr dass die Nabelschnur gequetscht und abgedrückt wird. Da das Baby auch während der Geburt ausschließlich über die Nabelschnur mit Sauerstoff versorgt wird, führt ein Abklemmen der Blutgefäße in der Nabelschnur zu einem Sauerstoffmangel beim Ungeborenen. Und eben das macht sich während der Geburt durch ein Absinken der kindlichen Herzfrequenz bemerkbar. Ihre Geburtshelfer werden in diesem Fall alles dafür tun, dass Ihr Baby rasch zur Welt kommt.

❓ Schadet das dem Baby nicht, wenn der Geburtshelfer es am Kopf »herauszieht«?

Der Kopf des Kindes wird immer mit einer Presswehe geboren. Auch wenn es sich manchmal vielleicht so anfühlen mag, die Hebamme oder der Arzt ziehen dabei nicht am Kopf des Kindes! Eigentlich ist gerade das Gegenteil der Fall: Die Geburtshelfer versuchen, das Kind abzubremsen und das Köpfchen mit der Hand zu stützen, damit der Kopf nicht zu schnell geboren wird. Denn Ihr Damm und das Gewebe des Beckenbodens sollen sich möglichst langsam dehnen, da sich nur so unnötige Belastungen verhindern lassen, die zu einem Dammriss führen würden. Diese Maßnahme wird auch Dammschutz genannt. Im Optimalfall werden dann mit den nächsten ein bis zwei Wehen die Schultern geboren, wobei der Geburtshelfer das Baby in den Achselhöhlen stützt. Die Geburt Ihres Babys ist damit so gut wie überstanden, denn der Rest des Körpers »flutscht« im Anschluss ohne große Anstrengung noch heraus – und Ihr Baby ist geboren!

❓ Ich habe nun schon öfter den Ausdruck »Sternengucker-Kind« im Rahmen von Geburten gehört. Was versteht man denn genau darunter?

Bei einer regulär verlaufenden vaginalen Geburt sollte das Baby mit dem Köpfchen voraus und mit dem Gesicht nach hinten, also mit der Nase nach unten in Richtung Ihres Gesäßes zur Welt kommen (siehe dazu auch Seite 118). Es gibt aber immer wieder Kinder, die im letzten Moment vor der Geburt noch eine kleine Drehung machen und deshalb genau anders herum, also mit dem Gesicht nach vorn oben geboren werden. Diese Babys nennt man, weil sie quasi schon bei der Geburt in den Himmel schauen, »Sternengucker-Kinder«. Meist dauern diese Geburten etwas länger, da das Baby eben nicht die optimale Position im Geburtskanal einnimmt (siehe dazu auch Seite 119).

❓ Warum gibt es immer wieder Babys, die auch am Tag nach der Geburt noch einen blauen Kopf haben? Und ist das gefährlich fürs Baby?

Zugegeben, es sieht manchmal schon seltsam aus, wenn ein Baby auch am Tag nach der Geburt noch einen blau angelaufenen Kopf hat, aber es ist völlig harmlos! Diese Babys haben bei der Geburt eine Stauungscyanose erlitten. Diese entsteht, wenn zwischen der Wehe, mit der der Kopf geboren wird, und der Wehe, mit der die Schultern den Geburtskanal verlassen, einige Zeit vergeht. In dieser Zeit muss der Kopf des Babys einiges an Druck aushalten, wodurch der Blutrückfluss behindert wird, sodass sich das Blut im Kopf staut. Das ist aber kein (medizinischer) Grund zur Sorge, sondern mehr eine kurzfristige optische Beeinträchtigung. Schon innerhalb der nächsten Stunden, spätestens aber am nächsten Tag wird auch dieses Baby der rosige, süße und bildschöne Säugling sein, auf den Sie sich gefreut haben.

❓ Das Baby meiner Freundin kam mit dem Arm voraus zur Welt! Wie kann das passieren und ist das schlimm?

Wenn bei einer vaginalen Untersuchung zu Beginn der Geburt festgestellt wird, dass das Baby mit einem Arm voran in der Gebärmutter liegt, wird normalerweise ein Kaiserschnitt gemacht. Es kann sein, dass das Baby Ihrer Freundin sehr klein war und deshalb gerade noch so durch den Geburtskanal »gerutscht« ist. Doch häufig kommt es bei dieser Position während einer vaginalen Geburt zu einem Geburtsstillstand beziehungsweise das Baby kann durch diese Haltung auch Schaden nehmen. Dieses Risiko gehen Geburtshelfer im Normalfall erst gar nicht ein. Wenn ein Kind dennoch so geboren wird, muss durch genaue Untersuchungen nach der Geburt sichergestellt werden, dass das Baby keine Schäden an Arm, Schulter und der Nervenversorgung davongetragen hat.

❓ Tut ein Dammschnitt denn nicht sehr weh?

Eigentlich nicht – auch wenn das unglaubwürdig klingt. Der Dammschnitt wird nämlich genau dann durchgeführt, wenn der Damm gespannt und daher weniger schmerzempfindlich ist. Außerdem wird immer nur während einer Wehe geschnitten, im Idealfall während der letzen Wehe, mit der das Kind dann auch geboren wird. Meist erfolgt er jedoch während der letzten zwei oder drei Wehen unmittelbar vor der Geburt. Es ist also nicht so, wie manche Frauen nach der Geburt erzählen, dass der Dammschnitt nicht nötig gewesen wäre, da das Kind nach zwei Wehen dann sowieso da war. Das Kind war vielmehr aufgrund des Dammschnitts nach zwei Wehen da – wer weiß, wie lange es ohne den Schnitt gedauert hätte und was noch passiert wäre! Viele Frauen beschreiben als unangenehmstes Detail weniger den Schmerz als vielmehr das Geräusch, das beim Schneiden entsteht. Ihre Geburtshelfer werden Ihnen aber in der jeweiligen Situation vermitteln, dass der Dammschnitt jetzt nötig und vor allem für die Gesundheit Ihres Babys wichtig ist. Natürlich stellt jede Dammverletzung, egal ob Schnitt oder Riss, eine Veränderung des Beckenbodens dar, sodass konsequentes Beckenbodentraining nach der Geburt umso wichtiger ist. Es gibt aber auch die Möglichkeit, den Damm vor dem Schnitt lokal zu betäuben. Das wird häufig dann gemacht, wenn ein vorzeitiger Dammschnitt nötig ist, also der Damm noch nicht richtig »ausgewalzt« ist, oder aber die Gebärende vor dem Schnitt extreme Angst hat.

❓ Warum wird auch heute noch so oft ein Dammschnitt gemacht, es gibt doch auch Geburten ohne Riss und ohne Schnitt?

Die meisten Geburtshelfer bei uns vertreten heute die Ansicht, dass ein routinemäßig durchgeführter Dammschnitt abzulehnen ist. Doch vor allem international gesehen variiert die Häufigkeit von Dammschnitten gewaltig: In den Niederlanden beispielsweise wird nur bei acht Prozent aller Geburten ein Dammschnitt gemacht, in Großbritannien sind es satte neunzig Prozent! Eine Studie der Universität Wien, in der Dammschnitte wirklich nur nach strenger Indikation (also nur dann, wenn es wirklich nötig war) gezählt wurden, kommt auf vierzehn Prozent. Die beste Vorbeugung gegen einen Dammschnitt ist aber immer noch der Dammschutz durch Ihre Hebamme: Um den Damm zu schützen, wird sie das Köpfchen Ihres Babys stützen und es nur langsam über den Damm gleiten lassen. Einige Hebammen empfehlen während der Geburt auch warme Umschläge, zum Beispiel mit Kaffee, um die Durchblutung zu verbessern. Es gibt allerdings auch medizinische Gründe, die einen Dammschnitt nötig machen: Wenn Ihr Baby in Gefahr ist, weil beispielsweise die Sauerstoffversorgung nicht mehr gewährleistet ist, muss ein Dammschnitt gemacht und damit die Austreibungsperiode verkürzt werden, um Ihr Baby so schnell wie möglich zu holen. Oder wenn der Druck des kindlichen Kopfes auf den Beckenboden zu groß ist und eine Überdehnung des Beckenbodens droht, wird ein Dammschnitt gesetzt, um spätere Komplikationen für die Mutter zu verhindern. Ein weiterer Grund für einen Dammschnitt kann aber auch sein, dass eine vaginal-operative Entbindung durchgeführt werden muss. Das heißt, wenn Ihr Baby mithilfe von Saugglocke oder Geburtszange geholt werden muss, macht der Arzt einen Dammschnitt, um Ihnen und dem Baby die Geburt zu erleichtern (siehe dazu auch Seite 148 f.).

[?] Ich hatte bei der ersten Geburt einen Dammschnitt – muss das jetzt wieder so sein?

Ein Dammschnitt bei der ersten Geburt heißt nicht zwingend, dass das bei jeder weiteren Geburt so sein muss. Eine aufrechte Geburtsposition zur besseren Druckverteilung, Vorbereitung mittels Dammmassage und möglichst wenig invasives Eingreifen durch Dehnung des Dammes reduzieren das Risiko für eine erneute Verletzung des Geburtswegs.

❓ Wenn ich die Wahl hätte, was wäre besser, ein Dammriss oder ein Dammschnitt?

Am besten ist es natürlich, wenn der Damm und der Beckenboden so wenig wie möglich traumatisiert werden, also weder ein Riss noch ein Schnitt nötig sind. Da sich das allerdings nicht bei allen Geburten bewerkstelligen lässt, ist die Diskussion »Riss oder Schnitt« seit Langem ein heißes Thema unter Frauenärzten. Schnittgegner argumentieren meist, dass ein Dammschnitt an einer willkürlichen Stelle gesetzt wird und oft noch monatelang nach der Geburt Schmerzen verursacht. Wenn der Damm jedoch von selbst reißt, geschieht dies automatisch an seiner schwächsten Stelle. Hier setzen die Schnittbefürworter an: Sie führen den Nachteil ins Feld, dass der Damm unter der massiven Belastung des Durchtritts des Köpfchens oft unkontrollierbar, zu weit oder auch in eine unerwünschte Richtung reißt. Tatsächlich sind massive Dammrisse möglich, bei denen sogar der Darm und der Schließmuskel in Mitleidenschaft gezogen werden können! Der Dammschnitt (Episiotomie) dagegen wird kontrolliert während einer Wehe durchgeführt. Da das Gewebe dann gespannt ist, ist der Schmerz meist nicht so schlimm wie befürchtet. Hinzu kommt, dass ein Dammschnitt häufig nötig wird, um die Austreibung des Babys zu beschleunigen. Denn so kann es sich während der Presswehen im Geburtskanal besser weiterbewegen. Tatsache ist, dass verantwortungsvolle Hebammen und Frauenärzte einen Dammschnitt nur dann durchführen, wenn er auch wirklich medizinisch sinnvoll und notwendig ist. Das ist beispielsweise dann der Fall, wenn der Kopf eines Kindes besonders groß ist, wenn es sich um eine Frühgeburt oder eine Zangengeburt handelt oder wenn während der Presswehen die Herztöne des Kindes absacken und es daher möglichst schnell geboren werden muss. Was die Diskussion unter den Ärzten angeht, lässt sich folgende kleine Maxime aufstellen: Ein kleiner Riss ist besser als ein Schnitt, aber ein Schnitt ist besser als ein großer Riss.

❓ Was heilt eigentlich besser, ein Dammriss oder ein Dammschnitt?

So erstaunlich das klingen mag: Das Gewebe am Damm heilt sehr gut! Hier hat die Natur vorgesorgt, denn Dammrisse während der Geburt gibt es schon, seit es Menschen gibt. Und würde eine solche Verletzung nicht gut heilen, wäre die Menschheit wohl schon ausgestorben. Da der Dammriss an der »natürlichsten« Stelle erfolgt, geht man dabei auch von einer besseren Wundheilung aus als bei einem Schnitt. Hinzu kommt, dass Dammschnitte oftmals schräg gesetzt werden, um zu verhindern, dass der Schnitt in Richtung Schließmuskel weiterreißt. Diese Art der Schnittführung kann eine Schonhaltung der Frau hervorrufen, die die Heilung beeinträchtigen kann. Dammschnitte, die gerade in Richtung Schließmuskel durchgeführt werden, heilen ebensogut wie Dammrisse. Doch egal ob Dammriss oder Dammschnitt – wichtig ist es, dass Sie in den ersten Tagen nach der Geburt Ihren Beckenboden möglichst wenig belasten. Das heißt für Sie, dass Sie nicht zu lange stehen oder sitzen sollten. Homöopathische Arzneien oder eine Therapie mit Softlaser (siehe Seite 194) können die Heilung unterstützen. Ein großer Vorteil ist auch, dass in der modernen Geburtsmedizin Nahtmaterial verwendet wird, das sich von selbst auflöst, sodass das lästige Fädenziehen entfällt.

❓ Stimmt es, dass die Scheide durch eine Geburt regelrecht »ausgedehnt« wird?

Das ist grundsätzlich richtig. Doch es ist weniger die Scheide als vielmehr der Beckenboden, der durch die Geburt langfristig Schaden nehmen kann. Denn jede vaginale Geburt kann den Beckenboden schwächen (siehe dazu auch Seite 12). Doch durch regelmäßiges Beckenbodentraining können Sie diese Folgen deutlich minimieren. Die Vagina selbst ist ein Muskelschlauch, der sich während der Geburt zwar maximal dehnt, sich danach aber wieder zusammenzieht. Sie müssen also keine Sorge haben, dass das Gefühl beim Geschlechtsverkehr nach der Geburt ein anderes sein könnte: Sobald alle Geburtsverletzungen verheilt sind, wird sich Ihr Körper wieder wie vorher anfühlen! Das einzige, woran der Fachmann wirklich erkennen kann, dass eine Frau schon Kinder geboren hat, ist der Muttermund: Bei einer kinderlosen Frau hat der Gebärmutterhals eine kreisrunde Delle in der Mitte (Zervikalkanal). Bei Frauen, die schon geboren haben, ist die Öffnung des Zervikalkanals länglich beziehungsweise queroval.

❓ Was zählt als Geburtszeitpunkt – wenn das Köpfchen oder der Körper geboren ist oder wenn die Nabelschnur durchtrennt wurde?

Ihr Baby gilt als geboren, wenn sein ganzer Körper komplett auf der Welt ist. Die Hebamme sieht dann auf die Uhr und vermerkt die genaue Zeit in Stunden und Minuten sofort im Geburtsprotokoll. Die Nabelschnur wird meist erst einige Minuten nach der eigentlichen Geburtszeit durchtrennt, da sie ja zuerst auspulsieren sollte und das Kind auch bei intakter Nabelschnur zu atmen beginnen kann.

❓ Was ist eine Sturzgeburt?

Eigentlich meint der Mediziner mit Sturzgeburt eine Entbindung, bei der das Baby tatsächlich hinunterfällt, etwa bei schlechter Lagerung der Mutter oder bei Geburtspositionen, die einen Fall des Kindes ermöglichen. Das kommt natürlich kaum jemals vor, da das Kind dabei Schädelverletzungen oder einen Nabelschnurabriss davontragen könnte. Wenn man im Volksmund von einer Sturzgeburt spricht, ist meist eine sehr schnelle Geburt gemeint, bei der das Baby quasi aus der Mutter »herausstürzt«. Grundsätzlich gelten Geburten, die unter drei Stunden dauern, als verkürzt. Doch das kommt bei Erstgebärenden kaum vor. Und auch bei einer zweiten oder dritten Geburt ist das Risiko einer überschnellen Geburt gering.

Kaiserschnitt/ Operative Geburt/Frühgeburt

Natürlich träumen die meisten Frauen von einer möglichst unkomplizierten, schnellen vaginalen Geburt, die ohne Schwierigkeiten, mit möglichst wenig Schmerzen und mit einem gesunden Baby am Ende über die Bühne geht. Doch leider kommt es immer wieder vor, dass eine Geburt eben nicht so verläuft, wie man sich das vorgestellt hat, denn nicht immer ist die Natur in Sonntagslaune. Manche Babys halten sich nicht an die von der Natur vorgegebenen Spielregeln: Sie liegen verkehrt herum oder quer, sie haben zu große Köpfe oder sind noch zu klein, um eine normale Geburt durchzustehen. Manchmal gibt es auch Gründe auf Seiten der Mutter, derentwegen eine vaginale Entbindung nicht in Frage kommt. In all diesen Fällen wird Ihr Arzt einen Kaiserschnitt vorschlagen. Natürlich handelt es sich dabei um eine Operation, doch es ist auch eine Geburt, nur eben in anderer, »moderner« Form. Tatsächlich sehen viele Frauen die Kaiserschnittgeburt heute als die modernere Geburtsform an, da sie weniger körperlich und weniger erdig, mit weniger »Blut, Schweiß und Tränen« verbunden ist. Ein Kaiserschnitt ist allerdings kein »Notausgang« für Mütter, die sich vor den Schmerzen der Geburt fürchten. Denn auch wenn die Kaiserschnittgeburt durch die lokale Betäubung selbst schmerzfrei ist, so ist ein Kaiserschnitt doch eine mittelgroße Bauch-OP mit allen Konsequenzen wie postoperativem Schmerz, Narbenheilung und Rekonvaleszenz. Sprechen Sie bei Ihrem Arzt schon während der Schwangerschaft das Thema Kaiserschnitt an, er wird Ihnen mit Rat und Tat zur Seite stehen. Denn im Optimalfall sollte jede Frau genau die Geburt erleben, die sie sich wünscht und mit der sie am besten zurechtkommt!

❓ Woher kommt die Bezeichnung Kaiserschnitt?

Die so genannte »Sectio caesarea« hat ihren Namen noch aus den Zeiten des Römischen Reiches. Dort war in der »Lex caesarea« gesetzlich geregelt: Für den Fall, dass eine Schwangere verstirbt, ist das Baby aus ihrem Bauch zu operieren, um wenigstens dem Kind die Chance auf ein Überleben zu lassen. Die Legende, dass der Kaiserschnitt seinen Namen von Julius Cäsar habe, der angeblich auf diese Art geboren wurde, dürfte hingegen keinen wahren Hintergrund haben. Denn aus späteren Schriften weiß man, dass die Mutter des Julius Cäsar dessen Geburt sehr wohl überlebt hat. Und das wäre bei der medizinischen Versorgung damals ein Wunder gewesen.

❓ Aus welchen Gründen wird heute ein geplanter Kaiserschnitt angesetzt?

Grundsätzlich werden Ihre Geburtshelfer immer dann, wenn bei der vaginalen Geburt Komplikationen zu erwarten sind, einen Kaiserschnitt planen. Da sind zum einen einige medizinische Gründe, die es nötig machen, dass von vorneherein ein Kaiserschnitt (Sectio) angesetzt wird. Diese Ursachen können dabei sowohl die Mutter als auch das Baby betreffen. Wenn das Baby beispielsweise sehr klein ist oder eine kindliche Fehlbildung (etwa ein mit Ultraschall festgestellter Herzfehler) vorliegt, muss das Kind per Kaiserschnitt geholt werden. Und auch bei einer drohenden Frühgeburt steht ein Kaiserschnitt an, da diese Art der Geburt für das noch sehr kleine Baby schonender ist. Aber auch wenn das Kind sehr groß ist (also ein Geburtsgewicht von deutlich über 4000 Gramm erwartet wird), empfehlen die meisten Geburtshelfer einen Kaiserschnitt, um Verletzungen von Mutter und Kind zu vermeiden. Das Gleiche gilt, wenn Ihre Beckenmaße zu eng für den Kopf Ihres Kindes sind, bei manchen Beckenendlagen oder bei Fehllagen der Plazenta (beispielsweise wenn der Muttermund von der Plazenta verdeckt wird). Wenn Sie bereits ein oder mehrere Kinder mittels Kaiserschnitt geboren haben, kann auch das ein Grund sein, dass Sie nicht vaginal entbinden dürfen. Denn dadurch steigt das Risiko, dass es während der Geburt zu einem Riss in der Gebärmutter kommt. Auch Frauen mit Infektionen, zum Beispiel HIV, sollten per Kaiserschnitt entbinden, da hier das Risiko, die Krankheit auf das Kind zu übertragen, bedeutend geringer ist.

? Warum wird während einer normalen Geburt manchmal doch noch ein Kaiserschnitt gemacht?

Es kann sein, dass sich während der Geburt zeigt, dass die Anstrengungen für Mutter und/oder Kind zu groß sind. Wenn beispielsweise die Herztöne des Kindes über eine längere Zeit immer mehr abfallen (das Herz also langsamer schlägt), aber kein baldiges Ende der Geburt in Sicht ist, ist das ein Grund für einen Kaiserschnitt. Schließlich soll alles getan werden, damit das Kind nicht unter Sauerstoffmangel leidet. Manchmal gerät eine vaginale Geburt aus verschiedenen Gründen aber auch einfach ins Stocken. Solch ein verlängerter Geburtsverlauf oder gar ein Geburtsstillstand sind ebenfalls Gründe, das Kind doch noch per Kaiserschnitt zu holen. Denn eine überlange Geburt ist für Mutter und Kind eine Extrembelastung. Oft liegt hier ein Schädel-Becken-Missverhältnis vor, sodass das Kind einfach nicht vaginal geboren werden kann. Es geht in all diesen Fällen vor allem um zwei Dinge: Erstens soll das Risiko für Mutter und Kind so niedrig wie möglich gehalten und zweitens eine aussichtslose Geburtssituation operativ beendet und zu einem glücklichen Ende gebracht werden. Das heißt: Wenn sich schon zu Beginn der Geburt abzeichnet, dass es Komplikationen geben könnte, wartet man meist nicht, bis diese Schwierigkeiten tatsächlich auftreten, sondern holt das Baby gleich mit Kaiserschnitt. Dies ist für Mutter und Kind körperlich und seelisch schonender, als viele Stunden, manchmal Tage in den Wehen zu liegen, wobei zum Schluss dann doch ein Akutkaiserschnitt unumgänglich ist.

? Mein Arzt hat eine Placenta praevia bei mir festgestellt. Was ist das genau?

Die Plazenta (auch Mutterkuchen genannt) entwickelt sich gemeinsam mit Ihrem Baby in der Gebärmutter. Sie ist dort normalerweise im oberen Teil der Gebärmutter oder an einer der Seitenwände angewachsen. Da sie Ihr Kind mit Sauerstoff und Nährstoffen aus Ihrem Blut versorgt, ist sie stets gut durchblutet. Manchmal kommt es allerdings vor, dass die Plazenta weiter unten in der Gebärmutter zu wachsen beginnt und sich dann vor den Muttermund legt. Daher kommt auch die Bezeichnung Placenta praevia (von lateinisch »prae« = vor und »via« = Weg), weil die Plazenta dem Kind wörtlich »im Weg« liegt. Es gibt unterschiedliche Ausprägungen einer Placenta praevia, wobei im Extremfall der Mutterkuchen den Muttermund komplett versperren (P. p. totalis) oder, in einer gemäßigten Variante, in den Ausgang hineinragen kann (P. p. marginalis). Jeder dieser Fälle ist ein Grund für einen Kaiserschnitt, denn wenn sich der Muttermund öffnet beziehungsweise die Plazenta bei der Geburt verletzt wird, könnte es bei einer vaginalen Geburt zu massiven, lebensbedrohlichen Blutungen kommen. Sie sollten allerdings nicht in Panik geraten, wenn Ihr Arzt in der Mitte der Schwangerschaft eine Placenta praevia feststellt: Da die Gebärmutter im Laufe der Schwangerschaft noch erheblich wächst, kann die Plazenta noch nach oben »wandern«, sodass sich das Problem auswächst und Sie dann ganz normal vaginal entbinden können.

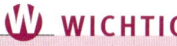 **WICHTIG**

Wenn Sie wissen, dass bei Ihnen eine Placenta praevia diagnostiziert wurde, und es während der Schwangerschaft oder bei Geburtsbeginn zu bluten beginnt, müssen Sie sofort und so schnell wie möglich in eine Klinik, denn dann sind Sie und auch Ihr Baby in Gefahr!

❓ Warum gibt es immer mehr Kaiserschnitte?

Es gibt viele Gründe, warum die Kaiserschnittrate in den letzten Jahren immer weiter ansteigt. Einige davon liegen auf Seiten der Mütter: Es gibt immer mehr späte Erstgebärende und die Planbarkeit der Geburt wird als extrem wichtig empfunden. Frauen wünschen sich heute eine »perfekte« Geburt, während der nichts Unvorhersehbares und Überraschendes passieren soll – und genau davor ist man bei einer vaginalen Geburt niemals gefeit. Hinzu kommt, dass die Belastungen der letzten Schwangerschaftswochen und der Geburt oft nicht mehr toleriert werden. Die Mütter wollen die Strapazen einer vielleicht viele Stunden dauernden Geburt umgehen, sie möchten ihr Kind »effektiv« gebären. Manche Schwangere verzichten aber auch zugunsten eines intakten Beckenbodens auf eine natürliche Geburt, oder sie hatten eine traumatische Erstgeburt. Auch das früher wirksame Argument, dass nicht beliebig viele Kaiserschnittgeburten möglich sind, tritt heute immer mehr in den Hintergrund, da bei vielen Paaren die Familienplanung nach einem, maximal nach zwei Kindern abgeschlossen ist. Aus ärztlicher Sicht stehen die verbesserten Chancen eines unreifen Babys im Vordergrund, und die Tendenz geht dahin, dass es heute viele sehr kleine oder sehr große Kinder gibt. Auch wenn die Geburtshelfer wenig Erfahrung mit der Entbindung von Beckenendlagen oder vaginal-operativen Geburten haben, wird bei möglichen Risiken durch solche Geburten lieber gleich ein Kaiserschnitt eingeplant. Dazu kommt noch die generell gestiegene Angst vor Kunstfehlern. Nicht zuletzt trägt auch die Zunahme der Mehrlingsschwangerschaften ihren Teil zu den höheren Kaiserschnittraten bei.

❓ Hat ein geplanter Kaiserschnitt Vorteile?

Die Vorteile eines Kaiserschnitts liegen klar auf der Hand. Erstens: Er lässt sich im Gegensatz zur Spontangeburt gut planen; Sie gehen ins Krankenhaus und das Kind wird zu einem vorher festgelegten Zeitpunkt geholt. Das hat für Sie als Eltern Vorteile in der Planung, und auch das betreuende Ärzteteam kann sich auf die Geburt einstellen. Zweitens: Ein Kaiserschnitt birgt heute ein überschaubares Risiko, nämlich das einer mittelgroßen Bauchoperation. Wenn also die Gefahr besteht, dass die vaginale Geburt nur mit Komplikationen über die Bühne geht, ist der geplante Kaiserschnitt eine gute Alternative zum dann vielleicht notwendigen Akutkaiserschnitt. Drittens: Bei einem geplanten Kaiserschnitt wird so gut wie immer eine Spinalanästhesie (Kreuzstich, siehe Seite 136) durchgeführt. Es wird also nicht wie bei der PDA ein Katheter gelegt, sondern ein Depot gespritzt, wodurch Sie für zwei bis drei Stunden völlig schmerzfrei sind. Viertens: Sie können bei einem Kaiserschnitt vom Ablauf der Geburt kaum noch überrascht werden, denn die Vorgehensweise ist im Unterschied zur vaginalen Geburt genau festgelegt. Fünftens: Eine Geburt durch Kaiserschnitt geht schnell, viel schneller als eine vaginale Geburt. Eine Sectio sollte in 20 bis 30 Minuten abgeschlossen sein. Sechstens: Eine Kaiserschnittgeburt schont Ihren Beckenboden, denn er wird dabei nicht verletzt.

❓ Hat ein Kaiserschnitt auch Nachteile?

Wie gesagt ist ein Kaiserschnitt eine mittelgroße Bauchoperation und als solche birgt er natürlich auch Risiken. Wenn es im Notfall schnell gehen muss und er unter Allgemeinnarkose durchgeführt wird, haben Sie alle Narkoserisiken wie bei jedem anderen operativen Eingriff auch. Doch im Normalfall kommt bei einem geplanten Kaiserschnitt eine Leitungsanästhesie (Kreuzstich) zur Anwendung, bei der das Risiko deutlich geringer ist und Sie die Geburt bei Bewusstsein miterleben können. Nach einem Kaiserschnitt wird immer eine Antibiotikaprophylaxe durchgeführt, um mögliche Infektionsrisiken der Gebärmutter auszuschließen. Wundinfektionen oder Narbenbildungsstörungen (Narbenkeloide) treten nach einem Kaiserschnitt häufiger auf als nach einer vaginalen

Geburt, und in manchen Fällen kann es zu Spätkomplikationen durch innere Verwachsungen kommen. Hinzu kommt, dass Plazentaprobleme bei weiteren Schwangerschaften nicht ausgeschlossen sind, denn die vernarbte Stelle bleibt als Schwachpunkt in der Gebärmutter. Manchmal wächst die neue Plazenta sogar in die Kaiserschnittnarbe hinein – das kann aber schon während der Schwangerschaft im Ultraschall erkannt werden. Der Blutverlust beim Kaiserschnitt ist höher als bei einer vaginalen Geburt und kann in den Tagen nach der Geburt zuweilen zu schaffen machen. Hinzu kommt, dass die Rekonvaleszenz bei einem Kaiserschnitt etwas länger dauert als nach einer normalen Geburt, und auch das Heben oder Tragen des Babys kann in den ersten Tagen nach dem Kaiserschnitt schmerzhaft sein. Meist ist nach einem Kaiserschnitt ein etwas längerer Krankenhausaufenthalt nötig. Außerdem ist bei weiteren Geburten nach einem Kaiserschnitt Vorsicht geboten. Denn wenn die Belastung der Gebärmutternarbe durch die Wehen bei der nächsten vaginalen Geburt zu groß wird, steht unter Umständen auch diesmal wieder eine Sectio an. Zudem kann keine unbegrenzte Anzahl an Kaiserschnitten durchgeführt werden, in der modernen Geburtshilfe können Frauen aber auch drei oder vier Kaiserschnitte problemlos hinter sich bringen. Nicht zuletzt kann auch eine weitere Schwangerschaft auf sich warten lassen, die diesbezüglichen Studien kommen allerdings zu unterschiedlichen Ergebnissen.

? Kann ich mir einen Kaiserschnitt wünschen?

Die Sectio war bis vor 50 Jahren eine reine Notoperation und wurde nur eingesetzt, um Mutter und Kind in Ausnahmefällen zu retten. In den letzten Jahren hat sich hier ein Wertewandel vollzogen: Die selbstbestimmte Patientin kann sich nach eingehender Aufklärung für einen Wunschkaiserschnitt entscheiden. Tatsächlich gilt in manchen Kreisen eine natürliche Geburt heute als »unfein« und der Kaiserschnitt wird als sicherste, modernste und fortschrittlichste Geburtsmethode gepriesen. Untersuchungen zeigen, dass bei Privatpatientinnen aus sozial höheren Schichten die Sectio-Rate wesentlich höher liegt als bei »normal versicherten« Frauen. Wenn Sie eine Geburt per Kaiserschnitt planen, sollten Sie rechtzeitig mit Ihrem Arzt darüber sprechen. Er wird mit Ihnen das Für und Wider dieser Geburtsmethode besprechen und alle medizinischen Fakten darlegen.

❓ Muss ich bei einem Wunschkaiserschnitt die Kosten denn selbst tragen?

Nein! Kaiserschnittoperationen, egal aus welchem Grund, werden von der gesetzlichen Krankenkasse bezahlt. Wenn Sie Ihr Baby allerdings mit einem bestimmten Arzt oder in einer Privatklinik zur Welt bringen möchten, brauchen Sie entweder eine Privat-(Zusatz-)Versicherung oder Sie müssen das Honorar und den Klinikaufenthalt aus eigener Tasche bezahlen.

❓ Was passiert im Verlauf eines Kaiserschnitts genau mit mir?

Für eine Geburt mit Kaiserschnitt werden Sie in der Klinik wie auf jede andere Operation vorbereitet: Nach der Aufnahme auf der Station wird ein Vorgespräch mit Ihrem Geburtshelfer und dem Narkosearzt über die beste Narkoseform stattfinden, bei dem Ihnen Einverständniserklärungen zum Unterschreiben vorgelegt werden. Vor dem Kaiserschnitt müssen Brille, Kontaktlinsen und Schmuck abgelegt und Nagellack entfernt werden. Außerdem müssen Sie Kompressionsstrümpfe anziehen, um einer Thrombose vorzubeugen. Sie erhalten möglicherweise einige vorbereitende Infusionen, dann werden Ihre Schamhaare an der Schnittstelle rasiert oder getrimmt. Im Anschluss wird für diese Operation – wie für jede andere auch – ein Blasenkatheter gelegt. Der Operationssaal selbst ist relativ kühl, um die Keimvermehrung zu verhindern. Sie liegen auf dem Rücken, leicht auf die linke Seite gekippt, und werden mit den Armen am Operationstisch fixiert, die Beine werden in den Stützen festgeschnallt, damit während der Operation keine Bewegung möglich ist. Wundern Sie sich bitte nicht über den Menschenauflauf im OP, denn für einen Kaiserschnitt braucht man neben dem Operateur noch eine Hebamme, einen Kinderarzt, einen Narkosearzt, ein bis zwei Assistenten, eine OP-Schwester sowie einen OP-Gehilfen. Sie werden dann so mit Tüchern abgedeckt beziehungsweise es wird ein Tuch vor Ihrem Gesicht aufgehängt, dass Sie keine Sicht auf Ihren Bauch haben. Dann wird das Operationsgebiet desinfiziert und der Kaiserschnitt beginnt.

❓ Werde ich mit der Spinalanästhesie wirklich nichts von dem Schnitt spüren?

Nein, auch wenn Sie sich für einen Kaiserschnitt mit Leitungs-anästhesie (Spinalanästhesie, Kreuzstich) entschieden haben, werden Sie keine Schmerzen haben. Denn erstens wartet der Operateur so lange, bis die Betäubung sicher wirkt, und zweitens wird zur Sicherheit immer noch ein zusätzlicher Test gemacht: Der Operateur wird nie sofort mit dem Hautschnitt beginnen, sondern Sie zuvor erst leicht mit einer Pinzette oder einem anderen Instrument kneifen. Erst wenn er sicher ist, dass Sie nichts fühlen, wird er mit dem eigentlichen Schnitt beginnen. Es kann sein, dass Sie das als leichtes Kitzeln wahr-nehmen. Denn schmerzfrei sein bedeutet nicht, dass Sie gar nichts fühlen. Sie werden deshalb auch einen gewissen Druck spüren, wenn der Arzt das Kind aus der Gebärmutter heraus-holt, oder verschiedene Bewegungen wahrnehmen.

❓ Wo genau wird der Schnitt gesetzt?

Im Zuge des allgemeinen Wertewandels werden heute auch hohe kosmetische Ansprüche an die Kaiserschnittnarbe gestellt. Es ist also nicht mehr ausschließlich wichtig, dass operiert wird, sondern auch wie. Die Schnittführung wird deshalb so gesetzt, dass das Kind möglichst leicht aus der Bauchhöhle gehoben werden kann, dass gleichzeitig aber auch die Narbe möglichst unauffällig ist. Der optimale Schnitt ist acht bis fünfzehn Zentimeter lang, verläuft quer rund zwei Zentimeter oberhalb der Symphyse (siehe Seite 29) und liegt damit normalerweise unterhalb der Schamhaargrenze.

❓ Ist die Kaiserschnittnarbe später deutlich zu erkennen?

Wenn ein Kaiserschnitt mit der üblichen Schnittführung (siehe oben) stattgefunden hat, bleibt von der Wunde nach der Heilung meist nur eine kleine, unauffällige Narbe, die meist unter den Schamhaaren verborgen ist und auch von einem kleinen Bikinihöschen leicht verdeckt werden kann. Außerdem fällt die Narbe nur zu Beginn durch ihre rötliche Färbung etwas auf, mit der Zeit bleibt dann nur noch ein silbriger Strich übrig, der kaum zu erkennen ist. In seltenen Fällen kann es vorkommen, dass eine Narbenbildungsstörung vorliegt, wodurch die Narbe wulstig und rötlich würde. Solche Narbenkeloide können aber gut behandelt werden. Sie sollten nicht stumm leiden, sondern Ihren Arzt darauf ansprechen.

❓ Muss ich mir vor einem Kaiserschnitt die Schamhaare ganz abrasieren?

Nein, das sollten Sie nicht tun, denn wenn eine Rasur nötig ist, sollte sie am besten so kurz wie möglich vor dem Kaiserschnitt stattfinden, da ansonsten das Risiko für eine Infektion steigt. Falls rasiert werden muss, wird das von einer Hebamme oder einer Krankenschwester erledigt. Heute ist es manchmal auch gar nicht nötig zu rasieren, die Haare werden dann lediglich getrimmt. Wenn rasiert oder gekürzt werden muss, sind davon in der Regel auch nicht sämtliche Haare betroffen, sondern nur die in OP-Zone, die wenige Zentimeter oberhalb und unterhalb der geplanten Schnittführung liegt.

❓ Ich habe gehört, dass es auch einen sanften Kaiserschnitt gibt. Was versteht man darunter?

Der »sanfte« Kaiserschnitt nach Misgav-Ladach ist eine Operationstechnik, die nach dem Krankenhaus in Jerusalem, in dem sie das erste Mal durchgeführt wurde, benannt ist. Das Adjektiv »sanft« im Namen dieser Methode ist jedoch irreführend, denn auch dabei müssen Bauch und Gebärmutter geöffnet werden, um das Baby herauszuholen. Der Unterschied zum herkömmlichen Kaiserschnitt liegt darin, dass weniger geschnitten und dafür mehr stumpf, das heißt dem Gewebeverlauf folgend, mit den Händen präpariert wird. Dadurch soll so wenig Gewebe wie möglich verletzt werden. Nach einem oberflächlichen, queren Hautschnitt werden die darunter liegenden Gewebeschichten größtenteils nicht aufgeschnitten, sondern mit den Händen weggedrängt beziehungsweise auseinandergezogen. Auch die Gebärmutter wird nur mit einem kurzen Schnitt geöffnet und dann mit den Fingern aufgedehnt. Heute wird praktisch überall nach einer ähnlichen beziehungsweise modifizierten Technik operiert. Dabei gilt stets das Prinzip »Weniger ist mehr« (also weniger schneiden, dadurch weniger nähen und schneller heilen). Durch die Methode ist eine deutliche Verringerung der Operationszeit möglich. Hinzu kommt, dass ein Misgav-Ladach-Kaiserschnitt relativ blutungsarm ist und die Heilung schneller vonstatten geht. Das heißt für Sie als Mutter, dass Sie nach dem Kaiserschnitt schneller wieder auf den Beinen sind und mit deutlich weniger Schmerzmitteln auskommen.

❓ Ich habe schreckliche Angst vor Schmerzen. Ist ein Kaiserschnitt da das Richtige für mich?

Grundsätzlich unterscheiden sich die drei Kaiserschnitt-Arten – der geplante Kaiserschnitt, der sekundäre Kaiserschnitt (wenn die vaginale Geburt aus welchen Gründen auch immer nicht klappt) und der Akutkaiserschnitt – in der Risikobewertung: Ein geplanter Kaiserschnitt steht in puncto Risiko auf der gleichen Stufe wie eine unkompliziert verlaufende vaginale Geburt, während bei einem Akutkaiserschnitt das Risiko, dass Komplikationen auftreten, drei- bis fünfmal höher ist. Das ist die eine Seite, die zu bedenken ist. Viele Frauen hoffen aber auch, dass sie bei einem Kaiserschnitt eine Geburt ohne Schmerzen hätten. Fakt ist aber, dass auch ein Kaiserschnitt keine absolut schmerzlose Geburtsvariante ist. Während der Entbindung spüren Sie tatsächlich keinen Schmerz, nur Druck, Bewegung oder ein Kitzeln im Bauch. Doch danach sind Sie – anders als bei der vaginalen Geburt – nicht sofort wieder fit. Viele Frauen beschreiben gerade das erste Aufstehen nach einer Sectio als schmerzhaft, und auch Lachen, Husten oder Niesen kann wehtun. Denn Ihre Bauchmuskeln, die Sie für sehr viele Bewegungen brauchen, sind durch den Eingriff in Mitleidenschaft gezogen, und auch die Wunde kann schmerzen. Manche Frauen fühlen sich durch die mangelnde Beweglichkeit und die Einschränkungen durch die Schmerzen auch gehandicaped beim Heben und Tragen ihres Babys.

❓ Bleibe ich beim Kaiserschnitt tatsächlich so bei Bewusstsein, dass ich die Geburt miterlebe?

Ja, durch eine Leitungsanästhesie wie eine PDA oder eine Spinalanästhesie (beides als Kreuzstich bekannt) können Sie die Geburt trotz Schnittentbindung miterleben. Die Spinal-anästhesie hat gegenüber der PDA einige Vorteile, wenn es um die Schmerzausschaltung für einen Kaiserschnitt geht: Sie schlägt schneller an, sie wirkt sicherer und weist eine geringere Versagerquote auf. Doch wenn bei Ihnen schon eine PDA liegt, weil ursprünglich eine vaginale Geburt mit PDA geplant war, wird die Kaiserschnittbetäubung nach Möglichkeit über den vorhandenen Zugang verabreicht. Aus psychologischer Sicht ist es übrigens sogar sehr wichtig, dass Sie als Mutter die Geburt aktiv miterleben können – wenn Sie das wollen.

❓ Welche Narkosemethoden sind beim Kaiserschnitt üblich, was wird am häufigsten eingesetzt?

In der modernen Geburtsmedizin werden Leitungsanästhesieverfahren (Spinalanästhesie, PDA, siehe auch Seite 100) mittels Kreuzstich am häufigsten eingesetzt, da dadurch alle Komplikationen, die sich durch eine Vollnarkose mit Intubation (Beatmung) ergeben, wegfallen. Ein weiterer Vorteil der Leitungsanästhesie ist, dass der Operateur bei der Durchführung des Kaiserschnitts nicht unter Zeitdruck steht. Denn während das Narkosemittel bei der Vollnarkose schon nach relativ kurzer Zeit auf das Baby übergeht, handelt es sich bei der Leitungsanästhesie um eine lokale Betäubung, von der das Baby in keinster Weise betroffen ist. Ganz zu schweigen von dem Vorteil, dass die Mutter bei einem PDA-Kaiserschnitt die Geburt ihres Kindes voll und ganz miterleben kann. Natürlich wird, wenn es bei einem Akut-Kaiserschnitt schnell gehen muss, aus Zeitgründen immer eine Vollnarkose verabreicht, wenn nicht vorher schon eine PDA gesetzt war. Auch auf Wunsch der Mutter ist in Ausnahmesituationen eine Allgemeinnarkose möglich, sie ist allerdings mit einem etwas höheren Risiko verbunden. Eine Vollnarkose ist auch in all jenen Situationen nötig, in denen aus medizinischen Gründen keine PDA machbar ist, was beispielsweise bei Blutgerinnungsstörungen oder Infektionen der Fall ist.

❓ Ich werde unser Baby per Kaiserschnitt zur Welt bringen. Darf mein Mann bei der Geburt mit in den Operationssaal?

In den meisten Krankenhäusern darf der Vater mit in den OP, die allermeisten Geburtshelfer empfehlen es sogar! Denn einerseits ist der Partner eine nicht zu unterschätzende Unterstützung für die Gebärende, andererseits ist bei einem Kaiserschnitt meist auch der Vater der Erste, der das Neugeborene in den Armen halten darf. Er muss dabei allerdings auch OP-

Kleidung tragen und sollte sich während der Geburt nicht im Raum bewegen, da in einem Operationssaal jeder Griff und Schritt sitzt und er dort wahrscheinlich im Weg stehen würde. Normalerweise kommt Ihr Partner zur Operation dazu, wenn Sie bereits vorbereitet sind. Man wird ihm dann einen Platz in Ihrer Nähe zuweisen, meist kann er direkt neben Ihrem Kopf sitzen. Das hat den Vorteil, dass Sie beide sich nahe sind und dass auch der Blick des Vaters auf das Operationsfeld durch die aufgehängten Tücher blockiert ist.

? Ist es für das Kind nicht schonender, per Kaiserschnitt auf die Welt zu kommen?

Was Babys während der Geburt erleben, lässt sich nicht wirklich sagen. Doch kann man heute anhand der Herztöne und weiterer Untersuchungen nachvollziehen, in welchem Teil der Geburt das Baby welchen Stresslevel erreicht. Es gibt gut abgesicherte Studien, die herausfanden, dass Babys nach einem geplanten Kaiserschnitt weniger gestresst auf die Welt kommen als bei einer vaginalen Geburt. In einer dieser Studien wurde sogar einige Wochen nach der Geburt der Stresslevel der Kinder bei einer Impfung erhoben. Dabei zeigte sich, dass Kaiserschnittkinder auch in dieser Situation weniger in Stress gerieten als normal geborene. Ob der Stress während der Geburt gut oder schlecht fürs Kind ist, muss dennoch der persönlichen Einstellung der Eltern überlassen bleiben. Tatsache ist jedoch, dass Kaiserschnitt-Kinder als Neugeborene keine Verformungen des Kopfes aufweisen, was bei vaginalen Geburten durch den Druck und die Enge im Geburtskanal beziehungsweise bei Zangen- oder Saugglockengeburten immer wieder vorkommt. Neugeborene, die nach abgeschlossener 39. SSW per Sectio zur Welt kommen, zeigen keine ernsthaften Anpassungsstörungen, bei einem Kaiserschnitt nach abgeschlossener 38. SSW können leichte Adaptationsstörungen vorkommen. Das ist auch der Grund, warum geplante Kaiserschnitte nicht vor der 38. SSW durchgeführt werden.

❓ Was passiert mit mir, nachdem das Kind mit Kaiserschnitt geholt wurde?

Hier kann natürlich nur der allgemeine und übliche Ablauf nach einem Kaiserschnitt beschrieben werden. Auf besonderen Wunsch oder wenn die Umstände es erfordern, kann diese Routine auch geändert werden. Doch das ist immer abhängig davon, wie es Mutter und Kind nach der OP geht!

Wenn das Baby geboren ist, wird es vom Arzt abgenabelt und der Hebamme übergeben. Sie zeigt es der Mutter oder legt das Baby für eine erste Kontaktaufnahme neben sie. Dann geht die Hebamme (meist in Begleitung des Vaters) mit dem Neugeborenen zum Kinderarzt, der zuerst einmal kontrolliert, ob mit dem Baby alles in Ordnung ist. Manchmal müssen die Atemwege eines Kaiserschnittbabys abgesaugt werden, damit es leichter atmen kann. Wenn es dem Baby gut geht, wird es eingewickelt und kann dann noch einmal zu seiner Mutter. Dabei ist es allerdings extrem wichtig, dass das Neugeborene gut eingepackt wird, da es in den meisten Operationssälen relativ kühl ist (das ist eine Vorsichtsmaßnahme, denn in kühlerer Luft können sich Bakterien nicht so schnell vermehren). Da Neugeborene ihre Körpertemperatur noch nicht selbst regeln können, würde das Baby schnell auskühlen, wenn es nicht ausreichend gewärmt würde. Oft begleitet der Vater das Baby dann auf die Neugeborenenstation, wo die erste Untersuchung (U 1) durchgeführt und das Baby gemessen, gewogen und schließlich gebadet wird. Parallel dazu wird im Operationssaal die Plazenta aus der Gebärmutter geholt, damit diese anschließend vernäht und die Bauchdecke wieder geschlossen werden kann. Danach wird die Mutter in einen Überwachungsraum gebracht. In vielen Krankenhäusern ist es üblich, dass das Baby bereits im Überwachungsraum wieder bei seiner Mutter sein darf, und dort kann es dann auch zum ersten Mal an die Brust angelegt werden. Hier haben Sie nun endlich ausgiebig Zeit, mit Ihrem Baby zu kuscheln und einander richtig kennenzulernen. Nach einigen Stunden, wenn Sie Ihre

Beine wieder spüren und wenn alles in Ordnung ist, können Sie auf die Wöchnerinnenstation verlegt werden. Dort werden sowohl Ihr Kreislauf als auch Ihre Gebärmutter regelmäßig kontrolliert. Der Blasenkatheter wird jedoch erst am nächsten Tag entfernt – das ist auf den ersten Blick nicht so schön, hat aber den großen Vorteil, dass Sie nicht aufstehen und zur Toilette gehen müssen. Die Hautklammern beziehungsweise die Fäden werden etwa am fünften Tag nach der Operation entfernt. Dicke Verbände sind nach einer Kaiserschnitt-OP nicht nötig, zumal die Wundheilung besser verläuft, wenn möglichst viel Luft an die Narbe kommt.

❓ Darf ich auch nach einem Kaiserschnitt mein Kind gleich in den Armen halten?

Bei einer Geburt per Kaiserschnitt ist das Operationsfeld durch Tücher abgedeckt. In den allermeisten Fällen ist es auch so, dass etwa auf Höhe der Brust Tücher oder Ähnliches aufgehängt werden, damit Sie keinen Blick auf die Operation selbst haben. Zudem werden Ihre Arme am Operationstisch fixiert, damit Sie die Tätigkeit des Operateurs nicht mit einer unbedachten Bewegung gefährden. Das heißt für Sie, dass Sie Ihre Arme schlecht bis gar nicht bewegen können. In den meisten Krankenhäusern ist es allerdings üblich, dass das Baby, sofern es ihm gut geht, zuallererst der Mutter gezeigt und ganz nahe an ihr Gesicht gehalten oder gelegt wird. Sollte dies bei Ihnen nicht der Fall sein, scheuen Sie sich nicht, diesen Wunsch zu äußern. Wann immer es möglich ist, werden Hebammen und Ärzte ihn erfüllen. Nach diesem ersten Kontakt muss das Baby vom Kinderarzt untersucht werden. Meist wird das Baby danach warm eingewickelt und dem Vater übergeben. Sie können Ihr Baby dann nach rund 30 Minuten im Aufwachraum zum ersten Mal so richtig in den Armen halten und auch gleich an die Brust anlegen. Fast immer klappt das erste Anlegen bei Kaiserschnittkindern sehr gut, und auch ihr Stillverhalten ist meist unproblematisch.

❓ Wie lange muss man nach einem Kaiserschnitt üblicherweise im Krankenhaus bleiben?

Nach einem Kaiserschnitt gibt es verschiedene Gründe für einen mehrtägigen Krankenhausaufenthalt: Erst einmal werden Sie dort vorbeugend gegen Thrombosen therapiert. Das heißt, dass Sie (meist) täglich eine Heparin-Injektion erhalten und parallel dazu angehalten werden, Kompressionsstrümpfe zu tragen. Ab dem zweiten oder dritten Tag auf der Wochenbettstation werden Sie den ersten Besuch eines Physiotherapeuten erhalten, der Sie in die Rückbildungsgymnastik – die es speziell für Kaiserschnitt-Mütter gibt – einweist. Grundsätzlich ist eine Entlassung ab dem dritten Tag nach der Entbindung möglich, die meisten Frauen bleiben aber gern noch ein bisschen länger auf der Station, da das Hochnehmen und Tragen des Babys manchmal noch schmerzhaft und beschwerlich ist. Wenn Sie lieber früher nach Hause gehen möchten, sollten Sie dafür sorgen, dass dort jemand vor Ort ist, der Sie im Alltag mit dem Baby unterstützt. Denn so groß die Freude über den Neuankömmling ist: Unterschätzen Sie nicht die Zeit und den Aufwand, den es braucht, um den Alltag mit einem Neugeborenen zu organisieren. Ganz besonders, wenn bereits ein größeres Geschwisterkind zu Hause voller Sehnsuch auf Mama wartet, das von nun an abwechselnd zwischen Liebe (weil die Mami mit dem Baby endlich wieder da ist!) und Eifersucht (weil es jetzt zwei Stars gibt) schwanken wird.

❓ Wie lange muss ich mich nach dem Kaiserschnitt eigentlich schonen?

Sie sollten möglichst noch am selben Tag, unbedingt aber am Tag nach dem Kaiserschnitt zum ersten Mal aufstehen, denn je länger Sie liegen und sich nicht bewegen, umso deutlicher erhöht sich Ihr Thromboserisiko. Wenn Ihre Schmerzen während des Kaiserschnitts mithilfe einer Leitungsanästhesie (Kreuzstich) ausgeschaltet wurden, können Sie sofort nach der

Geburt wieder essen und trinken. Dabei müssen Sie nicht einmal – wie sonst nach Operationen – zuerst mit Schonkost vorlieb nehmen. Nach einer Vollnarkose sollten Sie mit dem Essen jedoch warten, bis Sie wirklich ganz wach und bei sich sind. Studien belegen, dass Frauen, die früh nach der Operation zu essen beginnen, insgesamt eine bessere Wundheilung aufweisen. Deshalb sollten Sie nach der Geburt essen, sobald Sie den ersten Hunger verspüren! Falls die Wunde schmerzt, spricht nichts dagegen, bestimmte Schmerzmittel zu nehmen. Halten Sie dazu aber unbedingt Rücksprache mit Ihrem Arzt, denn die Schmerzmittel sollten so ausgewählt werden, dass sie das Stillen nicht beeinträchtigen und dem Baby nicht schaden. Bitte seien Sie vorsichtig, wenn Sie nach der Geburt die ersten Male allein aufstehen möchten. Es kann durchaus sein, dass Ihr Kreislauf vielleicht noch nicht ganz in Schuss ist, sodass Ihnen schwindlig werden könnte. Am besten ist es, zu Beginn nur in Begleitung aufzustehen. Wenn Sie dabei Ihr Baby herumtragen möchten, sollten Sie es immer erst dann auf den Arm nehmen, wenn Sie sicher stehen. Sie werden selbst merken, dass das Heben und Tragen Ihres Babys zu Beginn schmerzhaft sein kann. Doch wenn die ersten Stunden nach der Geburt vorbei sind, wird auch dieser Schmerz rasch weniger und Sie können Ihr Kind gut selbst versorgen. Wichtig ist, dass Sie in den ersten sechs bis acht Wochen nach der Operation auf Ihren Körper achten und beispielsweise keine Umzugskartons schleppen – diese und ähnliche Aktionen würden die Narbe und Ihren durch die Schwangerschaft noch geschwächten Beckenboden zu sehr belasten.

? Stimmt die Regel »Einmal Kaiserschnitt, immer Kaiserschnitt« denn auch heute noch?

Statistiken zeigen, dass diese Regel nicht stimmt. Selbst wenn das erste Kind durch einen Kaiserschnitt zur Welt kam, liegt die Chance, dass die zweite Geburt spontan erfolgen kann, bei rund 66 Prozent (auch die Entbindung mit PDA stellt kein

Problem dar). Wenn das bei Ihnen der Fall ist, sollte diese zweite Geburt allerdings nur in einer Klinik unter fachlicher Aufsicht erfolgen und es sollte gewährleistet sein, dass im Notfall ein Akutkaiserschnitt (siehe Seite 130) gemacht werden kann. Denn es besteht zum Beispiel immer die Gefahr einer Uterusruptur, das heißt, dass die alte Kaiserschnittnarbe in der Gebärmutter einreißen könnte. Und grundsätzlich gilt: Je mehr Kaiserschnitte bei der Gebärenden schon stattgefunden haben, desto höher ist das Risiko, dass Komplikationen auftreten. Es gibt aber auch medizinische Gründe, die gegen die Einleitung einer vaginalen Geburt nach einem vorangegangenen Kaiserschnitt sprechen. Ein wichtiger Risikofaktor ist dabei die Schnittführung und -technik an der Gebärmutter. Aber auch die Gründe, warum es bei der vorherigen Geburt zum Kaiserschnitt kam, sind für diese Geburt wichtige Entscheidungskriterien für die Geburtshelfer.

? Eine Freundin hat sich im Rahmen des Kaiserschnitts gleich eine Spirale einsetzen lassen. Klappt das immer und kann ich dann noch stillen?

Empfängnisverhütung ist gerade nach der Geburt ein wichtiges Thema, denn viele Frauen glauben, dass sie erst einmal nicht schwanger werden können, weil sie stillen. Eben diese Meinung hat schon so manchem Stillkind zum Geschwisterchen verholfen! Mit einer Spirale können Sie nach der Geburt verhüten und trotzdem noch stillen. Im Zuge eines Kaiserschnitts eine Spirale einzusetzen ist allerdings grober Unfug. Denn die Gebärmutter ist unmittelbar nach der Geburt viel zu groß, um der Spirale ausreichend Halt bieten zu können, sodass die Spirale sofort wieder ausgestoßen würde. Erst sechs bis acht Wochen nach der Geburt macht es Sinn, eine Spirale zur Empfängnisverhütung einzusetzen. Sie können sowohl mit einer Kupfer- als auch mit einer Hormonspirale stillen, da die Gestagendosen, die moderne Spiralen abgeben, so gering sind, dass das keine nachweisbare Wirkung aufs Baby hat.

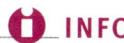 **INFO**

Die Bedeutung der Geburt hat in den letzten Jahrzehnten deutlich zugenommen. Paare bekommen immer weniger Kinder, wodurch die Geburt oft zu dem psychosozialen Ereignis im Leben einer Frau wird. Geburtshilfe wird heute deshalb nicht mehr nur an der Sicherheit der medizinischen Versorgung gemessen, sondern auch am Wohlfühlcharakter der Geburt. Außerdem tritt das Gefühl, auch während der Geburt selbstbestimmt zu agieren, immer mehr in den Vordergrund. Gerade in der Geburtshilfe gibt es oft Situationen, die vom medizinischen Standpunkt aus mehrere mögliche Lösungen zulassen. Um die für alle Beteiligten (Mutter, Kind, Vater, Arzt) beste Lösung zu finden, bedarf es dann einer gemeinsamen Entscheidung! Denn nur in ausführlichen Gesprächen kann der Geburtshelfer herausfinden, welche Vorlieben oder Abneigungen die Schwangere hat, ob sie bestimmte Ängste oder Traumata (etwa bei einer früheren Geburt) erlebt hat oder welche Wunschvorstellung sie mit in den Kreißsaal bringt. Abhängig von der Ausgangssituation können dann die Hebamme und der Arzt ihre geburtsbegleitende beziehungsweise medizinische Kompetenz einbringen, während die Frau (beziehungsweise das Paar) ihre persönliche Kompetenz über die eigene Lebensführung ins Spiel bringt. So kann man zu einer gemeinsamen Entscheidung kommen – was als das so genannte »Shared Decision Making« bezeichnet wird. Und eben das ist heute immens wichtig, da das Modell des allein bestimmenden Arztes und der ergebenen Patientin der Vergangenheit angehört! Die meisten Ärzte in der Frauenheilkunde betrachten sich selbst als Pioniere auf dem Gebiet der Zusammenarbeit mit selbstbestimmten Patientinnen, die nicht krank sind, sondern nach ihren eigenen Vorstellung ihr Kind gebären möchten. Die Position der Schwangeren wird so immer wichtiger, Frauen treffen selbst die Entscheidung, wo sie ihr Kind wie und mit welcher Hilfe zur Welt bringen wollen.

❓ Was passiert, wenn das Kind während der Geburt feststeckt und nicht weiterkann?

Wenn sich das Baby im Geburtskanal nicht weiter nach unten bewegt, gibt es die Möglichkeit, die Geburt mit einen Kaiserschnitt oder einem vaginal-operativen Eingriff zu beenden. Letzteres bedeutet, dass der Arzt Ihrem Baby mit Saugglocke oder Geburtszange auf die Welt hilft. Die Entscheidung darüber, welche Methode im Einzelfall die geeignetere ist, muss der Arzt treffen. Für den Arzt herrscht in diesem Fall jedoch unbedingte Aufklärungspflicht, das heißt, dass er Ihnen im Vorfeld darlegen muss, was er nun zu tun plant. Auf keinen Fall dürfen Sie mit einer Saugglocke überfallen werden! Obwohl es sich bei solchen Situationen häufig um Notfälle handelt und alles sehr schnell gehen muss, sollten Sie trotzdem informiert werden, was im Folgenden passieren wird und warum. Da sich Saugglocke und Geburtszange schneller und mit weniger Aufwand einsetzen lassen als ein Kaiserschnitt, bevorzugen die meisten Geburtshelfer gegen Ende der Austreibungsphase diese Methoden. Das gilt natürlich nur, wenn es medizinisch sinnvoll ist und der Kopf des Babys so tief steht, dass sich die Geburt durch leichten Zug am kindlichen Kopf beenden lässt. Die allermeisten Geburtshelfer ziehen übrigens die Vakuumgeburt (also mithilfe der Saugglocke) der Zangengeburt vor.

❓ Was ist eine Vakuumgeburt?

Die Saug- oder Vakuumglocke ist seit 1954 im Einsatz. Das Wort »Vakuum« ist dabei eine etwas unglückliche Bezeichnung, denn in Wirklichkeit wird ganz einfach ein leichter Unterdruck erzeugt, der eine kleine Schale, die so genannte »Glocke«, am Kopf des Babys fixiert. Es gibt Saugglocken aus Metall und Silikon, wobei Letztere noch leichter am kindlichen Kopf haften. Der Durchmesser einer Saugglocke beträgt zwischen vier und sechs Zentimeter; je größer er ist, desto geringer ist das Risiko, das Kind zu verletzen. Meist werden Handvakuumpumpen verwendet. Das sind Einmalgeräte, die die Vakuumgeburt zu einem kleinen, unspektakulären Eingriff werden lassen. Der Geburtshelfer zieht während der Wehe sanft an der Saugglocke, parallel dazu müssen Sie mitpressen. Sobald der Kopf des Babys geboren ist, wird der Unterdruck aufgehoben und die Glocke kann vom Kopf abgenommen werden. Die Manipulation hinterlässt oft eine Hautrötung oder eine Geschwulst am weichen und verformbaren Kinderkopf. So sonderbar eine solche »Beule« zuweilen aussieht, so ungefährlich ist sie. Sie bildet sich dann auch innerhalb von 12 bis 24 Stunden zurück.

? Wann wird ein Baby mit der Saugglocke geholt?

Die Saugglocke kommt meist dann zum Einsatz, wenn gegen Ende der Geburt die Pressphase nicht schnell genug vorangeht, etwa wenn die Gebärende es aus eigener Kraft nicht schafft, ein sehr großes Baby zu gebären. Auch wenn die Wehen in der Austreibungsphase nicht ausreichen oder die Scheide sehr eng ist, können das Gründe für den Einsatz einer Saugglocke sein. Die Zeit der Presswehen ist für Mutter und Kind extrem anstrengend. Wenn dann das Baby einen Abfall der Herztöne zeigt oder aber wenn die Mutter sehr erschöpft ist, wird sich der Arzt entschließen, das Baby möglichst rasch zu holen. Auch wenn es zum Geburtsstillstand kommt, sich Ihr Baby aber schon weit genug unten im Geburtskanal befindet, ist eine schnelle, unspektakuläre Beendigung der Geburt durch die Saugglocke eine Alternative zum Kaiserschnitt.

? Muss beim Einsatz der Saugglocke immer ein Dammschnitt gemacht werden?

Prinzipiell muss auch bei einer Vakuumgeburt kein Dammschnitt gemacht werden. Bei einer normalen vaginalen Geburt hat der Kopf des Babys jedoch relativ lange Zeit, das Dammgewebe nach und nach zu dehnen. Bei einer Saugglockengeburt hingegen ist die Belastung für den Damm extrem hoch, da das Köpfchen den Bereich in relativ kurzer Zeit passiert. Und eben das erhöht das Risiko für einen großen Dammriss erheblich. Die meisten Geburtshelfer neigen deshalb während der Geburt dazu, einen kleinen Schnitt zu machen, und wollen damit das Risiko, dass es zu einem großen Riss kommt, minimieren. Ein Dammschnitt erleichtert es dem Baby außerdem, die Enge im Geburtskanal zu überwinden. Denn gerade bei einer Geburt, die den Einsatz von Saugglocke oder Geburtszange erforderlich macht, ist meist relativ wenig Platz für das Kind. Der Dammschnitt hilft aber auch beim Einsatz der Saugglocke und reduziert gleichzeitig das Verletzungsrisiko. Denn wenn durch den Dammschnitt mehr Platz in der Scheide vorhanden ist, muss der Geburtshelfer weniger stark am Kopf des Babys ziehen, sodass sich der Druck, der auf den Kopf des Kindes ausgeübt wird, reduziert. Unter Umständen kann der Geburtshelfer eine lokale Betäubung des Damms vornehmen, in den meisten Fällen ist das jedoch nicht nötig.

❓ Wann setzt der Arzt die Saugglocke und wann die Geburtszange ein?

Sowohl die Saugglocke als auch die Geburtszange dürfen erst dann eingesetzt werden, wenn das Köpfchen des Babys tief genug im Geburtskanal steht. Die Wahl des Instruments hängt ausschließlich vom Geburtshelfer ab. Meist sucht er das Gerät aus, mit dem er mehr Erfahrung hat beziehungsweise das ihm als geeigneter erscheint. In der modernen Geburtsmedizin wird die Zange allerdings immer mehr zum Auslaufmodell, da sich die meisten Geburtshelfer im Bedarfsfall für die Saugglocke entscheiden. Die Rate an Zangengeburten geht auch deshalb immer weiter zurück, weil die Belastung des Beckenbodens dabei deutlich höher ist. Sie müssen aber weder vor einer Saugglocke noch vor der Geburtszange Angst haben, denn immerhin trägt jedes dieser Instrumente seinen Teil dazu bei, dass die Geburt nun rasch beendet sein wird.

? Die Tochter meiner Freundin hatte von der Saugglocke eine richtige Beule am Kopf. Ist das fürs Kind nicht gefährlich?

Der Kopf eines neugeborenen Babys ist noch weich und verformbar. Und das macht auch durchaus Sinn, denn nur so kann sich der Kopf des Ungeborenen während der Geburt dem Geburtskanal optimal anpassen. So sehr diese Formbarkeit des Kopfes ein Segen bei der Geburt ist, so sehr kann sie allerdings auch zu unerwünschten Erscheinungen führen: Denn auch bei einer ganz normalen vaginalen Geburt, also ohne den Einsatz von Saugglocke oder Geburtszange, kann sich das Baby beim Passieren des Geburtskanals eine Kopfgeschwulst zuziehen. Das ist vor allem dann der Fall, wenn der Kopf nach dem Blasensprung in direktem Kontakt zum Muttermund steht, der dann einen ziemlichen Druck aufs Köpfchen ausübt. Dadurch wird der Abfluss von Blut und Lymphflüssigkeit am Kopf verringert und es kann zu einer Flüssigkeitsansammlung kommen, die wie eine Beule aussieht. Bei einer Saugglockengeburt passiert etwas Ähnliches: Durch den Unterdruck, den die Saugglocke erzeugt, zieht sie am weichen Kinderköpfchen und verursacht so eine Verformung. Diese Hautrötung oder »Beule« sieht zuweilen schlimm aus, ist aber völlig harmlos. Sie bildet sich schnell zurück und ist meist innerhalb von ein bis zwei Tagen nach der Geburt wieder völlig verschwunden.

? Wann genau spricht man von einer Frühgeburt?

Da absolut jeder Fall von Komplikationen in der Schwangerschaft ein Sonderfall ist und einer individuellen Lösung bedarf, wenden Sie sich bitte an Ihren Arzt, wenn Sie Sorgen oder Beschwerden haben. Hier sollen nur die wichtigsten allgemeinen Fragen kurz behandelt werden. Als Frühgeburt werden, unabhängig vom geschätzten Gewicht, alle Kinder bezeichnet, die geboren werden, noch bevor die 37. Schwangerschaftswoche beendet ist. Kinder, die vor der abgeschlossenen 32. Schwangerschaftswoche zur Welt kommen, werden als sehr kleine Frühgeborene bezeichnet und haben meist ein Geburtsgewicht von unter 1500 Gramm. Extrem kleine Frühgeborene werden vor der 28. Schwangerschaftswoche entbunden und weisen sehr häufig ein Geburtsgewicht von unter 1000 Gramm auf. Kinder, die ab der abgeschlossenen 24. Schwangerschaftswoche mit einem Gewicht von rund 500 Gramm geboren werden, haben heute bereits eine Überlebenschance, die mit jedem Tag und jeder Woche steigt, die das Baby länger im Bauch der Mutter verbringt. Die häufigsten Gründe, warum Babys zu früh geboren werden, sind Infektionen des Fruchtwassers oder eine ungenügende Versorgung des Babys durch die Plazenta. Auch wenn Mütter in der Schwangerschaft rauchen oder unter Zahnfleischentzündungen leiden, erhöht sich das Risiko für eine Geburt lange vor dem eigentlichen Termin.

❓ Was bedeutet Lungenreife?

Etwa ab der 28. Schwangerschaftswoche wird in der kindlichen Lunge Surfactant gebildet. Das Wort kommt aus dem Englischen und setzt sich aus den Wörtern »surface active agent« zusammen, was mit »oberflächenaktive Substanz« übersetzt werden kann. Diese chemische Substanz wird von den Lungenzellen gebildet und setzt die Oberflächenspannung der Lungenbläschen herab. Die kindlichen Lungenbläschen werden später der Ort in der Lunge sein, an dem der Sauerstoff aus der Atemluft direkt ins Blut übergeht. Dadurch kann die Lunge sofort bei den ersten Atemzügen des Babys voll funktionieren und den kindlichen Körper mit Sauerstoff versorgen. Doch erst ab der 34. Schwangerschaftswoche wird üblicherweise so viel Surfactant gebildet, dass sich die Lunge entfalten und das Baby nach der Geburt selbstständig atmen kann. Wenn eine Frühgeburt sich vor dieser magischen Grenze ankündigt, muss die Mutter medikamentös behandelt werden, um so die Lungenreife des Babys zu beschleunigen.

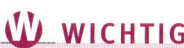 **WICHTIG**

Wenn Sie im Verlauf der Schwangerschaft Wehen oder Blutungen bekommen, wenn Sie unklare Bauch- oder Rückenschmerzen haben, einen eigenartigen Druck nach unten spüren, Herzrasen feststellen oder sich einfach nicht wohlfühlen, ohne es genauer erklären zu können, dann sollten Sie möglichst unmittelbar zum Arzt oder ins Krankenhaus fahren! Manche dieser Erscheinungen können Ihr Leben und das Ihres Babys bedrohen und müssen sofort medizinisch behandelt werden!

❓ Sterilisation post partum habe ich im Zusammenhang mit Kaiserschnitten gehört – was ist das?

Eine so genannte Tubensterilisation (also die Durchtrennung beziehungsweise Unterbindung der Eileiter) kann bei einem Kaiserschnitt ohne jedes zusätzliche Risiko gleich von Ihrem Operateur durchgeführt werden. Die Entscheidung zu einer Sterilisation sollte jedoch schon während der Schwangerschaft getroffen werden, denn da haben Sie einen klareren Kopf als direkt vor oder während der Geburt. Sie müssen auf jeden Fall vor dem Eingriff ein Gespräch mit dem Arzt führen und eine Einverständniserklärung unterschreiben. Falls Ihnen das alles vor der Geburt zu viel ist oder falls die Entscheidung zum Kaiserschnitt sehr plötzlich fällt, können Sie auch die Zeit, die Sie nach der Geburt noch im Krankenhaus verbringen, für diesen Eingriff nutzen und müssen nicht extra wieder in ein Krankenhaus. Bereits zwei Tage nach einem Kaiserschnitt oder nach einer vaginalen Geburt kann der Arzt eine Sterilisation vornehmen, sie wird dann mit PDA oder unter Allgemeinnarkose durchgeführt. Dabei werden die Eileiter vom Arzt entweder durchtrennt, verschmolzen oder mit Kunststoffclips verschlossen. Diese Maßnahme sollte jedoch gut überlegt sein, denn eine Sterilisation ist eine endgültige Entscheidung, die nur schwer wieder rückgängig zu machen ist.

Ambulante Geburt/Hausgeburt

Sie haben sich noch nicht entschieden, wo Sie Ihr Baby zur Welt bringen möchten? Sie wissen nur, dass Sie eine persönliche, ruhige, intime Geburt wollen. Mit möglichst viel Vertrautem um Sie, mit Menschen, die wie Sie eine Geburt als den natürlichsten Vorgang der Welt betrachten – und die es das sein lassen, was es für Sie ist: Ihr ganz privates Wunder.

Ein Geburtshaus würde diese Anforderungen erfüllen: Dort ist die Atmosphäre während der Geburt weniger technisch und viel persönlicher als in einer Klinik. Hier möchte man – abgesehen von einer sicheren Geburt –, dass Sie und Ihr Baby sich rundum wohl fühlen. Dabei ist auch hier dafür gesorgt, dass im Notfall die medizinische Versorgung schnell zur Stelle ist.

Sie könnten natürlich auch eine ambulante Geburt in Erwägung ziehen. Bei dieser Variante erleben Sie den Geburtsvorgang selbst im Krankenhaus, verlassen dieses aber innerhalb der nächsten vierundzwanzig Stunden, um mit Ihrem Baby nach Hause zu fahren. Wenn Sie sich körperlich dazu in der Lage fühlen und jemanden haben, der Ihnen beim Alltag mit dem Baby (und vielleicht mit den Geschwisterkindern und dem Haushalt) unter die Arme greift, kann das eine sehr schöne Alternative zum Wochenbett in einer Klinik sein. Denn dann haben Sie bei der Geburt alle Möglichkeiten, die eine moderne Geburtsklinik zu bieten hat, und können die Geburt mit Ihrem Kind trotzdem in Ihrer vertrauten Umgebung harmonisch und ruhig ausklingen lassen.

Wer eine Hausgeburt anstrebt, sollte sich seiner Sache ganz sicher sein. Denn wenn Sie sich während der Geburt wegen möglicher Komplikationen sorgen, wird Sie das blockieren, was für den Fortgang der Geburt nicht förderlich ist. Suchen Sie eine Hebamme, die mit all diesen Varianten Erfahrung hat, und lassen Sie sich in Ruhe zu den Möglichkeiten beraten.

? Wann ist der richtige Zeitpunkt, sich mit einer Hebamme in Verbindung zu setzen, wenn wir eine Hausgeburt planen?

Für die erste Kontaktaufnahme mit der Hebamme lässt sich keine konkrete Schwangerschaftswoche nennen. Denn der Zeitpunkt ist eben dann gekommen, wenn Sie mit der Idee einer Hausgeburt liebäugeln. Manche Frauen wissen schon bevor sie schwanger werden, dass sie ihr Kind unbedingt zu Hause gebären wollen, während bei anderen der Entschluss zur Hausgeburt erst im Laufe der Schwangerschaft reift. Dann sollten Sie möglichst schnell Kontakt zu einer Hebamme aufnehmen, die Erfahrung mit Hausgeburten hat. So kann schon frühzeitig geklärt werden, wie die Voraussetzungen dafür sein müssen und ob es vielleicht Hindernisse gibt, die gegen eine Hausgeburt sprechen. Dieses erste Gespräch kann Ihnen helfen, sich definitiv für eine Hausgeburt zu entscheiden oder aber Ihren Wunsch zu revidieren. Gerade bei einer Hausgeburt ist es enorm wichtig, dass die Vertrauensbasis zwischen den agierenden Menschen stimmt. Daher sollten Sie so bald wie möglich damit beginnen, eine Beziehung zwischen Ihnen, Ihrer Familie und der Hebamme aufzubauen.

? Woran müssen wir im Vorfeld denken, wenn wir eine Hausgeburt planen?

Sie sollten, wie oben beschrieben, rechtzeitig Verbindung mit einer Hebamme aufnehmen, um mit entsprechendem Vorlauf alles Wichtige zu besprechen. Parallel dazu sollten Sie sich auf jeden Fall in einem Krankenhaus in Ihrer Nähe anmelden, – für den Fall, dass aus irgendwelchen Gründen vielleicht doch keine Hausgeburt möglich ist. Kurz vor dem Geburtstermin sollten Sie sicherstellen, dass Telefon, Heizung (auch in der warmen Jahreszeit, denn Neugeborene frieren leicht) und Waschmaschine funktionieren, und dafür sorgen, dass das Auto vor der Tür (für eine eventuelle Fahrt in die Klinik) anspringt und vollgetankt ist. Idealerweise ist in dieser Zeit auch immer jemand in Ihrer Nähe beziehungsweise kann schnell zur Stelle sein. Kümmern Sie sich rechtzeitig um einen (auch nachts) flexiblen Babysitter für Ihre älteren Kinder, denn diese müssen auch während einer Hausgeburt betreut werden. Füllen Sie Ihre Vorräte auf, sodass kurz nach der Geburt nicht noch groß eingekauft und gekocht werden muss. Sie sollten Kaffee und Tee im Haus haben, den Kaffee braucht eventuell die Hebamme (nicht um wach zu bleiben, sondern für den Dammschutz, siehe auch Seite 124). An Tee sollten Sie Frauenmantel und Hirtentäschel, einen speziellen Still-/Milchbildungstee und Fencheltee fürs Baby bereit halten. Klären Sie, welcher Kinderarzt für einen Hausbesuch in der ersten Lebenswoche (dann steht die U2 an) in Frage kommt. Falls Sie einen negativen Rhesusfaktor (siehe Seite 169) haben, können Sie sich schon jetzt ein Rezept für die Prophylaxe besorgen.

❓ Ist meine Wohnung denn sauber genug für eine Geburt?

Wenn Ihre Wohnung sauber geputzt und einigermaßen aufgeräumt ist, erfüllt sie die hygienischen Standards für eine Entbindung. Eine Geburt ist nämlich kein steriles Ereignis, denn auch Ihr Körper und der des Babys sind mit Keimen besiedelt. Der Vorteil ist, dass Ihrem Immunsystem die Keimbelastung zu Hause bereits »vertraut« ist und es daher mit den Keimen umzugehen weiß. Selbstverständlich wird die Hebamme sauber arbeiten: Sie verwendet sterile Handschuhe für Untersuchungen und auch ihre Instrumente sind keimfrei. Dabei ist es durchaus ein Vorteil, dass Sie nur von einer Person, nämlich Ihrer Hebamme, untersucht werden. Denn umso mehr Geburtshelfer die Gebärende vaginal untersuchen, umso größer ist die Gefahr, Keime einzuschleppen. Wenn Sie stillen, ist Ihr Baby durch den Nestschutz gut vor Infektionen geschützt. Denn über die Muttermilch bekommt es Abwehrstoffe gegen all die Keime, die das mütterliche Immunsystem bereits kennt.

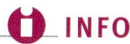 **INFO**

Auch für die Hausgeburt hier eine Liste als Gedächtnisstütze. Sie enthält all das, was Sie vorbereiten und bereit halten sollten, sodass Sie ruhig in die Geburt gehen können.

- Telefonliste, auf der die Nummern von Hebamme, Frauenarzt, Krankenhaus, Rettungsleitstelle, Kinderarzt und dem Babysitter für die Geschwisterkinder vermerkt sind;
- Mutterpass;
- Klinikkoffer (für alle Fälle, siehe dazu auch Seite 68);
- möglichst frei stehendes, gut zugängliches Bett mit Kissen und Decken, die gewaschen werden können;
- mehrere wasserfeste Unterlagen, drei bis vier Leintücher;
- verschieden große, frisch gewaschene Handtücher;
- zwei Sessel oder Hocker (für den Vater und um die Beine der Mutter gut lagern zu können, wenn nach der Geburt eventuell eine Dammverletzung versorgt werden muss);
- eine helle Steh- oder Schreibtischlampe, damit die Hebamme bei der Nahtversorgung den Durchblick hat;
- eine (Funk-)Uhr für die exakte Geburtszeit;
- Waschschüssel oder Bidet (für Sitzbäder);
- Sitzring;
- Coolpacks/Kühlelemente, falls es zu Nachblutungen kommt;
- Müllsäcke und breites Klebeband;
- Einmal-Netzhöschen und Steg- oder Flockenwindeln;
- Lippenpflegestift;
- Badewanne oder -eimer beziehungsweise eine Waschschüssel fürs Baby;
- angewärmte Handtücher und Waschlappen fürs Baby;
- Windeln in der kleinsten Größe (Einmal- oder Stoffwindeln);
- gewaschene Baby-Erstausstattung (Langarmbody, Strumpfhose, Hose, Pulli oder Jacke, Erstlingsmütze und Söckchen);
- gewaschene Babydecke;
- Teefläschchen mit kleinstem Teesauger (beides ausgekocht);
- Kirschkernkissen.

❓ Kann die Hebamme während der Hausgeburt auch die Herztöne des Babys überwachen?

Die Hebamme muss die kindliche Herzfrequenz natürlich auch während einer Hausgeburt mit geeigneten Mitteln überwachen. Denn anhand der Herztöne lässt sich sehr genau ablesen, wie es dem Baby während der Geburt geht (siehe auch Seite 81). Es kommen deshalb heute häufig tragbare elektronische Geräte wie ein (wasserdichtes) Doptone (elektrisch verstärktes Mikrofon zur Kontrolle in der Badewanne) oder ein CTG-Gerät (wie es auch im Krankenhaus verwendet wird) zum Einsatz. Fragen Sie Ihre Hebamme schon vor der Geburt, wie sie die Herztöne des Kindes überwachen wird, Sie kann Ihnen das Gerät schon im Vorfeld zeigen und erklären.

❓ Ich habe ein bisschen Angst, dass ich kurz vor der Geburt in Panik gerate. Kann ich dann trotzdem noch in der Klinik entbinden?

Sie können jederzeit noch Ihre Pläne ändern! Und dafür muss es auch es keine »objektiven« Gründe geben, wie etwa Komplikationen in der Spätschwangerschaft und damit verbundene Geburtsrisiken. Wenn sich ein mulmiges Gefühl bemerkbar macht, sollten Sie darüber mit der betreuenden Hebamme sprechen. Sie kann Sie dann so objektiv wie möglich beraten, ob eine Hausgeburt für Sie dennoch in Frage kommt. Genau deshalb ist es so wichtig, dass Sie sich bei der Planung der Hausgeburt auch überlegen, welches Krankenhaus für Sie im Falle eines Sinneswandels (oder im Notfall) in Frage kommt. Dort sollten Sie sich auch sicherheitshalber für eine Geburt anmelden. Selbst wenn die Geburt schon begonnen hat, müssen Sie nicht um jeden Preis zu Hause durchhalten. Wenn Sie dann doch lieber in eine Klinik möchten, sagen Sie das Ihrer Hausgeburtshebamme, sie wird Sie dabei unterstützen. Schließlich ist Sie dazu da, Ihnen eine Geburt nach Ihren Vorstellungen (und die können sich ja ändern!) zu ermöglichen.

❓ Dürfen meine größeren Kinder bei der Geburt anwesend sein?

Das kommt zum einen auf Sie und Ihre Einstellung zur Geburt, zum anderen aber auch auf das Alter der Kinder an. Prinzipiell spricht nichts dagegen, wenn Kinder eine Geburt miterleben. Abhängig vom Alter der Kinder sollten Sie sich die Frage stellen, ob sie die dabei gewonnenen Eindrücke tatsächlich verarbeiten und einordnen können. Beispielsweise könnte ein kleines Kind kaum verstehen, was da gerade passiert, und daher auch keinen Sinn in Mamas Schmerzen sehen. Die Folge wäre, dass es Angst um Mama bekäme. Häufig fügt es sich bei Hausgeburten, dass Kinder intuitv entscheiden, ob sie dabei sein möchten. Beispielsweise verschlafen kleinere Kinder gern die ganze Geburt, sind – sobald das neue Baby da ist – aber plötzlich hellwach. Sorgen Sie deshalb dafür, dass neben Ihrem Partner (den werden Sie bei sich haben wollen) noch eine Vertrauensperson für die Kinder vor Ort ist, die ihnen die Situation erklären kann und sich um sie kümmert.

❓ Wann muss man eine Hausgeburt abbrechen und zum Entbinden in ein Krankenhaus fahren?

Sie sollten zu jedem Zeitpunkt einer Hausgeburt offen dafür sein, in die Klinik aufzubrechen. Denn wenn es Komplikationen, wie etwa einen Geburtsstillstand, gibt, kann jede Minute zählen. Die häufigsten Gründe für den Ortswechsel in ein Krankenhaus sind auffällige Herztonveränderungen beim Kind oder ein Geburtsstillstand. In seltenen Fällen muss nach der Geburt in die Klinik gewechselt werden, etwa wenn sich die Plazenta nicht von allein löst oder wenn der Blutverlust bedenklich ist. Es kommt aber auch immer wieder vor, dass sich die Gebärende kurz vor der Geburt doch noch zu einer medikamentösen Schmerztherapie oder einer PDA entschließt. Auch dann ist ein Ortswechsel in die Klinik notwendig, denn das kann eine Hausgeburt nicht leisten.

❓ Wie groß ist das Risiko, dass meinem Baby bei der Hausgeburt etwas passiert?

Ihre Hebamme wird eine Geburt zu Hause nur dann verantworten, wenn bis zum Geburtsbeginn keinerlei Risiken oder Probleme aufgetreten sind und wenn die Vorzeichen für die Geburt optimal aussehen. Sie wird während der Geburt auf alle Maßnahmen verzichten, die Mutter oder Kind in eine Stresssituation bringen könnten. Sie wird also tunlichst auf die Eröffnung der Fruchtblase (Amniotomie) verzichten und nur nach Bedarf Schmerz- oder Wehenmittel verabreichen. Sie wird Sie während der Geburt kontinuierlich betreuen und überwachen und kann daher sofort auf Abweichungen vom normalen Geburtsverlauf reagieren, sprich eine Verlegung ins Krankenhaus veranlassen. Statistiken zeigen, dass es bei Hausgeburten keine höheren Risiken für Mutter und Kind gibt, wenn sie von einer erfahrenen Hausgeburtshebamme betreut werden, die vorher genau abwägt, welche Geburt zu Hause stattfinden kann und welche nicht. Sollte dann jedoch trotzdem etwas Unvorhersehbares passieren, ist das Problem – bedingt durch die Infrastruktur zu Hause – generell schlechter lösbar als in einer Klinik.

❓ Wie lange haben wir Zeit, um in die Klinik zu kommen, falls bei der Hausgeburt wirklich etwas schiefgeht?

Hierbei spielt natürlich die Entfernung des Wohnorts zum Wunschkrankenhaus beziehungsweise zur nächstgelegenen Klinik eine große Rolle. Wünschenswert wäre eine Verlegungszeit von nicht mehr als zwanzig Minuten. Doch da sich während der Geburt die meisten Probleme schon frühzeitig abzeichnen, sollte auch bei einer längeren Fahrzeit kein Zeitdruck entstehen, wenn die Hebamme und alle Beteiligten rechtzeitig reagieren. Im Einzelfall kann die Hebamme die Situation durch den Einsatz von Notfallmedikamenten entschärfen.

❓ Mein Mann ist strikt gegen eine Hausgeburt. Wie kann ich ihn überzeugen?

Optimalerweise befürworten alle Beteiligten die Hausgeburt, wodurch die Atmosphäre während der Entbindung absolut stressfrei sein wird. Und eben das ist für Sie als Gebärende wichtig. Das Letzte, was Sie dann brauchen, ist ein nervöser Mann, der sofort in Panik gerät. Diese Unruhe würde sich sehr schnell verbreiten und die Stimmung negativ beeinflussen. Finden Sie heraus, was genau die Bedenken Ihres Mannes sind und wie die Situation sein müsste, damit er sie mitträgt. Sammeln Sie Informationen, besprechen Sie Vorteile und Risiken. Organisieren Sie ein Dreiergespräch mit Ihrer Hausgeburtshebamme, bei dem er seine Fragen und Vorbehalte ansprechen kann. Wenn er sich trotzdem nicht überzeugen lässt, könnte die Lösung vielleicht so aussehen, dass Sie ihm zuliebe ambulant in der Klinik entbinden, dann aber mit dem Baby nach Hause fahren. Oder Sie lassen es darauf ankommen und bekommen Ihr Baby zu Hause, müssen dann aber einkalkulieren, das Ihr Mann vielleicht nicht dabei sein wird.

❓ Muss bei der Hausgeburt ein Arzt vor Ort sein?

Solange die Geburt ohne Auffälligkeiten oder Probleme verläuft, wird sie von der Hebamme eigenverantwortlich geleitet und durchgeführt. Ein Arzt wird erst dann erforderlich, wenn es zu Problemen oder Unregelmäßigkeiten kommt. Da es aber nur sehr wenige Ärzte gibt, die bereit sind, zu einer Hausgeburt kommen, würden die meisten Frauen dann doch ins Krankenhaus fahren. Falls es bei der Hausgeburt zu Dammverletzungen kommt, wird die Hebamme die Nahtversorgung durchführen. Während der Geburt darf die Hebamme aber auch krampflösende Zäpfchen oder Injektionen gegen die Schmerzen eigenständig einsetzen. Medikamente oder Infusionen, die in die Vene verabreicht werden müssen, dürfen von Hebammen jedoch nur im Notfall angewendet werden.

❓ Ich habe gehört, dass man das Baby nach der Geburt in rote Tücher wickeln soll. Warum?

Mit der Geburt ändert sich für das Baby so gut wie alles! Es verlässt die gewohnte Umgebung und hat auf einmal viele neue Eindrücke zu verarbeiten. Um eine wohlige und irgendwie vertraute Atmosphäre zu schaffen, empfehlen viele Hebammen die Verwendung von vorgewärmten roten, rosa- oder orangefarbenen Tüchern, in die das Babys sofort nach der Geburt eingewickelt wird. Damit soll dem Kind eine vertraute Umgebung, wie es sie aus dem Mutterleib kennt, angeboten werden. Denn Ihr Baby hat die letzten neun Monate in Ihrer Gebärmutter verbracht und dort – je nachdem, wie die Lichtverhältnisse außen waren – auch Farben wahrgenommen. Natürlich waren die Farbschattierungen im Inneren der Gebärmutter gedämpft, doch man nimmt an, dass sie durch die gut durchblutete Muskulatur bläulich-rot zu sehen waren. Die angenehm warmen roten Tücher sollen diese Atmosphäre imitieren und dem Baby damit ein Stück Vertrautes geben.

❓ Ab welcher Schwangerschaftswoche dürfte mein Baby denn zu Hause geboren werden?

Kinder, die vor der vollendeten 37. Schwangerschaftswoche geboren werden, gelten als Frühgeburt, weswegen eine Hausgeburt erst mit Beginn der 38. Schwangerschaftswoche stattfinden kann. Wenn sich eine Frühgeburt ankündigt, wird Ihnen die Hebamme grundsätzlich von einer Hausgeburt abraten, denn das Risiko von Komplikationen und die Gefahr für Mutter und Kind sind in solchen Fällen viel zu groß.

❓ Kann ich zu Hause auch im Wasser gebären?

Natürlich kann auch zu Hause eine Wassergeburt stattfinden. Sollte die vorhandene Badewanne zu klein oder zu wenig komfortabel sein, kann ein Geburtspool angeschafft werden.

Das sind aufblasbare Pools, die direkt für Wassergeburten entwickelt wurden. Sie sind heute samt Zubehör über das Internet oder den Fachhandel zu bestellen (siehe Adressen, die weiterhelfen ab Seite 242). Für eine Wannengeburt zu Hause gelten natürlich dieselben Bedingungen wie in der Klinik: Die Badewanne sollte sauber sein und das Wasser sollte eine Temperatur haben, die der Anstrengung angemessen ist (empfehlenswert sind 34 bis 36 Grad; siehe dazu auch Seite 109). Zu heißes Wasser könnte Kreislaufprobleme verursachen beziehungsweise die kindliche Herzfrequenz beschleunigen. Die Hebamme muss natürlich über die Wassergeburt informiert sein und wird dann ein Überwachungsgerät mitbringen, das die Herztöne des Babys auch im Wasser kontrollieren kann (siehe dazu auch Seite 81 und 158).

❓ Was mache ich, wenn meine Hebamme vor der Hausgeburt krank wird?

Viele Hebammen arbeiten in Teams und stellen dadurch sicher, dass Sie für den Fall der Fälle nicht ohne Hebammenbeistand dastehen. Sie sollten diese Sorge aber auf jeden Fall ansprechen, Ihre Hebamme wird Ihnen dann mitteilen, ob sie eine Vertretung hat und wie das funktionieren würde. Wenn es Ihnen ein Anliegen ist und mehr Sicherheit gibt, können Sie die Vertretung sicherlich vor der Geburt kennenlernen.

❓ Wie lange bleibt die Hebamme nach der Hausgeburt noch bei uns?

Bei einer Hausgeburt bleibt die Hebamme normalerweise drei Stunden bei der Frischentbundenen, um zu sehen, dass es keine Nachblutung gibt und es Mutter und Kind gut geht. Doch auch nach dem Aufbruch der Hebamme sollten Sie mit dem Baby nicht allein sein. Sie brauchen dann jemanden, der sich um das Baby und Sie kümmert, den Haushalt versorgt und Ihnen zumindest in den ersten Tagen zur Seite steht.

❓ Was passiert bei einer Hausgeburt eigentlich mit der Plazenta?

Manche Familien haben ganz eigene Traditionen, wie mit der Nachgeburt umzugehen ist. Ein alter Brauch ist es, die Plazenta zu vergraben und an eben dieser Stelle einen jungen Baum zu pflanzen, der dann besonders gut gedeihen soll. Wenn Sie keinen Garten haben und auch ansonsten nicht wissen, was Sie mit dem Mutterkuchen anstellen sollen, ist in den einzelnen Ländern unterschiedlich damit zu verfahren: Während die Plazenta in Deutschland von der Hebamme mitgenommen und fachgerecht entsorgt werden muss, darf sie in Österreich mit dem Hausmüll abgeholt werden. In diesem Fall sollten Sie die Plazenta jedoch in mehrere Müllsäcke einpacken und diese sehr gut mit Klebeband verschließen, bevor Sie sie in den Abfalleimer legen. Sonst könnte es sein, dass ein Müllmann den Schock seines Lebens bekommt!

❓ Wäre es auch möglich, dass ich nur im Beisein meines Mannes zu Hause entbinde?

Rein von der Gesetzeslage her ist jede Schwangere verpflichtet, zur Geburt eine Hebamme hinzuzuziehen. Falls das nicht möglich ist (etwa wenn Sie irgendwo durch widrige Umstände von der Zivilisation abgeschnitten wären), muss die Hebamme so bald wie möglich verständigt werden, da eine Geburt von einer befugten Person (sprich der Hebamme) angezeigt werden muss. Auch wenn es romantisch erscheinen mag: Eine Geburt ganz ohne fachkundige Unterstützung ist nicht ratsam. Denn eine Hebamme erkennt sofort, wenn bei der Geburt nicht alles glatt läuft, und wird geeignete Maßnahmen einleiten. Wenn Sie jedoch allein sind, ist niemand da, der das Problem erkennen und lösen könnte, und das kann zu weiteren Komplikationen führen. Und keine Angst: Eine Hebamme wird Ihre Privatsphäre nur so weit stören, wie es medizinisch nötig ist, und sich sonst im Hintergrund halten.

❓ Ich lebe allein, würde aber trotzdem gern ambulant entbinden – geht das?

Natürlich können Sie auch allein ambulant entbinden und gleich nach der Geburt nach Hause gehen. Sie sollten in diesem Fall nur dafür sorgen, dass Sie gerade in der ersten Zeit nach der Geburt nicht allein sind, also jemand da ist, der Sie unterstützt beziehungsweise umsorgt. Eine Hebamme, die die Nachsorge übernimmt, und ein Kinderarzt, der das Baby betreut, sind unentbehrlich, können dies jedoch nicht leisten. Für alltägliche Besorgungen, den Haushalt oder einfach nur für Gespräche sollte jemand da sein, dem Sie voll und ganz vertrauen. Denn es ist eher unwahrscheinlich, dass Sie nach der Geburt körperlich sofort wieder ganz fit sein werden. Dann werden Sie froh sein, wenn Sie Ihre Energie für die Versorgung Ihres Babys und für sich selbst einsetzen können und sich nicht noch um Alltagskram kümmern müssen.

❓ Was ist ein Geburtshaus?

In einem Geburtshaus wird großer Wert auf die ganzheitliche Betreuung der Gebärenden und ihres Babys gelegt. Die medizinische Betreuung sollte dabei in keinem Widerspruch zum geistigen und seelischen Wohlbefinden der Schwangeren stehen. In den meisten Geburtshäusern geht man davon aus, dass die Frau selbst in der Lage ist, ihr Kind zur Welt zu bringen, sodass nur im Notfall eingegriffen wird. Die Atmosphäre in einem Geburtshaus vermittelt Ruhe, Geborgenheit und Sicherheit, was für Frauen, die Angst vor der manchmal etwas hektischen Atmosphäre in einer großen Klinik haben, sicherlich von Vorteil ist. Geburtshäuser sind in Deutschland und der Schweiz wesentlich verbreiteter als in Österreich. In beiden Ländern ist es üblich, dass die Frau bei einer Geburt im Geburtshaus eine Pauschale für Betrieb und Instandhaltung des Geburtshauses bezahlt, ein Betrag, der in Deutschland von der Krankenkasse übernommen wird

Endlich – das Baby ist da!

Sie haben es geschafft! Auf welchem Weg auch immer Ihr Baby das Licht der Welt erblickt hat – ob vaginal oder per Kaiserschnitt, ob unter stundenlangen Wehen oder im Hauruck-Verfahren, ob unter großen Schmerzen und in tiefer Verzweiflung: All das ist jetzt vergessen, denn der Moment, auf den Sie so lange gewartet haben, ist endlich da: Ihr Baby ist geboren! Sie werden diesen Moment nie vergessen, den ersten Blick auf dieses neue, zerbrechliche Menschenkind. Der erste Schrei oder der erste Blick aus seinen Augen, das erste Mal, dass Sie dieses kleine Wesen, das so lange in Ihrem Bauch war, festhalten können. Sie werden ganz einfach überwältigt sein. Und erschöpft. Und unendlich glücklich.

Frauen, die von ihren Geburten berichten, können sich häufig an die erste Zeit danach nicht wirklich erinnern. Sie haben nicht bewusst wahrgenommen, was mit ihnen und um sie herum unmittelbar nach der Geburt passierte, denn sie waren so von ihrem Kind gefesselt, dass alles andere wie in einem Nebel um sie herum ablief. So einzigartig und innig dieser Moment der Begegnung mit dem Baby ist – es gibt nach der Geburt einige Routineabläufe, die vom geburtshilflichen Personal eingehalten werden müssen. Denn mit ihrer Hilfe lässt sich das Risiko für Mutter und Kind noch einmal minimieren. Nachdem Sie Ihr Kind geboren haben, muss auch noch die Plazenta geboren werden. Danach werden eventuelle Geburtsverletzungen versorgt und auch das Baby selbst wird genau untersucht, um ihm einen optimalen Start zu ermöglichen. Vielleicht empfinden Sie nach der Geburt in erster Linie Freude, dass alles vorbei ist. Vielleicht haben Sie danach aber auch das Gefühl, dass dieses Ereignis Sie für immer verändern wird, dass Sie plötzlich Zugang zu einer neuen Weiblichkeit haben: dem Gefühl, Frau zu sein, mit allem, was dazugehört.

❓ Was passiert eigentlich als Erstes, wenn das Baby auf der Welt ist?

Wenn das Baby geboren ist, liegt es in der Regel zuerst ganz kurz zwischen den Beinen der Mutter. Nun sieht sich der Geburtshelfer das Baby an und schätzt seine Situation ein: Er beobachtet die Atmung, den Herzschlag und die Hautfarbe. Wenn alles in Ordnung ist, wird das Baby – häufig unter Mithilfe des Vaters – abgenabelt, abgetrocknet (das ist ganz wichtig, denn Neugeborene haben eine sehr schlechte Wärmeregulation!) und auf den Bauch oder in den Arm der Mutter gelegt. Es kommt aber auch vor, dass das Baby zuerst einmal auf den Bauch der Mutter gelegt und erst dann abgenabelt wird. Viele Babys sind von den Strapazen der Geburt so erschöpft, dass sie erst einmal einschlafen. Wenn das bei Ihrem Baby nicht der Fall ist, sollten Sie die Gelegenheit nutzen und es an die Brust legen. Wenn es dazu bereit ist, wird Ihr Kind die Brust von selbst suchen. Es kann sein, dass es dann ein bisschen Hilfe bei der Orientierung braucht, doch viele Babys schaffen auch das ganz allein. Und es ist kein Grund zur Sorge, wenn Ihr Baby nicht sofort saugt! Frühes Anlegen ist natürlich gut, aber manche Babys sind von der Geburt einfach erschöpft und brauchen noch etwas Zeit. Die Hebamme wird Ihnen beim ersten Anlegen helfen und kann genau zeigen, wie Ihr Baby die Brustwarze nehmen sollte (siehe Seite 198 ff.).

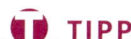 **TIPP**

»Schau mir in die Augen, Mama!« scheint so manches Baby kurz nach der Geburt sagen zu wollen! Achten Sie deshalb unbedingt auf die ersten Blicke Ihres Kindes! Erfahrene Hebammen und Mütter erzählen immer wieder, dass Babys in ihren ersten Lebensminuten einen so ernsten, beinahe weisen Gesichtsausdruck haben und damit den Eindruck vermitteln, als hätten sie unendlich viel zu erzählen.

❓ Tut es meinem Baby nicht weh, wenn die Nabelschnur durchschnitten wird?

Nein, denn die Nabelschnur selbst ist nicht schmerzempfindlich. Außerdem wird Ihr Baby erst dann abgenabelt, wenn die Nabelschnur nicht mehr pulsiert, was meist nach einigen Minuten der Fall ist. Für das Abnabeln werden zwei Klemmen mit etwas Abstand an die Nabelschnur gesetzt, und dazwischen wird die Nabelschnur durchtrennt. In vielen Kliniken ist es üblich, den Vater zu fragen, ob er das tun möchte. Der Großteil der Väter nimmt dieses Angebot gern an, um dadurch symbolisch an der Geburt des Kindes und an seinem Entlassen ins Leben beteiligt zu sein. Einige Väter lehnen das Angebot aber auch ab, da sie nicht derjenige sein wollen, der die Mutter endgültig von ihrem Kind trennt. Und hier noch ein Fakt für Interessierte: Die durchschnittliche Länge der Nabelschnur beträgt 55 Zentimeter.

❓ Stimmt es, dass Babys schreien müssen, um den ersten Atemzug zu tun?

Es gibt Babys, die kommen brüllend zur Welt. Es gibt aber auch ganz stille neue Erdenbürger, die sich nur mit großen Augen ihre Umgebung ansehen. Bei all dem vergisst man leicht, dass das Baby bis zu diesem Moment noch nie selbst geatmet hat, denn es wurde über die Nabelschnur (auch in der ersten Zeit nach der Geburt noch) mit Sauerstoff aus dem Blut der Mutter versorgt. Mit dem ersten Atemzug ändert sich der Kreislauf des Kindes, wodurch die Nabelschnur zu pulsieren aufhört. Dass dies ein gewaltiges, einschneidendes Erlebnis für einen so kleinen Menschen ist, ist logisch. Und dass so manches Kind diese Anstrengung nicht besonders mag, ist nur allzu verständlich. Einen Vorteil hat ein schreiendes Baby: Man kann ganz sicher sein, dass es atmet und dass sich Herz und Blutkreislauf nun umstellen, den kleinen Körper selbstständig mit Sauerstoff zu versorgen.

❓ Was versteht man unter dem Apgar-Test?

Virginia Apgar ist der Name der Ärztin, die 1953 mit diesem Schema erstmals beobachtete, wie gut das Neugeborene mit dem Leben außerhalb der schützenden Hülle klarkommt. Dabei wird mithilfe eines Punktesystems festgehalten, wie sich die kindlichen Vitalfunktionen umstellen, nachdem das Baby nicht mehr durch die Plazenta versorgt wird. Denn die Geburt bedeutet für Babys, dass sich Atmung, Kreislauf, Stoffwechsel, Wärmeregulation und Infektabwehr von jetzt auf gleich umstellen. Rund 95 Prozent aller reifen Neugeborenen gelingt das rasch und unauffällig. Zur Feststellung werden dreimal (nach einer, nach fünf und nach zehn Minuten) die Herzfrequenz des Babys gemessen, seine Atmung beobachtet, die Hautfärbung und der Spannungszustand der Muskulatur beurteilt und die Reflexe ausgelöst. Für jeden dieser fünf Parameter werden 0 bis 2 Punkte vergeben, sodass sich eine Höchstpunktzahl von 10 Punkten ergibt. Die meisten Babys weisen beim ersten Test Apgar-Werte von 8 oder mehr auf, die sich beim zweiten und dritten Test in der Regel noch auf 9 oder 10 Punkte steigern.

❓ Wird dem Baby auch noch Blut abgenommen?

Nein, dem Baby selbst wird kein Blut abgenommen. Es wird jedoch unmittelbar nach der Geburt Blut aus der Arterie der Nabelschnur entnommen und damit der Zustand des Babys kontrolliert. Bei diesem wichtigen Teil der Erstversorgung des Kindes wird der pH-Wert des Nabelschnurbluts bestimmt, der über 7,15 liegen sollte. Dabei wird das Blut aus einem bereits abgeklemmten Stück der Nabelschnur entnommen und sofort von der Hebamme getestet, wovon das Baby überhaupt nichts spürt! Sollten Sie einen negativen Rhesusfaktor haben, wird gleichzeitig Blut aus der Nabelschnur abgenommen, um die Blutgruppe des Kindes mit Ihrer vergleichen zu können. Diese Untersuchung entfällt bei einer Hausgeburt.

❓ Was bitte ist Käseschmiere?

Wenn Ihr Baby vor dem errechneten Geburtstermin zur Welt kommt, ist es höchstwahrscheinlich bei der Geburt am ganzen Körper von einer weißlichen, etwas schmierigen Schicht überzogen, der Vernix caseosa oder Käseschmiere. Bei Babys, die rund um den Geburtstermin geboren werden, sind eventuell noch Reste der Käseschmiere zu sehen. Dieser »Überzug« wird ungefähr ab der 17. Schwangerschaftswoche produziert und besteht aus Talg, der von den Talgdrüsen des Babys selbst gebildet wird, aus abgeschilferten Hornzellen (Hautepithelien) und aus feinen Härchen des Babys. Die Käseschmiere schützt das Baby im Mutterleib vor Infektionen und fettet die Haut regelrecht ein, sodass sie durch das Fruchtwasser nicht aufweichen kann. Die Käseschmiere muss nach der Geburt übrigens nicht weggeschrubbt werden, sie verschwindet nach und nach von selbst. Kommt ein Baby ganz ohne Käseschmiere und mit schrumpeliger Haut auf die Welt, ist das ein Hinweis, dass das Baby übertragen wurde.

❓ Müssen Babys nach der Geburt unbedingt gebadet werden?

Nein, ein Bad ist nicht immer zwingend notwendig. Es gibt Babys, die beinahe »blütenrein«, also ohne Käseschmiere und Blut auf der Haut, zur Welt kommen. Wenn Ihr Baby dagegen ein Bad nötig haben sollte, wird dieses – wie in vielen Krankenhäusern so üblich – wahrscheinlich noch im Kreißsaal stattfinden. Meist übernehmen das die anwesenden stolzen Väter unter Anleitung der Hebamme oder der Kinderschwester. Wichtig ist es, das Neugeborene auch beim Baden warm zu halten, denn Babys kühlen sehr schnell aus. Besonders über den im Verhältnis zum Körper relativ großen Kopf kann sehr viel Wärme verloren gehen. Aus diesem Grund sind nach dem Bad für Neugeborene die guten alten Neugeborenenhäubchen aus weißer Baumwolle nicht das Schlechteste. Wenn im Kreißsaal keine Zeit mehr sein sollte, kann das erste Bad auch später auf der Neugeborenenstation stattfinden. Hier wird dann auch kontrolliert, ob innerhalb von 24 Stunden der erste Harn und Stuhl da ist. Außerdem haben die Kinderschwestern ein Auge auf die Hautfarbe, die Atmung, das Trinkverhalten, den Allgemeinzustand und die Körpertemperatur des Neugeborenen und überwachen die Gewichtskurve.

? Habe ich bei der Nachgeburt noch einmal Wehen? Sind die wieder so schmerzhaft wie vorher?

Meist ist es ein fließender Übergang von der Pressphase in die Nachgeburtsphase, damit mithilfe der Gebärmutterkontraktionen auch die Plazenta geboren werden kann. Diese Nachgeburtswehen sind mit den echten Geburtswehen jedoch in keinster Weise zu vergleichen. Sie sind viel leichter und viel weniger schmerzhaft. Zuweilen wird auch ein wehenauslösendes Hormon gespritzt, damit sich die Plazenta schneller ablöst. Wenn dann noch ein leichter Druck auf den Bauch erfolgt, ganz sanft an der Nabelschnur gezogen wird und Sie mitpressen, wird die gelöste Plazenta geboren. Das ist nicht schmerzhaft, es fühlt sich eher warm, weich und glibberig an. Durch die Ablösung der Plazenta entsteht in der Gebärmutter eine Wunde, durch die Sie zwischen 200 und 500 Milliliter Blut verlieren. Die Dauer der Nachgeburtsphase wird in der Regel mit zehn bis zwanzig Minuten angegeben, es kann ohne Wehenmittel aber auch etwas länger dauern.

? Was passiert nach der Geburt eigentlich mit der Plazenta?

Die gewonnene Plazenta und die Eihäute werden nach der Geburt genau begutachtet, ihre Form, Größe und Beschaffenheit werden kontrolliert. Dabei wird besonders darauf geachtet, dass der Mutterkuchen vollständig geboren ist, da es sonst zu schweren Komplikationen kommen kann. Die Plazenta ist annähernd kreisrund und hat einen Durchmesser von rund 20 Zentimetern. Sie ist zwei bis drei Zentimeter dick und wiegt in etwa 500 Gramm (das ist vom Gewicht des Kindes abhängig). Sie ist auf der einen Seite dunkelrot und auf der anderen von silbrigen Häuten (den Eihäuten) überzogen, die Blutgefäße bilden die Form eines verästelten Baumes. Wenn es Sie interessiert, sollten Sie sich von Ihrer Hebamme die Plazenta zeigen und erklären lassen. Ansonsten werden Sie von der Untersuchung des Mutterkuchens nichts mitbekommen. In früheren Zeiten war es üblich, die Plazenta nach einer Geburt zu vergraben und darauf einen Baum zu pflanzen – heute wird sie in Kliniken mit dem Sondermüll verbrannt. Wenn Sie Ihre Plazenta für eine Pflanzaktion mitnehmen möchten, sollten Sie das der Hebamme rechtzeitig sagen.

? Was passiert, wenn die Plazenta nicht vollständig geboren wird?

Wenn bei der Kontrolle und Inspektion der Plazenta der leiseste Verdacht aufkommt, dass die Plazenta nicht vollständig sein könnte, muss nachgetastet werden. Das bedeutet, dass Teile des Mutterkuchens, die in der Gebärmutter abgerissen oder haften geblieben sind, unter Narkose gelöst werden. Es kann auch sein, dass eine Kürettage, also Ausschabung der Gebärmutter, nötig ist, die ebenfalls unter Narkose erfolgt. Denn wenn auch noch so kleine Plazentareste in der Gebärmutter zurückbleiben, würde das zu massiven Entzündungen führen – und das wäre für Sie als Mutter lebensbedrohlich.

? Was versteht man unter der U1?

Möglichst bald nach der Geburt wird die Erstuntersuchung des Babys von der Hebamme oder von einem Kinderarzt durchgeführt. Dabei wird Ihr Baby untersucht, gemessen und gewogen. Zur Untersuchung gehören das Abhören von Herz und Lunge, eine Tastuntersuchung des Bauches, die exakte

Inspektion der Genitalien, der Haut, der Hände und Füße, der Augen und Ohren sowie eine genaue Tastuntersuchung des harten Gaumens und die Beurteilung des Muskeltonus. Danach wird der Nabelschnurrest auf eine Länge von ein bis zwei Zentimeter gekürzt und mit einer Klemme versehen. Das Kind wird zwar von Blutspuren gereinigt, doch die Käseschmiere (Vernix) wird meist noch belassen, da sie die Haut des Babys in der nächsten Zeit vor Umwelteinflüssen schützt. Außerdem wird sie bald von selbst verschwinden, da sie nach und nach durch die Kleidung weggewischt wird. Falls es nicht schon passiert ist, werden auch Geburtsgewicht, Größe und Kopfumfang des Babys ermittelt. Danach wird in Gegenwart der Eltern ein Namensbändchen am Handgelenk des Babys angelegt, darauf stehen meist der Name der Mutter beziehungsweise der des Babys (falls es schon einen gibt), damit es zu keiner Verwechslung kommen kann.

? Man hört so viel von Stammzellen aus Nabelschnurblut. Was ist das?

Das Blut, das sich nach der Geburt noch in der Nabelschnur befindet, ist reich an Stammzellen. Diese Zellen gehören noch keinem endgültigen Zelltyp an, sondern differenzieren sich erst später zu den verschiedensten Zellarten aus. Das Thema Stammzellen wird von Wissenschaftlern heiß und sehr kontrovers diskutiert. Denn es ist möglich, aus diesen Stammzellen das Gewebe unterschiedlichster Organe zu züchten. Obwohl die Forschung am Menschen auf diesem Gebiet noch in den Kinderschuhen steckt, ist es prinzipiell möglich, bei schweren Erkrankungen (zum Beispiel Leukämie oder Krebs) eine Stammzelltherapie durchzuführen. Es besteht die Möglichkeit, die Stammzellen aus dem Nabelschnurblut an ein Stammzellregister zu spenden. Das ist eine Datenbank, die wie bei der Knochenmarkspende Spender und potenzielle Empfänger vernetzt. Es gibt seit einiger Zeit aber auch die Variante, Stammzellen aus dem Nabelschnurblut als Vorsorge für das

Baby eingefroren konservieren zu lassen. Falls es zu einem späteren Zeitpunkt irgendwann nötig sein sollte, kann mit ihrer Hilfe eine Therapie mit eigenen Stammzellen erfolgen. Dieses Verfahren ist allerdings relativ kostspielig und die Expertenmeinungen darüber gehen weit auseinander. Wenn Sie sich näher dafür interessieren, kann Ihr Arzt oder Ihre Geburtsklinik mit Informationen weiterhelfen. Weitere Infos gibt's im Internet, die Adressen dazu finden Sie ab Seite 242.

? Wie viel Blut verliert man eigentlich bei einer normalen Geburt?

In Filmen scheinen Geburten häufig eine sehr blutige Angelegenheit zu sein. Lassen Sie sich davon nicht schockieren! Denn in Wirklichkeit kommt es während der Eröffnungs- und Austreibungsphase normalerweise zu gar keinen größeren Blutungen. Und wenn der Damm nicht reißt, kann eine Geburt sogar bis zur Ablösung der Plazenta völlig unblutig verlaufen. Erst wenn sich der Mutterkuchen von der Gebärmutter löst, entsteht dort eine Wunde, die blutet. Doch der Blutverlust hält sich mit 200 bis 500 Millilitern normalerweise auch hier in Grenzen. Diese Blutung wird allerdings genau beobachtet. Wenn sie stärker würde, müsste sofort mit blutstillenden Maßnahmen eingegriffen werden.

? Wie wird ein Dammschnitt genäht?

Viele Frauen haben vor dem Nähen des Dammschnitts beinahe genauso viel Angst wie vor dem Schnitt selbst – und das ohne Grund! Der Damm wird nämlich immer mit lokaler Betäubung genäht, sodass Sie lediglich den kleinen Piks der Lokalanästhesie spüren. Von der Dammnaht selbst spüren Sie nichts! Hinzu kommt, dass das Gewebe am Damm durch die Geburt noch relativ unempfindlich ist. Wenn Sie mit PDA entbunden haben, ist nicht einmal eine Lokalanästhesie notwendig. Dann wird über diesen Zugang noch nachdosiert, und das Nähen des Damms verläuft dann ebenfalls schmerzlos. Sehr oft bekommen die Mütter das Nähen nur am Rande mit, weil sie währenddessen ihr Neugeborenes in den Armen halten und so komplett abgelenkt sind. Genäht wird, sobald die Plazenta ausgestoßen wurde. Dabei werden Fäden verwendet, die sich nach einer gewissen Zeit von selbst auflösen und daher nicht gezogen werden müssen. Bedenken, dass die Dammschnittnarbe zu Gefühlsbeeinträchtigungen führen kann, sind in den allermeisten Fällen unbegründet.

❓ Wird ein Dammriss auch genäht?

Ein Dammriss muss genauso versorgt werden wie ein Schnitt: Nach lokaler beziehungsweise PDA-Betäubung wird sorgfältig genäht. Nach einem Dammriss, vor allem wenn nicht nur der Damm betroffen war, muss sehr sorgfältig kontrolliert werden, dass es nicht noch weitere Risse im Bereich von Scheide, Muttermund und Darm gibt. Nicht genäht werden kleinere Risse der Schamlippen oder oberflächliche Schürfwunden, da diese meist von selbst gut verheilen.

❓ Wann werde ich nach der Geburt in mein Zimmer verlegt?

Mutter und Kind (und Vater) bleiben nach der Geburt zwei bis drei Stunden im Kreißsaal und werden von der Hebamme oder dem Geburtshelfer regelmäßig und möglichst unauffällig beobachtet. Innerhalb dieser ersten zwei Lebensstunden müssen Geburtsgewicht, Geburtslänge und Kopfumfang des Babys festgestellt werden, es wird also gewogen und gemessen (siehe auch Seite 170). Auch der Zustand der Mutter wird laufend kontrolliert, denn in den ersten Stunden nach der Geburt kann es zu Nachblutungen kommen, die durch rechtzeitiges Eingreifen jedoch gut behandelbar sind. Wenn in dieser Zeit alles nach Plan verläuft, werden Sie danach gemeinsam mit Ihrem Baby auf die Wöchnerinnenstation verlegt.

❓ Wie groß ist ein normales Neugeborenes?

Ein reifes Neugeborenes wiegt in der 40. Schwangerschaftswoche zwischen 2800 und 4000 Gramm und hat eine Länge
von 48 bis 54 Zentimetern. Der durchschnittliche Kopfumfang
beträgt 34 bis 36 Zentimeter. Daneben gibt es noch so genannte Reifezeichen, anhand derer der Kinderarzt feststellen
kann, ob ein Kind ausgetragen ist: Die Dicke und Durchsich-
tigkeit der Haut beziehungsweise ihre Rosafärbung, die Größe
der Brustwarzen (sie sollten etwa einen Zentimeter Durchmesser haben), die Reife der Genitalien (beispielweise ob sich
bei Jungen die Hoden im Hodensack befinden beziehungsweise bei Mädchen die großen Schamlippen die kleinen
bedecken), die Festigkeit des Ohrmuschelknorpels und die
Ausprägung der Fußsohlenfalten.

❓ Wozu ist der Fersenstich gut und was passiert sonst noch mit dem Baby?

Mithilfe des Neugeborenenscreenings können angeborene
Stoffwechselerkrankungen, wie etwa eine Unterfunktion der
Schilddrüse, schon früh festgestellt werden. Sie wird auch
»Fersenstich« genannt, weil dem Neugeborenen dabei Blut aus
der Ferse abgenommen wird. 72 Stunden nach der Geburt ist
der optimale Zeitpunkt dafür, der letzte ist spätestens am sieb-
ten Lebenstag. Bitten Sie die Hebamme oder Krankenschwester, das Blut abzunehmen, während Sie stillen, da Ihr Baby
beim Stillen weniger schmerzempfindlich ist. Damit es zu keinem Vitamin-K-Mangel kommt, erhalten Babys dreimal (einmal am ersten Lebenstag, einmal zwischen dem zweiten und
zehnten Tag und einmal mit vier bis sechs Wochen) jeweils
zwei Milligramm Vitamin-K-Lösung über den Mund. Ein
Mangel an Vitamin K könnte zu starken Blutungen beim Neugeborenen führen. Ab dem fünften Lebenstag erhalten die
Babys außerdem routinemäßig täglich eine Vitamin-D-Tablet-
te beziehungsweise -Tropfen zur Rachitisprophylaxe. Denn

Vitamin D hilft den Knochen fest zu werden. Die Gabe sollten Sie ein Jahr lang fortsetzen und nicht im Herbst oder Winter beenden, da zu wenig Sonne den Vitamin-D-Bedarf erhöht. Später wird die Vitamin-D-Versorgung durch den Aufenthalt im Freien sowie durch entsprechende Lebensmittel gedeckt.

❓ Warum haben Neugeborene Gelbsucht?

Mehr als die Hälfte aller gesunden Neugeborenen entwickelt in den Tagen nach der Geburt eine Gelbsucht, die im Normalfall nicht behandelt werden muss. Grund für diese Gelbsucht ist ein (über)mäßiger Anstieg des Bilirubinwertes im kindlichen Blut. Das überschüssige Bilirubin wird vom Körper in der Haut abgelagert und verursacht die Gelbfärbung. Wenn der Wert gewisse Grenzwerte überschreitet, muss das Baby eine Fototherapie erhalten (was aber nicht tragisch ist). Dabei wird die Haut des Babys mit Licht einer bestimmten Wellenlänge bestrahlt. Durch das darin enthaltene Blaulicht kann der Körper das überschüssige Bilirubin in wasserlösliche Substanzen umwandeln, sodass es über Niere und Darm ausgeschieden werden kann und sich die Gelbsucht bessert. Die Bestrahlung kann entweder im Inkubator oder direkt im Babybettchen durchgeführt werden. Wichtig ist es, die Augen des Babys abzudecken und ihm ausreichend (Muttermilch) zu trinken zu geben. Denn die Babys haben unter der Lampe einen höheren Flüssigkeitsbedarf. Erfahrene Therapeuten können eine Gelbsucht auch homöopathisch begleiten.

ⓘ TIPP

Wenn Ihr Baby eine leichte Gelbsucht hat, wird die Hebamme empfehlen, das Kind immer wieder nackt dem Sonnenlicht auszusetzen, also eine Art natürliche Lichttherapie durchzuführen. Dies sollte nur kurz, nicht in der prallen Sommersonne und auch nicht am offenen Fenster im Winter geschehen!

Wochenbett

Bisher war Ihr ganzes Augenmerk auf die Geburt als den Tag X gerichtet. Sie haben in den letzten Monaten jedes Detail der Schwangerschaft aufmerksam verfolgt, Sie haben sich vielleicht mit Kursen, Büchern und dem Internet auf die Geburt vorbereitet und ihr entgegengefiebert. Dieses große Ereignis ist nun vorbei – und schon folgt der nächste Paukenschlag: Ihr Leben hat sich von jetzt auf gleich komplett verändert, denn Sie sind jetzt Mutter, Sie sind Eltern, eine Familie.

Sie stehen damit vor einer völlig neuen und unbekannten Situation: Beispielsweise machen sich die wenigsten werdenden Mütter vor der Geburt Gedanken über das Wochenbett. Sie träumen zwar davon, ihr Baby in den Armen zu wiegen oder spazieren zu fahren, sind sich häufig ganz sicher, dass sie stillen wollen. Aber im Detail ist das Wochenbett fast immer ein Buch mit sieben Siegeln – bis es dann da ist.

Daher sollten Sie sich – bei aller Vorfrreude auf das große Ereignis – auch jetzt schon ein wenig mit der Zeit danach beschäftigen. Je besser Sie über die erste Zeit mit Ihrem Baby und über die Vorgänge in Ihrem Körper Bescheid wissen, desto besser werden Sie wissen, was bei Schwierigkeiten zu tun ist. Denn es ist nur selten so, dass eine ausschließlich strahlende Mutter mit ihrem ausschließlich glücklichen Baby die ersten Wochen nach der Geburt ausschließlich genießt. Natürlich ist es der Himmel auf Erden, das kleine Wesen endlich streicheln und halten zu können. Aber machen Sie sich auch darauf gefasst, dass manche Dinge nicht wie am Schnürchen klappen. Lassen Sie sich von kleineren Rückschlägen nicht entmutigen, schließlich müssen Sie nicht perfekt sein und aller Anfang ist schwer. Holen Sie sich Hilfe von Ihrer Nachsorgehebamme und Unterstützung von Familie und Freunden. Und ganz wichtig: Ruhen auch Sie sich aus, wenn Ihr Baby schläft!

❓ Wie lange muss ich warten, bis ich nach der Geburt nach Hause gehen kann?

Nach einer komplikationslosen vaginalen Entbindung bleiben Mutter und Kind im Regelfall zwischen zwei und fünf Tage in der Klinik. Auf Wunsch können Sie die Klinik natürlich auch nach einigen Stunden Beobachtungszeit verlassen und damit nur ambulant im Krankenhaus entbinden. Üblicherweise wird es in den meisten Krankenhäusern so gehandhabt, dass der behandelnde Arzt Sie nach Hause entlässt, wenn die Geburtswunden gut verheilt sind und keine Anzeichen von Komplikationen zu bemerken sind. Scheuen Sie sich aber nicht zu sagen, dass Sie noch einen weiteren Tag bleiben möchten, wenn Sie das Gefühl haben, erschöpft zu sein und es zu Hause noch nicht allein zu schaffen. Der Entlassungszeitpunkt hängt aber nicht nur von Ihnen, sondern auch von Ihrem Baby ab. Es wird vom Kinderarzt vor der Entlassung noch einmal untersucht und darf erst dann nach Hause gebracht werden, wenn es stabil ist, sein Trinkverhalten und die Gewichtskurve in Ordnung sind und eine eventuelle Neugeborenen-Gelbsucht sich zu bessern beginnt.

❓ Ist Wochenbett nicht eine vorsintflutliche Bezeichnung? Warum wird dieser Begriff heute noch verwendet?

Die Bezeichnung mag vielleicht altmodisch sein, doch die Notwendigkeit ist aktueller denn je! Denn nach einer Geburt braucht der weibliche Körper eine gewisse Zeit der Ruhe, um sich zu regenerieren und wiederherzustellen. Auch wenn Frauen heute im Berufsleben erfolgreich sind und die Leistung gerade bei Frauen wichtiger ist denn je: Rein biologisch braucht ihr Körper diese sechs bis acht Wochen, um kräftemäßig wieder auf den Stand von vor der Geburt zu kommen. Viele Frauen werden nach nur acht Wochen Mutterschutz wieder ins Arbeitsleben einsteigen, sie haben also nur knappe zwei Monate Zeit um sich von der Geburt zu erholen, sich an den Alltag mit ihrem Baby zu gewöhnen und sich in die neue Rolle als Mutter einzuleben. Doch nicht nur körperlich, auch seelisch ist diese Zeit nicht nur eitel Wonne. Die Hormonschwankungen nach einer Geburt sind nicht zu unterschätzen, viele Frauen leiden unter der Leere in ihrem Bauch, wollen ihr Baby möglichst nahe bei sich haben oder haben den so genannten Baby-Blues (siehe auch Seite 190). So altmodisch die Bezeichnung also sein mag, so sinnvoll ist diese Auszeit, die Sie sich unbedingt gönnen sollten!

❓ Zahlt die Krankenkasse für die Hebammenbetreuung im Wochenbett?

In Deutschland und der Schweiz übernehmen die Kassen die Kosten für die Nachbetreuung durch eine Hebamme für die ersten zehn Tage nach der Geburt, unabhängig davon, an welchem Tag Sie entlassen wurden. In Deutschland können ab dem elften Tag bis acht Wochen nach der Geburt weitere sechzehn Hebammenvisiten in Anspruch genommen werden, in der Schweiz können Sie die Stillberatung noch drei weitere Male auf Kassenkosten wahrnehmen. In Österreich übernimmt die Kasse die Kosten für Hebammenbetreuung im Wochenbett, wenn Sie spätestens am dritten Tag nach vaginaler Entbindung oder vor dem sechsten Tag bei Kaiserschnitt- beziehungsweise Mehrlingsgeburt das Krankenhaus verlassen. Sie haben dann je nach Aufenthaltsdauer im Krankenhaus Anspruch auf (im günstigsten Fall) zwölf Hausbesuche einer Nachsorgehebamme, die Ihnen bei allen Sorgen und Fragen zur Seite steht, die bezüglich Rückbildung, Wundheilung, Babyernährung oder Babypflege auftauchen. Falls Sie länger im Krankenhaus bleiben müssen, können Sie sich bei Hebammenzentren, Familienberatungsstellen oder niedergelassenen Hebammen in Ihrer Nähe nach den Preisen für privat bezahlte Hausbesuche erkundigen. Der Nutzen wird die Ausgabe um ein Vielfaches ersetzen.

❓ Kann ich mein Baby gleich nach der Geburt anlegen und stillen?

Am besten ist es, wenn Sie Ihr Baby so bald wie möglich nach der Geburt, am besten gleich im Kreißsaal anlegen, noch bevor es gebadet, gemessen und gewogen wird. Denn in den ersten 30 Minuten nach der Geburt sind viele Neugeborene hellwach, mit einem starken Saugreflex ausgestattet und instinktiv auf der Suche nach der mütterlichen Brust. Das ist die Theorie und der Optimalfall, es bedeutet aber nicht, dass jedes Baby unbedingt sofort saugen muss. Wenn Sie und Ihr Kind von der Geburt völlig erschöpft sind, macht es wenig Sinn, das Baby noch in der gleichen Sekunde anzulegen. Dann sollten Sie sich und Ihrem Kind lieber eine kleine Verschnaufpause gönnen. Wenn Sie ausgeruht, entspannt und ruhig an die Sache herangehen, klappt das Anlegen auch viel besser. Lassen Sie sich die richtige Anlege- und Stilltechnik auf jeden Fall von einer Hebamme zeigen. Dabei spielt es keine Rolle, dass der eigentliche Milcheinschuss erst später erfolgt (siehe Seite 196). Es ist gerade jetzt wichtig, dass Sie Ihr Kind bereits regelmäßig anlegen. Einerseits, damit das Baby auf die Brust geprägt wird, das Saugen üben und sein Nuckelbedürfnis stillen kann, andererseits um den Milcheinschuss zu fördern, der durch das Saugen selbst ausgelöst wird. Auch wenn Ihr Baby in den ersten Tagen nach der Geburt keine großen Mengen Milch aus Ihrer Brust trinken kann, erhält es trotzdem etwas sehr Kostbares: das Kolostrum, wie die Vormilch auch genannt wird. Sie enthält wertvolle mütterliche Abwehrstoffe, die Ihr Kind in den ersten Wochen mit einem Nestschutz, vor allem gegen Darminfektionen, ausstatten. Zudem ist das Kolostrum extrem nahrhaft, einige Tropfen davon reichen schon aus. Apropos Tropfen: Manche Hebammen empfehlen, mit einem kleinen Gläschen Sekt auf die Geburt anzustoßen – das sei gut für den Milcheinschuss! Weitere Fragen und Antworten rund ums Thema Stillen finden Sie ab Seite 196, wichtige Bücher und Adressen ab Seite 242.

? Darf ich gleich nach der Geburt aufstehen?

Ja, grundsätzlich dürfen Sie aufstehen, sobald Ihnen danach zumute ist. Sie sollten bei diesen ersten Aufstehversuchen aber noch sehr vorsichtig sein und es nur versuchen, wenn Ihr Partner oder eine Krankenschwester Sie begleitet. Denn Ihr Kreislauf wird so kurz nach der Geburt noch nicht perfekt in Schuss sein. Falls Ihnen schwindlig wird, verschieben Sie Ihren ersten Ausflug lieber noch ein wenig. Bleiben Sie im Bett, machen Sie etwas Fuß- und Beingymnastik (Fußkreisen) und versuchen Sie so, den Kreislauf auf Trab zu bringen. Starten Sie etwas später einen erneuten Versuch, natürlich wieder in Begleitung! Auch das Gefühl des leeren Bauches wird Sie überraschen, denn die Gleichgewichtsverhältnisse sind ohne Kind im Bauch doch ganz andere. Aber auch daran werden Sie sich schnell wieder gewöhnen. Das Aufstehen aus dem Bett kann zusätzlich durch eine Dammverletzung erschwert werden. Denn zum Aufstehen müssen Sie die Beine grätschen, und das kann sehr unangenehm sein. Lassen Sie sich auch hier stützend unter die Arme greifen. Es ist übrigens von Vorteil, wenn Ihre Hausschuhe für das Wochenbett nicht ganz flach sind, sondern einen ganz leichten Absatz oder Keil (keinen Stöckel!) haben. Denn dadurch werden Sie zu einer Körperhaltung gezwungen, die den Damm beim Stehen entlastet.

? Rooming-in: Welche Vorteile hat es und gibt es für mich auch Nachteile?

Früher war es in Krankenhäusern üblich, dass die Mütter auf der Wöchnerinnenstation und die Babys auf der Kinderstation untergebracht waren. Die Kinder wurden ihren Müttern zum Füttern aufs Zimmer gebracht, während das Wickeln, Baden und die Nabelpflege im Kinderzimmer erlernt werden konnte. Aber grundsätzlich waren Mutter und Kind räumlich getrennt. Erst seit den 80er Jahren ist es üblich, dass Babys rund um die Uhr bei ihrer Mutter im Zimmer sind, was als

Rooming-in bezeichnet wird. Damals hatte man erkannt, dass gerade die ersten Tage nach der Geburt eine prägende Zeit sind. Wenn Mutter und Kind in dieser Phase möglichst viel Zeit miteinander verbringen, können sie sich schneller aufeinander einstellen, ihre Bindung wird intensiver und die junge Mutter wird schnell sehr viel sicherer, wenn es darum geht, das Baby in der ersten Zeit zu Hause zu versorgen. Die gemeinsame Unterbringung beim Rooming-in wirkt sich auch positiv auf das Stillen aus, da die Mütter sofort auf die ersten Hungerzeichen ihres Kindes reagieren können. Mitunter kann Rooming-in aber auch Stress bedeuten: Wenn Sie gerade in der ersten Nacht von der Geburt sehr erschöpft sind und dringend Schlaf bräuchten, sollten Sie sich nicht scheuen, Ihr Kind für ein paar Stunden ins Kinderzimmer zu geben. Dann haben Sie Zeit, sich zu erholen, werden aber geweckt, wenn Ihr Baby Hunger hat und Ihre Brust braucht. Frauen haben unterschiedliche Bedürfnisse, und Sie sind garantiert keine Rabenmutter, nur weil Sie müde sind. Außerdem ist Ihrem Baby eine erholte Mutter mit neuen Kräften sicher lieber als eine, die vor Erschöpfung kaum die Augen offen halten kann.

❓ Ich möchte sicher bald nach der Geburt duschen und Haare waschen. Wann ist das möglich?

Duschen können Sie, sobald sich Ihr Kreislauf wieder stabilisiert hat und Sie aufstehen können, manchmal schon am Tag der Geburt. Achten Sie aber auch hier darauf, dass jemand in der Nähe ist, der Ihnen helfen kann, falls Ihnen doch schwindlig wird oder Sie etwas benötigen. Duschen Sie nicht zu heiß, damit Ihr Kreislauf nicht zusätzlich belastet wird. Das Waschen der Haare in der Dusche kann am Anfang relativ anstrengend sein. Ideal wäre es, wenn Ihnen jemand beim Haarewaschen helfen könnte, beispielsweise im Waschbecken. Die Badewanne ist für Wöchnerinnen für die ersten Wochen nach der Geburt wegen des Wochenflusses tabu. Erst wenn er versiegt ist, können Sie wieder ein Bad nehmen.

❓ Werde ich nach der Geburt noch schlimme Blutungen haben?

Die Plazenta hinterlässt nach ihrer Ablösung in der Gebärmutter eine Wunde, die in etwa so groß ist wie eine Handfläche. Hinzu kommen Verletzungen der Gebärmutter, die entstehen, wenn sich die Eihäute, die das Baby umgeben haben, ablösen. Es ist ganz natürlich, dass diese offenen Wunden im gut durchbluteten Uterusgewebe bluten, wobei ein Blutverlust bis zu 500 Milliliter normal ist! Deshalb werden Sie nach der Geburt mit Binden und Einmalhöschen versorgt, denn die Blutung kann recht massiv erscheinen, auf jeden Fall ist sie stärker als eine normale Regelblutung. Doch schon ab dem zweiten Tag nach der Geburt wird die Blutung rasch leichter. Vorsicht ist geboten bei warmen Umschlägen oder Wärmflaschen auf dem Bauch: Wärme ist zwar gut gegen Krämpfe und lindert auch die Nachwehen, doch sie verstärkt die Blutung, da sich die Blutgefäße erweitern. Falls Sie eine stärkere Blutung haben und nach einer Methode suchen, um die Krämpfe erträglicher zu machen, sollten Sie das unbedingt mit dem Arzt oder dem Klinikpersonal besprechen.

❓ Was ist unter Nachwehen zu verstehen?

Nachwehen (auch Stillwehen genannt) dienen der Rückbildung der Gebärmutter, und auch die Blutung, die durch die Ablösung der Plazenta ensteht, verringert sich dadurch. Bei Erstgebärenden sind Nachwehen oft nur als leichtes Ziehen zu spüren, bei Frauen, die mehr als ein Kind geboren haben, sind die Nachwehen deutlich stärker ausgeprägt, da sich die Gebärmutter nach jeder weiteren Geburt mehr anstrengen muss, um wieder auf Normalgröße zu schrumpfen. Hinzu kommt, dass auch die Empfindlichkeit der Gebärmutter mit jeder Schwangerschaft steigt (deshalb werden ab der zweiten Schwangerschaft auch verstärkt Kindsbewegungen wahrgenommen). Am stärksten und unangenehmsten werden Sie die Nachwehen während des Stillens empfinden, da die Gebärmutter sich zusammenzieht, sobald das Baby an der Brust zu saugen beginnt. Unmittelbar nach der Geburt kann die Gebärmutter hart und abgekugelt direkt unterhalb des Nabels ertastet werden. Ihre Hebamme beziehungsweise Ihr Arzt werden das nach der Geburt kontrollieren und Ihnen auf Wunsch auch zeigen. Doch bereits nach zehn Tagen ist die Gebärmutter schon wieder so klein, dass sie von außen nicht mehr zu tasten ist. Falls die Schmerzen der Nachwehen zu groß werden, gibt es auch krampflösende Medikamente, die jedoch vom Arzt verordnet werden müssen. Gut tut auch milde, feuchte Wärme (Dunstwickel) und gegen die Krämpfe eine Wärmflasche. Doch hier bitte vorsichtig sein: Wärme verstärkt wieder die Blutung! Außerdem sollten Sie grundsätzlich darauf achten, Ihren Unterleib mit einem Schal oder einem Nierengürtel warm zu halten. Es gibt auch ätherische Öle, allen voran Lavendel, Rosenholz und Majoran, die entkrampfend wirken und sich für eine leichte Bauchmassage eignen.

? Was versteht man unter Wochenfluss?

Die hellrote Blutung unmittelbar nach der Geburt geht innerhalb der nächsten Tage in den Wochenfluss (die so genannten Lochien) über. Da sich die Gebärmutter innerhalb der nächsten Wochen auf ihre ursprüngliche Größe zusammenzieht, schrumpft logischerweise auch die Wunde und die Blutung wird weniger. Der Wochenfluss ist in der ersten Woche blutig, mit Ende der ersten Woche fleischfarben-bräunlich und dünnflüssig, gegen Ende der zweiten Woche schmutziggelb mit einem »gewöhnungsbedürftigen« Geruch, der völlig normal ist. Wenn er jedoch faulig riecht, Sie beim Betasten der Gebärmutter durch die Bauchdecke Schmerzen haben und Ihre Temperatur erhöht ist, muss an eine Infektion der Gebärmutter und eine sofortige Therapie gedacht werden. Mit Ende der dritten Woche wird der Wochenfluss deutlich weniger, nach vier bis sechs Wochen sollte er beendet sein.

❓ Stimmt es, dass der Wochenfluss für mein Baby gefährlich ist?

In den ersten 24 bis 36 Stunden nach der Geburt wird die Gebärmutter mit aufsteigenden Keimen aus der Scheidenregion besiedelt. Glücklicherweise befinden sich dort zu diesem Zeitpunkt auch jede Menge Leukozyten, die die Krankheitserreger unschädlich machen und so Ihre Gebärmutter vor Infektionen schützen. Wenn Sie sich an die Hygieneempfehlungen der Hebamme oder des Krankenhauspersonals halten, ist Ihr Baby keiner besonderen Gefährdung durch den Wochenfluss ausgesetzt. Entgegen veralteter Regeln dürfen Neugeborene auch ohne Bedenken im Bett der Mutter schlafen. Sie sollten allerdings sehr vorsichtig sein, dass Ihr Wochenfluss auf keinen Fall in Kontakt mit Ihrer Brust kommt. Denn wenn Ihr Baby an der Brustwarze saugt, kommt es dabei immer zu kleinen Verletzungen und offenen Stellen. Wenn in diese nach einem Vorlagenwechsel Keime aus dem Wochenfluss kämen, könnten sie in die Brust eindringen und dort zu einer Brustentzündung führen. Deshalb ist es äußerst wichtig, sich nach jedem Toilettenbesuch gründlich die Hände zu waschen.

❓ Was mache ich, wenn der Wochenfluss plötzlich ganz aufhört? Ist das bedenklich?

Normalerweise hält der Wochenfluss vier bis sechs Wochen an, und wenn er deutlich vorher komplett ins Stocken gerät, ist das kein gutes Zeichen. Denn ein Stau des Wochenflusses bedeutet meist auch, dass sich die Gebärmutter schlechter, das heißt langsamer zurückbildet. Es wäre also falsch, sich zu freuen, dass die Blutung schon so bald zum Stehen kommt! Mit dem Begriff »zum Stocken« ist damit nicht gemeint, dass der Wochenfluss für einige Stunden mal nicht fließt, dann aber nach dem Stillen, einem Toilettengang oder beim Umhergehen wieder in Fluss kommt. Vielmehr ist hier ein richtiger Stau gemeint. Und eben der würde verhindern, dass das

Wundsekret aus der Gebärmutter abfließen kann. Gegen einen Wochenflussstau hilft am besten, das Baby häufig zum Stillen anzulegen, denn Stillen beschleunigt die Rückbildung und bringt den Wochenfluss so wieder ins Fließen. Falls Ihre Blutung für mehrere Tage steht und Sie eventuell sogar Fieber bekommen, fragen Sie unbedingt Ihren Arzt oder Ihre Hebamme um Rat. Diese werden den Grund dafür rasch finden und Sie richtig behandeln. Homöopathisch kann Bellis perennis, Pulsatilla oder Sepia angezeigt sein. Doch auch hier gilt, dass Sie wie immer bei Homöopathieanwendungen mit einem Profi über die für Sie passende Substanz sprechen sollten, da stets auch individuelle Kriterien in die Behandlung einfließen.

❓ Ich verwende sonst immer nur Tampons. Muss ich nach der Geburt wirklich Binden tragen?

Sie werden keine Tampons verwenden wollen, allein der Gedanke daran wird Sie schütteln! Vagina und Damm sind auch nach einer komplikationslosen Geburt so irritiert, dass jede Berührung schmerzhaft ist. Außerdem ist es wichtig, den Wochenfluss auch optisch ständig zu kontrollieren, da Menge und Beschaffenheit Aufschluss über eine ordnungsgemäß verlaufende Gebärmutterrückbildung und Abheilung der Gebärmutterwunden geben. Legen Sie sich rechtzeitig vor der Entbindung einen Bindenvorrat zu (nach der Entbindung Ihren Partner einkaufen zu schicken kann sich zuweilen als recht kompliziert und unzufriedenstellend erweisen) und fahnden Sie nach der optimalen Binde: sehr weiche Oberfläche, nicht fusselnd, möglichst lang und ohne Klebestreifen (wenn die Binde verrutscht, wollen Sie sicher nicht, dass der Kleberand an Ihrem Damm haftet), keine Parfümierung (auf synthetische Chemikalien würde Ihr Damm eventuell mit Ausschlag reagieren). Die Auswahl ist erst einmal riesengroß, am besten testen Sie sich durch. Auch Binden aus Naturmaterialien wie Seide oder Baumwolle kommen in Frage, sie müssen aber mit äußerster Peinlichkeit gereinigt und gewaschen werden.

❓ Ist der erste Toilettenbesuch nach der Geburt nicht schrecklich schmerzhaft?

Wenn Sie keine Dammverletzung erlitten haben, werden sich Beckenboden und Vulva nur ein bisschen »komisch« anfühlen, beinahe gefühllos, geschwollen und nicht genau kontrollierbar. Nach einer Dammverletzung (Riss oder Schnitt) können dagegen Schmerzen auftreten, da der Urin auf der frischen Wunde brennen kann. Sehr angenehm ist es übrigens, die Intimgegend nach jedem Toilettenbesuch mit lauwarmem Wasser zu spülen. Dafür einfach einen großen Messbecher mit Wasser und nach Belieben einem Schuss Calendula-Essenz füllen und damit Scheide und Schamlippen spülen. Was den ersten Stuhlgang angeht, sind all diejenigen im Vorteil, deren Darm durch einen Einlauf vor der Geburt entleert wurde. So verschiebt sich der erste Toilettengang um bis zu drei Tage nach hinten, und in dieser Zeit kann der Damm gut heilen. Sie sollten darauf achten, nicht zu fest zu pressen, da der Beckenboden in den ersten Tagen nach der Geburt noch nicht so gut mit größeren Belastungen zurechtkommt. Bei hartnäckiger Verstopfung sollten Sie über einen kleinen Einlauf (etwa mit Mikroklist) nachdenken. Abführmittel sind keine Lösung, da Bestandteile in die Muttermilch übergehen können, was zu Blähungen und Bauchschmerzen beim Baby führen kann.

❓ Ist es normal, dass nach der Geburt richtige Blutklumpen im WC liegen?

Ja, das ist normal. Die Blutklumpen bilden sich, weil sich im Liegen das Blut aus den Gebärmutterwunden im Uterus sammelt und dort gerinnt. Wenn Sie dann zur Toilette gehen, lösen sich diese Blutklumpen. Es kann auch sein, dass noch Teile der Eihäute abgehen. Seien Sie also nicht geschockt, wenn auch faseriges Blut, das manchmal wie blutige Fetzen aussieht, abgeht. Wenn Sie sich Sorgen machen, sprechen Sie darüber bitte mit Ihrer Nachsorgehebamme oder Ihrem Arzt.

❓ Muss ich mich nach der Geburt wirklich schonen, und wenn ja, wie lange?

Ja, es täte Ihnen – und damit auch Ihrem Neugeborenen – nicht gut, wenn Sie sofort wieder zum Normalprogramm zurückkehrten, zumindest nicht in den ersten zehn Tagen nach der Geburt. So lange dauert nämlich das Frühwochenbett, wie die erste Regenerationsphase nach der Geburt auch bezeichnet wird. Wenn es irgendwie möglich ist, sollten Sie zumindest die erste Woche überwiegend im Bett verbringen und viel liegen, damit die Wunden der Geburt (nicht nur am Damm, sondern auch in der Gebärmutter) heilen können.

Es dauert auch in etwa diese zehn Tage, bis sich Ihre Milchproduktion auf die Ansprüche und Gewohnheiten des Babys eingestellt hat. Doch damit ist die Rückbildung keinesfalls »erledigt«. Denn nach Ablauf des Frühwochenbetts ist die Gebärmutter immer noch über dem Schambein zu tasten, was bedeutet, dass sie sich noch nicht auf ihre Ursprungsgröße zurückgebildet hat. Natürlich können Sie in dieser Zeit aufstehen und sich um Ihr Baby kümmern. Sie können auch leichte Tätigkeiten im Haushalt erledigen oder Besuch empfangen, denn Sie sind nicht krank! Aber behalten Sie bitte bei all dem im Hinterkopf, dass Sie gerade ein Baby geboren haben – und Ihr Körper weiß das auch noch sehr genau!

❓ Gibt es natürliche Methoden, um die ersten Wochen nach der Geburt zu erleichtern?

Frauenmanteltee unterstützt Frauen generell in Extremsituationen und ist besonders wirksam, wenn – wie in der ersten Phase nach der Geburt – massive hormonelle Umstellungen anstehen. Denn der Tee wirkt grundsätzlich ausgleichend auf Frauen. Homöopathisch sind Arnika (hilft besonders nach körperlicher Anstrengung und bei Muskelkater) und Calendula (kommt bei Verletzungen zum Einsatz und fördert die Wundheilung) Mittel der Wahl.

❓ Hat jede Frau nach der Geburt Heultage?

Dieses Stimmungstief sucht sage und schreibe 30 bis 70 Prozent aller Mütter nach der Geburt heim. Wundern Sie sich nicht, wenn Sie bei jeder unwichtigen Kleinigkeit plötzlich in Tränen ausbrechen, wenn Ihnen alles, was um Sie herum geschieht, tragisch erscheint oder Sie vor unlösbare Probleme stellt. Ursache der Heultage sind die extremen Hormonschwankungen kurz nach der Geburt. Typische Symptome sind Müdigkeit, Schlaflosigkeit, Kopfschmerzen, Weinerlichkeit, Konzentrationsschwäche oder Ängstlichkeit, die etwa 72 Stunden nach der Geburt auftreten und bis zum zehnten Tag nach der Geburt wieder verschwunden sein sollten.

❓ Sind der Baby-Blues und eine postpartale Depression ein und dasselbe?

Nein, der Baby-Blues (auch Heultage genannt) ist medizinisch gesehen eine Verstimmung nach der Geburt, die durch extreme Hormonumstellungen entsteht, sich aber innerhalb von zwei Wochen wieder gibt. Die echte postpartale Depression tritt sehr viel seltener auf (nur drei bis zwanzig Prozent aller psychischen Verstimmungen im Wochenbett gehen darauf zurück), sie dauert viel länger und zeigt die typischen Symptome einer Depression (Interesselosigkeit, Gewichtsverlust oder Gewichtszunahme, Überforderung, Schlafstörungen, Energielosigkeit, emotionale Gefühllosigkeit, Denk- und Konzentrationsschwäche, Gefühl der Nutzlosigkeit), die binnen vier Wochen nach der Geburt auftreten. Es kann nötig sein, eine postpartale Depression medikamentös zu behandeln, scheuen Sie sich also nicht, mit Ihrem Arzt über Ihre Probleme zu sprechen! Denn Sie sind nicht etwa hysterisch oder mit dem Kind überfordert, sondern einfach krank! Eine Depression ist eine ganz normale Krankheit und kann auch behandelt werden. Wer stumm leidet, bringt sich um den Genuss der wunderschönen ersten Monate mit seinem Kind.

? Wie viele Kilo an Gewicht hat man direkt nach der Geburt verloren?

Das ist von Frau zu Frau und von Geburt zu Geburt verschieden. Rein logisch betrachtet fehlen nach der Geburt in Ihrem Bauch das Baby (durchschnittlich 3500 Gramm), das Fruchtwasser (etwa ein Liter, also 1000 Gramm) und die Plazenta (rund 500 Gramm). Zusätzlich können Sie bei der Geburt bis zu 500 Milliliter Blut verlieren. Gute fünf Kilo sollten also unmittelbar, nachdem Ihr Baby geboren ist, verschwunden sein. Und auch die Gebärmutter schrumpft nach der Geburt relativ schnell von zirka 1000 Gramm auf magere 70 Gramm, und das bereits acht Wochen nach der Geburt! Auch eventuelle Wassereinlagerungen im Gewebe verschwinden nach der Entbindung relativ schnell, was Sie daran merken werden, dass Sie relativ häufig zur Toilette müssen, ohne dass Sie besonders viel getrunken haben.

? Wird mein Beckenboden irgendwann wieder funktionieren und sich »normal« anfühlen?

Es ist völlig normal, dass Sie in den ersten Tagen nach der Geburt kein Gefühl für Ihren Beckenboden haben. Sie werden in der ersten Zeit auch nicht sehr gut spüren können, wann Blase und Darm gefüllt und zum Entleeren bereit sind. Alles ist recht »gefühllos«, und der Harndrang wird Sie dann von einer Sekunde auf die andere »überfallen«. Sie können aber zuversichtlich sein, dass sich die Lage in den nächsten Tagen bessern wird. Meist werden Sie noch im Krankenhaus Besuch von einer Physiotherapeutin oder Nachsorgehebamme bekommen, die Ihnen erste einfache Übungen für den Beckenboden erklärt. Wenn Sie einen Geburtsvorbereitungskurs besucht haben, sollte das Kapitel Beckenbodentraining auch dort behandelt worden sein. Wichtig ist, dass Sie Ihren Beckenboden nach der Geburt einige Wochen schonen und erst dann mit richtiger Beckenbodengymnastik beginnen.

? Wie lange muss ich nach der Geburt warten, bis ich mit Rückbildungsgymnastik beginnen darf?

Mit der echten Beckenbodengymnastik sollten Sie warten, bis Sie Ihren Beckenboden wieder ganz normal wie früher spüren können. Nach der Geburt ist der Beckenboden überanstrengt, gedehnt und muss erst wieder zur Ruhe kommen. Diese Regenerationsphase dauert sechs bis acht Wochen, in denen Sie Ihrem Beckenboden Ruhe gönnen sollten. Doch danach können Sie durchstarten: Trainieren Sie regelmäßig und über einen Zeitraum von rund sechs Monaten, um dem Beckenboden seine ursprüngliche Stabilität wiederzugeben.

? Wenn ich mich ansehe, erschrecke ich – wird dieser riesige, leere Bauch je wieder normal?

So manche Mutter ist nach der Geburt geschockt: Obwohl das Baby geboren ist, ist der Bauch nicht wirklich verschwunden! Verzweifeln Sie nicht, wir versprechen Ihnen, dass alles wieder so wird, wie es war. Denn je mehr sich Ihre Gebärmutter in den nächsten Wochen zurückbildet, umso kleiner und kleiner wird auch Ihr Bauch. Die gute Nachricht: Sie können mit gezielter Rückbildungsgymnastik Ihren Teil dazu beitragen und den Vorgang beschleunigen. Doch es hat keinen Sinn, die Rückbildungsgymnastik zu übertreiben. Auch die Bauchmuskulatur braucht nach der Geburt Zeit, um in ihre ursprüngliche Form und Festigkeit zurückzufinden.

? Ist es fürs Baby gefährlich, bei uns im Bett zu schlafen?

Immer wieder hört man Gerüchte, dass sich Eltern im Schlaf auf ihr im Ehebett schlafendes Baby gelegt und es so erstickt haben. De facto kommt das nicht vor. Eltern haben in der ersten Zeit nach der Geburt ein so feines Sensorium für ihr Baby, dass sie sogar aufwachen, wenn das Baby niest – es besteht also keine Gefahr fürs Kind. Es ist allerdings zu bedenken, dass Sie gerade in der ersten Zeit nach der Geburt ganz dringend Ihren Schlaf brauchen, denn die ersten Tage und Wochen mit einem Säugling können sehr anstrengend sein. Wenn Sie besser schlafen, wenn Ihr Baby in seinem Körbchen oder Bettchen schläft, stellen Sie das Babybettchen doch einfach in Ihr Schlafzimmer. Das hat zudem den Vorteil, dass, laut neuer Studien, das Risiko für plötzlichen Kindstod niedriger ist, wenn das Baby im Schlafzimmer der Eltern schläft.

? Meine Dammschnittnaht tut sehr weh. Was kann ich dagegen tun?

Bleiben Sie im Bett, denn im Liegen beruhigt sich eine schmerzhafte Dammnaht am besten. Als am angenehmsten werden Sie wahrscheinlich die Bauchlage empfinden, da der Damm so am meisten entlastet ist. Wenn Sie schmerzfrei sitzen möchten, bevor Ihre Dammnaht abgeheilt ist, sollten Sie einen leicht aufgeblasenen Schwimmreifen oder Sitzring ausprobieren, Sie können aber auch aus einem Badetuch einen Ring formen, indem Sie es fest eindrehen. Sobald Ihnen diese Position unangenehm ist, sollten Sie aufstehen. Denn durch den Druck des Sitzrings kann sich Blut und Gewebsflüssigkeit im Bereich der Naht stauen. Wenn Sie länger stehen müssen, sollten Sie sich abstützen. Es ist in der Zeit des Wochenbetts mitunter sehr angenehm, nicht ganz flache Absätze zu tragen, da Schuhe mit leichtem Keil den Damm entlasten. Die Naht selbst können Sie mit Coolpacks oder Arnika-/Calendulaeiswürfeln vorsichtig kühlen, die Sie in einem Tuch einwickeln. Achten Sie extrem auf Hygiene, spülen Sie Ihren Damm nach jedem Toilettenbesuch mit lauwarmem Wasser (siehe Seite 188). Kühle bis lauwarme Sitzbäder (nicht wärmer als 30 Grad) mit Eichenrinde sind eine Wohltat, Kamille und Totes-Meer-Salz als Zusatz wirken entzündungshemmend und leicht desinfizierend. Achten Sie auf weichen Stuhlgang und cremen Sie mehrmals täglich Ihren Damm mit Heilsalbe ein.

❓ Ich habe gehört, dass eine Softlasertherapie beim Dammschnitt helfen kann. Was ist das?

Laser sind Lichtquellen, deren Strahlen nicht wie bei natürlichem Licht aus verschiedenen, sondern lediglich einer einzigen Wellenlänge bestehen. In der Softlasertherapie kommt eine Wellenlänge zum Einsatz, die sich entweder im sichtbaren Rotbereich oder im Infrarotbereich befindet. Eine solche Laseranwendung wirkt sich nach Ansicht der Therapeuten auf das Körpergewebe entzündungs- und schmerzhemmend, durchblutungsfördernd und stoffwechselaktivierend aus. Fragen Sie Ihre Hebamme nach einer Softlasertherapie, die rasche Linderung und Heilung bringen kann.

❓ Müssen die Fäden meiner Dammschnittnaht gezogen werden?

Heute wird sich selbst auflösendes Nahtmaterial zur Versorgung von Dammverletzungen verwendet. Wenn die Verletzung nach zwei bis drei Wochen veheilt ist, lösen sich die Fäden auf. Erschrecken Sie nicht, wenn Sie auf der Vorlage den einen oder anderen Faden/Knoten des Nahtmaterials finden: Wenn der Stichkanal abgeheilt ist, lösen sich die Fäden manchmal von allein, das ist kein Grund zur Besorgnis.

❓ Wann setzt nach der Geburt die Menstruation wieder ein?

Das kann ganz unterschiedlich sein. Auch wenn nicht gestillt wird, findet in den ersten vier Wochen nach der Geburt im Normalfall kein Eisprung statt, weil der Körper sich in dieser Ordnungsphase erst einmal regenerieren muss. Bei manchen Frauen setzt die Regelblutung bereits nach acht Wochen wieder ein, bei anderen wiederum kann es Monate dauern, bis sie wieder einen regelmäßigen Zyklus haben. Wer stillt, wartet tendenziell länger auf seine erste Menstruation.

❓ Wann darf ich wieder schwimmen gehen?

Fürs Schwimmen gilt das Gleiche wie für den Sex nach der Geburt: Wenn Sie keine Schmerzen haben, wenn die Geburtsverletzungen verheilt sind und wenn der Wochenfluss aufgehört hat, steht dem nichts im Wege. Sie können mit Ihrem Baby dann auch einen Babyschwimmkurs besuchen, allerdings erst, wenn Babys Nabel vollständig abgeheilt ist.

❓ Wie lange nach der Geburt sollten wir warten, bis wir wieder Sex haben?

Das hängt sehr stark von Ihrer körperlichen und psychischen Verfassung ab. Medizinisch gesehen ist Geschlechtsverkehr dann kein Problem mehr, wenn die Geburtswunden verheilt sind, Sie keine Schmerzen mehr haben und der Wochenfluss zum Stillstand gekommen ist, was nach ungefähr vier Wochen der Fall ist. Es besteht aber auch kein Grund, sich Gedanken zu machen, wenn Sie wochen- oder monatelang nicht einmal an Sex denken. Eine verminderte Libido nach der Geburt ist ein Art Selbstschutzmechanismus des Körpers, um nicht gleich wieder schwanger zu werden. Denn knapp aufeinanderfolgende Schwangerschaften haben die Frauen früher zu sehr ausgezehrt. Hinzu kommt, dass Sie mit einem Neugeborenen psychisch und physisch stark gefordert sind. Ihre Lust kehrt sicher wieder, wenn Sie sich entspannen können und einen geregelten Tagesablauf mit Zeit für Zweisamkeit haben.

❓ Stimmt es, dass man während der Stillzeit nicht schwanger werden kann?

Stillen ist als Empfängnisverhütung keine zuverlässige Methode. Sie sorgt nur dann für eine vorübergehende Unfruchtbarkeit, wenn bestimmte Bedingungen erfüllt werden: Sie müssen ausschließlich stillen, das Baby mindestens fünfmal pro Tag anlegen und jeweils mindestens 15 Minuten pro Mahlzeit stillen. Das gilt allerdings nur für maximal zehn Wochen nach der Geburt. Sobald Sie die erste Regelblutung nach der Geburt bemerken, hat sich der Verhütungsschutz durch das Stillen erledigt! Es ist aber auch nicht sinnvoll, auf die erste Menstruation zu warten und dann erst anderweitig zu verhüten. Denn der erste Eisprung kann eventuell schon vierzehn Tage vorher stattgefunden haben. Sie sollten mit Ihrem Arzt also rechtzeitig über eine für die Stillzeit geeignete Verhütungsmethode sprechen. In Frage kommen Barrieremethoden wie Kondom, Scheidendiaphragma oder Portiokappe, die Minipille sowie alle Hormonpräparate, die nur Gestagene enthalten, wie das beispielsweise bei der Hormonspirale der Fall ist. Auch Kupferspiralen sind möglich. Pillen, die Östrogene enthalten, sollten nicht zum Einsatz kommen, da sie die Milchproduktion hemmen. Auch die Dreimonatsspritze oder sonstige Depotanwendungen (Hormonstäbchen, Scheidenring) werden nur in Ausnahmefällen empfohlen. In der Zeit nach einer Geburt kann die Temperaturmethode nicht verwendet werden, da Hormonschwankungen und der unregelmäßige Tag-Nacht-Rhythmus mit einem Baby keine zuverlässigen Messungen zulassen. Zudem ist der Menstruationszyklus während des Stillens unpräzise, sodass natürliche Zeitwahlmethoden nur sehr schwer anzuwenden sind.

❓ Was versteht man unter Milcheinschuss?

Milcheinschuss bedeutet, dass Ihre Brustdrüsen damit beginnen, Muttermilch zu produzieren. Die Milchproduktion wird dabei hauptsächlich von einem Hormon, dem Prolaktin, gesteuert. Dieses Hormon wird immer dann von Ihrem Körper ausgeschüttet, wenn Ihr Baby an Ihrer Brust saugt. Je häufiger dieser Reiz erfolgt, umso mehr Hormon wird ausgeschüttet und umso mehr Milch wird von Ihrem Körper produziert. Und das wiederum bedeutet für Sie: Je öfter Sie Ihr Baby (auch ohne vorhandene Milch) anlegen, umso schneller wird die Milch fließen. Aber auch die vollständige Entleerung der Brust bei jeder Milchmahlzeit ist wichtig, damit die Milchproduktion in Gang kommt. Der Milcheinschuss findet meist zwischen dem zweiten und vierten Tag nach der Geburt statt. Sie werden ihn bemerken, da Ihre Brüste dann spannen, ziehen und sich hart und prall anfühlen. Der Milcheinschuss kann zuweilen recht unangenehm sein, die Brüste sind dann so berührungsempfindlich, dass schon der Still-BH, das Nachthemd oder der Kontakt mit der Bettdecke schmerzen. Übrigens reicht bereits das Weinen eines Babys bei stillenden Müttern aus, damit ihr Körper Prolaktin ausschüttet und in der Brust Milch produziert wird. Erst wenn das Baby an der Brustwarze saugt, wird die dauernde Milchproduktion ausgelöst. Das heißt, dass in der Brust nicht immer die komplette Milchmahlzeit bereit steht, sondern der Großteil erst während des Saugens gebildet wird. Bereits nach einigen Tagen oder Wochen stellen sich Nahrungsangebot und -nachfrage aufeinander ein. Dann wird der Busen wieder normal groß, ist nicht mehr hart und schmerzt auch nicht mehr.

❓ Verdurstet mein Baby bis zum Milcheinschuss nicht und darf ich ihm bis dahin Tee geben?

Normalerweise bekommen Babys auch schon vor dem Milcheinschuss genug Vormilch aus der Brust und haben deshalb weder Hunger noch Durst. Wenn sich der Milcheinschuss bei Ihnen allerdings sehr lange hinzieht oder Sie bemerken, dass Ihr Baby matt ist, seine Haut runzlig wird oder kein Pipi mehr in der Windel ist, können ein Fläschchen oder einige Löffelchen mit lauwarmem Fencheltee (falls Sie Sorge haben, dass es zur sogenannten Stillverwirrung kommen könnte) seine Lebensgeister wecken. Die Aussage, dass Kinder, die einmal ein Fläschchen kennen, die Brust von nun an verweigern, ist längst überholt. Trotzdem wird auf den meisten Säuglingsstationen in den ersten Lebenstagen nur nach strenger Indikation ein Fläschchen angeboten, denn in sehr seltenen Fällen kann es tatsächlich zu einer Saugverwirrung kommen.

❓ Was versteht man unter Kolostrum?

So heißt die Vormilch, die besonders viele Abwehrstoffe ent-
häl, die Ihr Baby vor Infektionen, vor allem des Magen-Darm-
Trakts, schützen. Die Milchdrüsen sind überhaupt kleine
Wunderwerke der Natur: Die Zusammensetzung der Muttermilch ändert sich im Laufe der Stillzeit und sogar innerhalb
jeder einzelnen Stillmahlzeit! In den ersten zwei bis vier Tagen
nach der Geburt produziert die Brust die Vormilch, die gelb-
lich, eiweißreich, aber arm an Fetten und Kohlenhydraten ist.
Sie ist leicht verdaulich und enthält die wichtigsten Abwehrstoffe. Da sie sehr nahrhaft ist, reicht bereits eine kleine
Menge, um das Baby in den ersten Tagen mit ausreichend
Nährstoffen zu versorgen. Für etwa zwei Wochen bekommt
Ihr Baby dann die so genannte Übergangsmilch. Sie enthält
nach und nach immer weniger Eiweiß, dafür aber mehr Fette
und Kohlenhydrate. Danach wird die reife Muttermilch gebildet. Damit ist die Milch immer bestens an die Bedürfnisse
Ihres Babys angepasst. Faszinierend ist auch, dass jede Stillmahlzeit ein kleines Drei-Gänge-Menu darstellt: Zuerst fließt
die Vordermilch, die wässrig, fettarm und gut gegen Durst ist.
Zwei bis drei Minuten später folgt dann die Hauptmilch. Sie
liefert mehr Fett und damit mehr Energie fürs Baby. Wenn das
Baby danach an der anderen Brust angelegt wird, trinkt es
dort eine Mischung aus Vorder- und Hauptmilch.

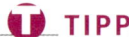 **TIPP**

Vergessen Sie nach dem Stillen nicht, Ihr Baby ein Bäuerchen
machen zu lassen, damit die geschluckte Luft im Bauch nicht
schmerzt. Nehmen Sie es zum Aufstoßen hoch, legen Sie
sein Köpfchen an Ihre Schulter und reiben Sie sanft seinen
Rücken. Praktisch ist es, ein Spucktuch oder eine Stoffwindel
auf Ihre Schulter zu legen, denn manchmal wird das Bäuerchen auch von einem Schwall Milch begleitet.

❓ Wie lange dauert eine Stillmahlzeit?

In den ersten Tagen, wenn Ihre Brustwarzen empfindlich sind oder der Milcheinschuss sehr heftig ist, reicht eine Stillzeit von fünf Minuten pro Brust aus. Länger als das Stillen selbst wird es vielleicht dauern, Ihr Baby so zu positionieren, dass es diese fünf Minuten auch wirklich trinken kann. Denn Ihr Baby, Sie und Ihre Brust müssen sich erst aufeinander einstellen! Verzweifeln Sie deshalb nicht, wenn es etwas dauert, bis Sie die optimale Anlegetechnik beherrschen und Ihre Lieblingsposition gefunden haben. Sie sollten Ihr Baby zu Beginn bei jeder Mahlzeit an beiden Brüsten trinken lassen. Beim nächsten Stillen starten Sie dann mit der Brust, die bei der letzten Mahlzeit als Zweite dran war. Das fördert den gleichmäßigen Milchfluss. Sie müssen sich die Reihenfolge übrigens meist nicht merken, Sie werden fühlen, welche Brust die volle ist. 90 Prozent der Milchmenge werden in den ersten vier bis sieben Minuten getrunken, der Milchfluss setzt allerdings erst nach zwei bis drei Minuten des Saugens richtig ein. Allgemein wird empfohlen, das Baby pro Brust zehn bis fünfzehn Minuten anzulegen. Doch das kann nur eine ungefähre Angabe sein. Denn heute sollen Babys nach Bedarf (ad libitum) gestillt werden – und das kann bei Schnelltrinkern in fünf Minuten, bei Genießern in zwanzig Minuten der Fall sein. Beobachten Sie Ihr Kind, schon bald werden Sie erkennen, wann es satt ist.

❓ Welche Vorteile hat das Stillen?

Stillen hat große Vorteile, und zwar fürs Baby und für Sie als Mutter. Muttermilch ist ideal an die Bedürfnisse des Kindes angepasst, sie ist reich an Abwehrstoffen, die das Baby in der ersten Zeit vor Infekten schützen. Ideal ist, dass beim Stillen Fremdeiweiße vermieden werden können: Der frühe Kontakt mit fremdem Eiweiß (zum Beispiel aus Kuhmilch) begünstigt das Auftreten von Ekzemen, Neurodermitis oder allergischem Asthma. Angeblich entwickeln sich Stillkinder auch intellektuell

besser, da die Muttermilch viele langkettige, mehrfach unge-
sättigte Fettsäuren enthält, die gut für die Entwicklung des
Nervengewebes im Gehirn sind. Saugen an der Mutterbrust ist
gut für die Form der Kiefer und die Stellung der Zähne, zudem lutschen Stillkinder seltener am Daumen.

Stillen ist aber auch für die Mutter gut, denn beim Saugen an
der Brust werden Hormone ausgeschüttet, die die Rückbildung der Gebärmutter fördern. Der Energiebedarf für die
Produktion der Muttermilch ist relativ hoch (für einen Liter
Muttermilch müssen von der Mutter 4000 kJ/950 kcal aufge-
wendet werden). Und eben das hilft, früher wieder in Form zu
kommen. Stillen senkt nicht nur nachweislich das Brustkrebs-
risiko der Mutter, sondern auch das das Risiko fürs Kind, an
Übergewicht, Fettleibigkeit und Mittelohrentzündungen zu
leiden. Außerdem ist es praktisch, weil Muttermilch überall,
stets ausreichend und richtig temperiert zur Verfügung steht.
Hinzu kommt, dass sie nichts kostet und normalerweise gänz-
lich bakterienfrei ist. Und last but not least: Stillen lässt eine
liebevolle Mutter-Kind-Bindung entstehen! Übrigens empfiehlt die WHO, Babys vier bis sechs Monate voll zu stillen.

❓ Hat Stillen auch Nachteile?

Je nach dem persönlichen Lebensstil der Mutter kann die
Muttermilch Substanzen enthalten, die direkt aufs Baby übergehen. Beispielsweise finden sich in untersuchten Mutter-
milchproben immer wieder Rückstände von Pestiziden oder
anderen Chemikalien. Auch alle Arten von Drogen, beispielsweise Opiate oder Cannabisprodukte, gehen in die Muttermilch über. Nikotin und Alkohol gehören ebenfalls zu den
Substanzen, die eine sehr gute Muttermilchgängigkeit besitzen. Das bedeutet, dass Ihr Baby quasi mitraucht und mit-
trinkt, wenn Sie das tun. Sie sollten deshalb während der Stillzeit so weit wie möglich auf Tabak und alkoholische Getränke
verzichten. Wenn es denn einmal eine Zigarette oder ein Glas
Wein oder Sekt sein muss, sollten Sie diese direkt nach der

Stillmahlzeit genießen. Denn dann hat Ihr Körper bis zum nächsten Stillen Zeit, die Gifte zumindest teilweise wieder abzubauen. Was einigen Frauen während der Stillzeit psychisch zu schaffen macht, ist die Tatsache, dass das Baby komplett von der Mutterbrust abhängig ist: Wer stillt, ist eigentlich unabkömmlich und muss für jede Mahlzeit (manchmal im Zwei-Stunden-Rhythmus) zur Verfügung stehen, und das rund um die Uhr und mindestens für die ersten Monate. Papa kann nur dann helfen, wenn Mama vorher Milch abgepumpt hat. Frust kann auch entstehen, wenn eine Frau unbedingt stillen möchte, es aber aus irgendwelchen Gründen nicht klappt. Werfen Sie nicht sofort die Flinte ins Korn, lassen Sie sich von einer Stillberaterin oder Hebamme helfen und »trainieren« Sie mit Ihrem Baby immer wieder. So hat es gute Chancen, vielleicht doch noch ein Stillkind zu werden.

? Wie weiß ich, dass mein Baby genug Muttermilch getrunken hat? Muss ich es danach wiegen?

Über diese Frage werden Sie lächeln, wenn Sie Ihr Baby zwei Wochen kennen, denn dann werden Sie es einfach wissen. Ein hungriges Baby sieht ganz anders aus als ein sattes Baby. Wenn Ihr Baby lebhaft und wach wirkt, wenn seine Windeln regelmäßig nass und voll sind, wenn die ersten Strampler zu knapp werden, müssen Sie sich keine Sorgen machen. Die Panikmache früherer Generationen, wo man Babys vor und nach dem Stillen gewogen hat, um die Milchmenge herauszurechnen, ist einer neuen inneren Sicherheit gewichen: Sie werden einfach wissen, ob Ihr Baby hungrig und durstig ist, und Ihr Baby wird Ihnen zeigen, wann es Milch braucht. Wenn Sie sich dennoch Sorgen machen, sollten Sie sich eine Babywaage (die gibt's von der Hebamme oder in der Apotheke) besorgen und die Stillmenge ab und zu nachwiegen. Bei den Besuchen beim Kinderarzt wird natürlich auch immer gewogen und gemessen, und Sie erfahren, wie Gewichts- und Wachstumskurve Ihres Babys im Vergleich zu anderen Gleichaltrigen ausfallen.

❓ Mein Baby hat nach der Geburt erst einmal abgenommen. Ist das gefährlich?

Die meisten Babys nehmen nach der Geburt ab, das ist normal, meist völlig unbedenklich und plausibel: Das Neugeborene scheidet schon bald nach der Geburt relativ große Mengen an Kindspech (Mekonium) aus, das schwarz und klebrig vom Fruchtwasser ist, welches Ihr Baby vor der Geburt noch getrunken hat. Der Milcheinschuss passiert aber erst zwei bis vier Tage nach der Geburt, und Ihr Baby trinkt bis dahin nur kleine Mengen Vormilch. Auf der Waage ergibt das logischerweise ein Minus. Gesunde Babys dürfen in den ersten Tagen nach der Geburt bis zu zehn Prozent ihres Geburtsgewichts verlieren. So darf ein Baby, das mit 3300 Gramm zur Welt kam, rund 300 Gramm verlieren, also bis zu einem Gewicht von 3000 Gramm abnehmen. Ab dann wird es bedenklich und man sollte kontrollieren, ob beim Stillen alles klargeht. Erst danach wird überlegt, ob zugefüttert werden muss. Etwa zwei, manchmal auch drei Wochen nach der Geburt sollte das Baby sein Geburtsgewicht jedoch wieder erreicht haben.

❓ Kann sich mein Baby verschlucken, wenn ich es im Liegen stille?

Nein, bei Babys funktioniert der Reflex, dass sich beim Saugen der Kehldeckel schließt und so keine Flüssigkeit in die Luftröhre gelangen kann. Stillen im Liegen ist sogar eine sehr beliebte Stillmethode, besonders in der Nacht. Sie können sich zu Ihrem Baby legen oder es zum Stillen ins Bett holen (falls es dort nicht sowieso schon ist). Bequem ist die Seitenlage, wobei Sie die Seiten wechseln müssen. Ihr Baby liegt neben Ihnen, ebenfalls auf der Seite, mit dem Kopf in Höhe Ihrer Brust. Falls es immer wieder auf den Rücken rollt, können Sie diesen mit einem kleinen Kissen oder Stofftier stützen. Sie können aber auch probieren, Ihr Baby in Rückenlage zu stillen, indem Sie es im Arm halten oder auf Ihrem Bauch legen.

❓ Als ich Baby war, wurde kaum ein Kind gestillt. Heute stillen fast alle Frauen. Woran liegt das?

Tatsächlich ist das Stillen in den letzten Jahren wieder »salonfähig« geworden. Die Frage, wie das Baby ernährt wird, war und ist auch heute noch eine Frage des Zeitgeists. Angefangen vom Altertum bis in die 30er Jahre des letzten Jahrhunderts war es für Frauen der Oberschicht üblich, die Babys nicht selbst zu stillen, sondern dafür eine eigene Amme zu engagieren und damit das Stillen »auszulagern«. Schon damals war bekannt, dass die Brusternährung für Neugeborene das Beste ist, auch weil es bis dato keine brauchbare Alternative gab. Keine Frau, die etwas auf sich hielt, hätte damals die Anstrengung unternommen, ihr Baby an der eigenen Brust trinken zu lassen. Das galt als unfein. Als Mitte des letzten Jahrhunderts die Säuglingsmilchnahrung ihren Siegeszug antrat, wurde das Fläschchen fürs Baby zum letzten Schrei. Als modern, unkompliziert und technologisch auf dem letzten Stand gepriesen, wurde Fertignahrung für Babys immer populärer. Frauen, die wirklich stillen wollten, waren selten und hatten dann auch noch mit Hindernissen zu kämpfen. Denn damals war es gang und gäbe, dass Babys noch auf der Kinderstation im Krankenhaus mit der abgepumpten Milch anderer Mütter aus dem Fläschchen gefüttert wurden oder dass bei der kleinsten Stillschwierigkeit zum Abstillen geraten wurde. So erstaunt es nicht, dass Mitte der 70er-Jahre nur knapp 60 Prozent der Frauen ihr Baby in den ersten Lebenswochen voll gestillt haben. Heute dagegen ist Stillen wieder »in«. Die medizinische Forschung hat in den letzten zwanzig Jahren so viele und so deutliche Ergebnisse über die Vorteile des Stillens veröffentlicht, dass kaum eine Mutter, die das Beste für ihr Baby will, ums Stillen herumkommt. Im Gegenteil: Wer heute nicht stillen möchte, muss sich sagen lassen, dass er dem Baby etwas vorenthält. Wie auch immer Sie dazu stehen, ob Sie stillen wollen oder nicht: Lassen Sie sich nicht unter Druck setzen! Es ist Ihr Körper, es ist Ihr Baby und es ist Ihre Entscheidung.

❓ Ich habe gehört, dass es verschiedene Still-techniken gibt. Welche sind das und wo kann ich sie erlernen?

Am besten ist es, wenn Sie sich die unterschiedlichen Stillpositionen und die richtige Anlegetechnik schon von der Stillberaterin oder Kinderschwester in der Klinik zeigen lassen. Denn wenn sich »Anfängerfehler« erst einmal eingeschlichen haben, kann es schwierig werden, sie wieder auszumerzen. Auch Stillgruppen sind eine Möglichkeit, sich zu informieren (siehe Adressen, die weiterhelfen ab Seite 242). Grundsätzlich können Sie Ihr Kind in jeder Position stillen, die für Sie und das Baby angenehm ist. Sie sollten einen bequemen, ruhigen Platz wählen und Ihren Arm und den Babykörper gut abstützen können. Stillkissen, Sofakissen oder gerollte Decken leisten dabei gute Dienste. Ob Sie lieber im Sitzen oder im Liegen, seitlich oder auf dem Rücken stillen, werden Sie merken. Leider stimmt die Lieblingsposition des Babys nicht immer mit der der Mutter überein, aber Sie werden sicher eine gute Lösung für beide finden. Wichtig ist es, das Baby so anzulegen, dass der geöffnete Mund des Kindes nicht nur die Brustwarze, sondern den gesamten Warzenhof fasst. Das schont die Brustwarzen und verhindert, dass das Kind beim Trinken Luft schluckt, die zu Blähungen und Bauchschmerzen führt.

❓ Was genau ist Milchbildungstee?

Still- oder Milchbildungstees enthalten neben Anis, Fenchel und Kümmel häufig Majoran, Bockshornklee oder Zitronenverbene. Es gibt sie als lose Teemischung oder in Teebeuteln zu kaufen. Wenn Sie einen Bestandteil nicht mögen oder noch etwas dazu haben möchten, stellt Ihre Apotheke gern eine Mischung her. Stilltee wirkt entkrampfend. Das bedeutet, dass er sowohl beim Baby dafür sorgt, dass es keine Blähungen hat, als auch Ihre mehr oder weniger starken Nachwehen lindert. Sie sollten drei bis fünf Tassen über den Tag verteilt trinken.

❓ Überall hört und liest man, dass »nach Bedarf« gestillt werden sollte. Was heißt das?

Stillen nach Bedarf heißt grundsätzlich Stillen nach dem Bedarf des Babys. Das Baby bestimmt – zumindest in der ersten Zeit – den Zeitpunkt für die Stillmahlzeit selbst. Früher war es üblich, Babys nach der Uhr ungefähr alle vier Stunden zu füttern, um schon bald einen Rhythmus für den Tag zu bekommen. Davon ist man heute – zumindest bei Neugeborenen – ein ganzes Stück abgekommen, denn das Wichtigste in den ersten Lebenswochen ist ja nicht, dass Ihr Baby regelmäßig isst, sondern dass es immer dann satt wird, wenn es Hunger hat. Die Erfahrung zeigt, dass es zu Beginn etwas chaotisch (da kaum planbar) ist, das Baby immer dann zu füttern, wenn es Hunger hat und diesen auch entsprechend äußert. Doch die Vorteile liegen auf der Hand: Ihr Baby entwickelt sich zu einem zufriedenen Kind, das ganz sicher weiß, dass es immer dann etwas zu essen bekommt, wenn es Hunger hat. Und was den Rhythmus angeht, der stellt sich nach einigen Wochen meist ganz von selbst ein, denn Kind und Brust sind sich ja im Grunde »einig«: Das eine will regelmäßig satt, die andere regelmäßig entleert werden. Nachdem Ihr Baby diese Zuversicht erworben hat, können Sie den Stillrhythmus langsam einschleichen, indem Sie Stillmahlzeiten, entsprechend Ihrem Zeitplan, ein wenig vorziehen oder hinauszögern.

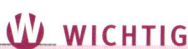 **WICHTIG**

»Stillen nach Bedarf« richtet sich zwar in erster Linie nach den Bedürfnissen des Babys, sollte aber auch immer die Situation der Mutter mitberücksichtigen. Denn wenn Ihr Busen vor Milch überläuft und Sie das Gefühl haben, es gleich nicht mehr auszuhalten und zu »explodieren«, ist es durchaus auch einmal legitim, ein selig schlafendes Baby für die nächste (üppige) Mahlzeit aufzuwecken.

❓ Worauf muss ich während der Stillzeit bei meiner eigenen Ernährung achten?

Ernähren Sie sich gesund und ausgewogen, ähnlich wie in der Schwangerschaft, denn damit können Sie Ihren etwas höheren Bedarf an Proteinen, Kalzium, Spurenelementen und Vitaminen gut decken. Viele Stillende erzählen, dass sie beim Stillen einen Heißhunger auf Süßes verspüren. Das hängt möglicherweise mit dem vermehrten Kohlenhydratbedarf für die Milchproduktion zusammen. Wenn Sie viel Vitamin C, Zitrusfrüchte oder stark gewürzte Speisen zu sich nehmen, kann das über die Muttermilch beim Baby einen wunden, roten Popo verursachen. Lebensmittel, die Sie nicht vertragen, verträgt meist auch Ihr Baby nicht. Hülsenfrüchte, Zwiebeln und Kohl verursachen auch bei Babys Blähungen. Ganz wichtig: Machen Sie während der Stillzeit keine Radikaldiät (auch wenn Sie sich noch so sehr danach sehnen, wieder in Ihre alte Lieblingsjeans zu passen). Denn beim schnellen Abnehmen werden in den Fettdepots eingelagerte Schadstoffe ausgeschwemmt und landen über die Muttermilch bei Ihrem Baby. Achten Sie darauf, immer ausreichend zu trinken, denn mit jeder Stillmahlzeit geben Sie Flüssigkeit ab, die ersetzt werden muss. Wasser und Kräutertee sind ideal, wobei Milchbildungs- und Stilltee den Vorteil haben, dass sie Blähungen beim Baby mildern. Aber Achtung, nicht alle Tees sind während der Stillzeit geeignet. Salbei- oder Pfefferminztee etwa verringern die Milchmenge.

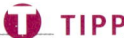 **TIPP**

Falls Ihr Baby sehr oft unter Blähungen leidet, beobachten Sie Ihr eigenes Essverhalten. Denn es sind nicht immer nur Bohnen und Kraut, die einen Babybauch irritieren. Führen Sie über einige Zeit ein Ernährungstagebuch und markieren Sie die Tage, an denen Ihr Baby Bauchschmerzen hatte. Vielleicht können Sie so herausfinden, was Ihr Baby nicht verträgt.

❓ Macht es denn überhaupt Sinn, in eine Stillgruppe zu gehen?

Auch wenn Sie kein Vereinsmeier sind und Ihnen die Pfadfinder immer schon ein Gräuel waren: Gruppendynamik ist beim Stillen nicht das Schlechteste. Denn in einer Stillgruppe treffen Sie Frauen, deren Lebenssituation gerade mit Ihrer übereinstimmt. Dort sind Mütter, die gern und erfolgreich stillen, aber auch Frauen, die mit dem einen oder anderen Stillproblem dort hinkommen. Das ist eine gute Gelegenheit, Tipps und Tricks zu erhalten und sich über Probleme auszutauschen. Außerdem tut es einfach gut zu sehen, dass auch andere Mütter nicht perfekt sind! Mitunter ist auch der Rat der besten Freundin wenig hilfreich, da sich das eine Kind einfach nicht mit dem anderen vergleichen lässt. Und leider kann die Generation der Omas beim Stillen kaum Ratschläge geben, da unsere Mütter in einer eher stillfeindlichen Zeit ihre Kinder bekamen und selbst kaum gestillt haben. Da bietet es sich an, sich an die Profis in Stillgruppen zu wenden! Hilfe zu allen Stillproblemen gibt es bei der La-Leche-Liga und bei ausgebildeten Still- und Laktationsberaterinnen (häufig Hebammen, siehe Adressen, die weiterhelfen, ab Seite 242). In manchen Stillgruppen werden auch Themenvorträge, zum Beispiel über die Verwendung des Tragetuchs oder Beikost, angeboten. Ein weiterer Pluspunkt ist, dass Sie in einer Stillgruppe Frauen aus der Umgebung kennenlernen, sodass Sie nicht nur Ihre Stillprobleme lösen, sondern vielleicht auch noch nette Kontakte für gemeinsame Spaziergänge knüpfen können.

❓ Meine Brustwarzen sind so flach, daran kann mein Baby bestimmt nicht saugen. Gibt es Hilfe?

97 Prozent aller Mütter sind schätzungsweise im Stande, ihr Kind zu stillen – und auch viele Frauen mit sehr kleinen Brüsten oder nicht optimal geformten Brustwarzen schaffen das. Flache Brustwarzen sind in den meisten Fällen kein großes

Problem, denn durch das Saugen des Babys treten sie etwas mehr heraus. Außerdem sollte das Kind den ganzen Warzenvorhof zum Saugen in den Mund nehmen, da so die Brustwarze am wenigsten strapaziert wird. Bei echten Hohl- oder Schlupfwarzen kann es tatsächlich Schwierigkeiten geben, denn sie werden durch das starke Saugen leichter wund und gereizt. Sie sollten Ihrer Brust dann ganz besonders viel Pflege zukommen lassen und sie aufmerksam beobachten. Zur Vorbereitung auf das Stillen gibt es Brustwarzenformer, die Sie schon vor der Geburt und danach kurz vor jeder Stillmahlzeit tragen sollten. Das sind Schalen aus weichem Silikon, die die Brustwarze durch leichten Zug in die optimale Stillform bringen. Das kann sich allerdings etwas seltsam anfühlen und Sie müssen ausprobieren, ob Sie damit zurechtkommen. Wenn Ihr Baby es tatsächlich nicht schafft, an Ihrer Brustwarze zu saugen, können Sie im Notfall auch ein Stillhütchen verwenden. Das sind kleine Kappen aus weichem Silikon und in unterschiedlichen Größen, die über die Brustwarze gestülpt werden. Der Nachteil: Stillhütchen müssen nach jeder Stillmahlzeit sterilisiert beziehungsweise ausgekocht werden und lassen keinen direkten Hautkontakt mit dem Baby zu. Hinzu kommt, dass sich Stillhütchen nachteilig auf die Milchproduktion auswirken können, da das Baby zwar am Hütchen saugt, dabei den Milchbildungsreflex aber nicht direkt stimuliert.

❓ Wie löse ich mein Baby nach dem Stillen wieder von der Brust?

Normalerweise lassen Babys die Brust von ganz allein los, wenn sie sich satt getrunken haben. Doch es gibt immer wieder kleine Gierhälse, die sich auch nach einer reichlichen Mahlzeit nicht von der Brust trennen wollen und von ihr gelöst werden müssen. Dafür führen Sie Ihren kleinen Finger ganz vorsichtig zwischen den Mundwinkel des Babys und die Brust. Sie werden hören, wie das Vakuum gelöst wird, und können Ihr Baby nun problemlos von der Brust abnehmen.

? Wie funktioniert eine Milchpumpe?

Mithilfe einer mechanischen beziehungsweise elektrischen Milchpumpe können Sie Milch aus Ihrer Brust saugen. Die Bandbreite reicht von großen, teuren elektrischen Hightech-Milchpumpen bis hin zu kleinen praktischen Geräten, die mit der Hand zu bedienen sind. Dabei ist das Prinzip immer das Gleiche: Ein weicher, trichterförmiger Aufsatz aus Silikon umschließt Ihre Brustwarze und den Warzenvorhof. Die Pumpe erzeugt einen (rhythmischen) Unterdruck, der das Saugen an der Brust imitieren soll. Dadurch fängt die Milch an zu fließen und tropft in einen Auffangbehälter. Eine Milchpumpe kann immer dann gute Dienste leisten, wenn Sie Milch auf Vorrat abpumpen möchten, weil Sie zu einer Stillmahlzeit nicht anwesend sein können oder möchten. Sie ist auch für alle Frauen eine Lösung, die nach der Schutzfrist wieder zu arbeiten beginnen, ihrem Baby die Milch aber nicht vorenthalten möchten. Sie landet dann im Kühlschrank und kann am nächsten Tag schließlich im Fläschchen gefüttert werden. Auch bei Milchstau oder Brustentzündung ist es manchmal nötig, die Milch abzupumpen. Doch bitte beachten Sie: Wenn Sie Ihr Baby stillen und zwischendurch regelmäßig abpumpen, fördern Sie damit grundsätzlich die Milchproduktion. Das heißt, dass dann auch an Tagen, an denen Sie eigentlich gar nicht abpumpen möchten, mehr Milch vorhanden ist, als Ihr Baby normalerweise trinkt!

? Ich will auf keinen Fall abpumpen. Gibt es nicht noch eine andere Möglichkeit, ein Zuviel an Milch aus der Brust herauszubekommen?

Wenn Sie sich mit dem Gedanken an eine Milchpumpe gar nicht anfreunden können, gibt es alternativ dazu die Möglichkeit, Milch aus der Brust auszustreichen. Sie sollten die Brust vor dem Ausstreichen unbedingt mithilfe eines feuchten warmen Wickels oder einer warmen Dusche anwärmen. Streichen

Sie dann in sanften Bewegungen von außen nach innen über die Brust, ein gewisser Druck ist allerdings meist nötig. Wenn Sie nur überschüssige Milch ausstreichen möchten, klappt das gut unter der Dusche, denn das warme Wasser erleichtert die Manipulation. Sie können die Milch natürlich auch auffangen.

❓ Was versteht man unter einem Milchstau?

Von einem Milchstau spricht man, wenn die Milch nicht abfließen kann und sich in der Brust staut. Das kann äußerst schmerzhaft sein, denn die Brust ist gespannt und prall, sodass jede Berührung zur Tortur wird. Leider kann das Baby die Brustwarze nicht gut fassen, wenn die Brust so voll ist, was zu einem Teufelskreis führt. Doch da hilft nichts: Die Brust muss leergetrunken werden, da sich der Milchstau und die Schmerzen sonst noch verschlimmern. Es würden sich dann nämlich harte, schmerzhafte Knoten bilden, was unter Umständen auch rasch zu einer Brustentzündung führen kann. Wenn Sie einen Milchstau bemerken, sollten Sie zuallererst für Entspannung und Ruhe sorgen. Denn ein unruhiges Umfeld, Angst und Stress sind nicht selten die Ursachen des Milchstaus. Die Brust verweigert dann sozusagen ihren Dienst. Wenn Sie grundsätzlich zu viel Milch in der Brust haben, helfen Salbei- oder Pfefferminztee, die die Milchproduktion drosseln. Sie können auch vorübergehend die eigene Trinkmenge etwas reduzieren, auch wenn das schwerfällt. Das Ausstreichen der Brust (siehe Seite 209) kann die Spannung ebenfalls reduzieren. Wärmen Sie vor dem Stillen die Brust an, dann wird die Milch währenddessen besser fließen, und halten Sie während des Stillens die andere Brust kühl. Legen Sie Ihr Baby vorübergehend nur an einer Brust an, auch das reduziert die Milchmenge, und achten Sie auf die richtige Stillposition. Das Kinn des Babys sollte idealerweise auf die schmerzende Stelle zeigen. Nach dem Anlegen helfen kühle Wickel (mit Quark oder Kohlblättern), homöopathisch hat Phytolacca schon so manchen Milchstau in kürzester Zeit beendet.

T TIPP

Ein Quarkwickel kühlt bei einem Milchstau die Brust und wirkt entzündungshemmend: Streichen Sie den kühlen Quark etwa messerrückendick auf eine längs gefaltete Stoffwindel und schlagen Sie die Windel einmal über den Quark. Legen Sie den Wickel mit dieser Seite direkt auf die Brust und fixieren Sie ihn locker. Der Quark sollte so lange auf der Brust bleiben, bis er trocken und bröselig ist. Umschläge mit kalten Weißkrautblättern erzielen übrigens denselben Effekt.

? Wie kommt es zu einer Brustentzündung, und was kann man dagegen tun?

Eine Brustentzündung (Mastitis) macht sich durch Fieber (38,5 Grad und höher), grippeähnliche Symptome, starke Schmerzen und eine gerötete, häufig auch geschwollene Brust bemerkbar, wobei oft nur eine Seite betroffen ist. Sie entsteht durch Bakterien, die über die Brustwarze in die Brust eindringen. Sehr oft handelt es sich dabei um Bakterien, die durch Schmierinfektion vom Wochenfluss der Frau übertragen werden. Ein Milchstau (siehe links) begünstigt die Entstehung einer Brustentzündung zusätzlich. Wenn Sie Symptome einer Brustentzündung bemerken, müssen Sie zum Arzt, denn bei Nichtbehandlung kann sich ein Abszess in der Brust bilden. Er wird Ihnen raten, die betroffene Brust abzupumpen, kühlende Umschläge aufzulegen und die Brust hochzubinden, damit sich die Stauung lösen kann. Sie sollten parallel auf gründliche Hygiene achten und Ihre Stilleinlagen noch häufiger wechseln. Es kann auch helfen, die Brust mit Rotlicht zu bestrahlen, entzündungshemmende Salben oder Umschläge mit Arnika aufzulegen beziehungsweise homöopathische Arnika-Globuli einzunehmen. Falls das Fieber nach 24 Stunden nicht abklingt, hilft alles nichts: Ihr Arzt wird Ihnen ein Antibiotikum gegen die Entzündung verschreiben.

❓ Darf ich weiterstillen, obwohl ich wegen einer Brustentzündung Antibiotika nehme?

Es gibt bestimmte Antibiotika (zum Beispiel Penizillin), die Sie auch in der Stillzeit nehmen dürfen. In Spuren gehen zwar auch diese Medikamente in die Muttermilch über, aber die Dosis ist so gering, dass das dem Baby weniger schadet als die unbehandelte Erkrankung der Mutter. Eine Brustentzündung mit Antibiotikatherapie bedeutet also nicht zwangsläufig, dass Sie abstillen müssen. Wenn Ihnen ein anderer Arzt als Ihr Gynäkologe das Antibiotikum verschreibt, müssen Sie auf jeden Fall erwähnen, dass Sie stillen! Bitte schreiten Sie nicht selbst zur Tat und verwenden Tabletten, die Sie noch von der letzten Erkrankung zu Hause haben! Sie könnten Ihrem Baby damit erheblichen Schaden zufügen. Es gibt auch diverse (rezeptfreie) Medikamente, die dem Baby schaden. Grundsätzlich gilt für Medikamenteneinnahme in der Stillzeit dasselbe wie während der Schwangerschaft: Sie sollten vorsichtig sein. Das bedeutet nicht, dass Sie gar keine Medikamente nehmen dürfen, es sollte vom Arzt nur immer sorgfältig abgewogen werden, ob der Nutzen in einem sinnvollen Verhältnis zur Wirkung steht. Denn praktisch alle Medikamente gehen in die Muttermilch über. Bei den in Schwangerschaft und Stillzeit erlaubten Substanzen ist allerdings die Konzentration so niedrig, dass sie für das Baby ungefährlich sind. Und noch ein Tipp: Erwähnen Sie ruhig auch in der Apotheke, dass Sie noch stillen, man wird Sie dann enstprechend beraten.

❓ Beim ersten Kind hat es mit dem Stillen nicht geklappt. Soll ich es nun noch einmal probieren?

Natürlich gibt die Möglichkeit, den Milcheinschuss medikamentös zu verhindern und sich so von Anfang an vom Stillen zu verabschieden. Doch Sie sollten sich gut überlegen, ob Sie es beim zweiten Kind nicht doch noch einmal versuchen möchten. Denn wenn Sie einmal abgestillt haben, ist es schwierig bis unmöglich, die Milchproduktion wieder in Gang zu bringen. Sie sollten sich also ganz sicher sein, wenn Sie Ihrem Arzt Ihre Entscheidung, nicht zu stillen, mitteilen. Er wird Ihnen dann entsprechende Tabletten verschreiben, die die Produktion des Hormons Prolaktin, das für den Milcheinschuss zuständig ist, verhindern. Bei sehr sensiblen Frauen kann das Medikament zu leichten depressiven Verstimmungen führen, die in der Regel aber bald wieder verschwinden.

❓ Wenn ich nicht stillen kann, leidet dann die Beziehung zu meinem Kind?

Man sagt zwar, dass Stillen eine enge Mutter-Kind-Bindung fördert, aber natürlich ist der Umkehrschluss hier nicht zulässig. Nur weil Sie nicht stillen, heißt das nicht, dass Sie nicht eine ebenso liebevolle Beziehung zu Ihrem Baby aufbauen werden. Denn auch wenn Sie Ihrem Baby das Fläschchen geben, liegt es geborgen in Ihren Armen. Sie sollten dann auf viel Hautkontakt achten, denn beim Kuscheln mit Ihrem Kind wird die Bindung genauso gefördert wie beim Stillen.

❓ Meine Brustwarzen sind ganz wund und offen, was kann ich tun?

Es ist sehr wichtig, dass Sie Brust und Brustwarzen von Anfang an gut behandeln, immerhin ernähren Sie damit Ihr Kind! Mit der richtigen Pflege lassen sich ein Wundwerden oder die Bildung von Rissen vermeiden. Der Hauptgrund für schmerzende Brustwarzen ist jedoch weniger die falsche Pflege als vielmehr falsches Anlegen des Babys: Wenn Ihre Brustwarzen empfindlich sind, sollten Sie immer wieder die Stillposition beziehungsweise die Lage des Babys verändern, denn das entlastet die Brustwarzen. Vermeiden Sie aggressive Duschgels oder Seifen, die die Haut reizen, und verwenden Sie keine desinfizierenden Lösungen. Lassen Sie nach jedem Stillen einen Tropfen Muttermilch auf der Brustwarze antrocknen

und schließen Sie erst dann den Still-BH. Lassen Sie, wenn
möglich, Luft und Sonne an Ihre Brust. Es gibt auch pflanzliche Pads, die nach dem Stillen auf die Brustwarze gelegt
werden, sie kühlen und wirken leicht entzündungshemmend.
Achten Sie immer auf trockene Stilleinlagen und lösen Sie Ihr
Baby am Ende der Stillmahlzeit immer sanft von der Brust
(siehe dazu auch Seite 208).

? Schnuller ja oder nein – wir sind hin- und hergerissen. Was spricht dafür, was dagegen?

Manche Neugeborene haben ein stark ausgeprägtes Saugbe-
dürfnis, was für empfindliche Brustwarzen gerade am Anfang
der Stillzeit eine echte Herausforderung sein kann. Sie saugen
dann nicht nur an der Brust um satt zu werden, sondern auch
um sich zu beruhigen und weil es einfach Spaß macht. Dadurch können die Brustwarzen überbeansprucht und wund
werden. Hinzu kommt, dass durch sehr häufiges und langes
Anlegen der Milcheinschuss heftig und auch schmerzhaft sein
kann. Wenn diese Babys keinen Schnuller bekommen, nuckeln
sie später an Stofftieren, an ihren eigenen Händen oder am
Daumen. Wenn Sie einen Schnuller kaufen, sollten Sie auf die
Qualität und die richtige Größe achten. Bitte nehmen Sie den
Schnuller (zum Reinigen) nicht selbst in den Mund, da Sie
damit Kariesbakterien, Pilze und andere Krankheitserreger an
Ihr Kind weitergeben! Schnuller müssen regelmäßig ausgekocht oder dampfsterilisiert werden, und auch für die großen
Geschwister sollte der Babyschnuller tabu sein. Das Gerücht,
dass Babys, die einen Schnuller haben, deshalb die Brust verweigern, hält sich hartnäckig, ist inzwischen aber eindeutig
widerlegt. Heute wird es bei allen Beteiligten eher Freude auslösen, wenn nicht nur die Mutterbrust das Baby beruhigt, sondern auch Papa mit einem Schnuller Trost spenden kann. Sie
sollten allerdings darauf achten, dass Sie den Schnuller erst
nach sichergestellter Milchproduktion einsetzen, wenn also
die Gewichtszunahme Ihres Babys ausreicht.

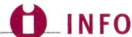 **INFO**

Wenn für Sie ein Schnuller absolut nicht in Frage kommt, sollten Sie Ihrem Baby stattdessen ein Schmuse- oder Nuckeltuch anbieten. Denn ein Tuch ist später sehr viel leichter wieder loszuwerden als der (stets verfügbare) Daumen im Mund. Und der ist bekanntermaßen schlecht für die Zahnstellung und den Gaumen, was sowohl Zahn- als auch Kinderärzte immer wieder bestätigen.

? Was kann Fieber im Wochenbett bedeuten?

Fieber deutet meist auf eine Infektion hin. Das kann eine Infektion des Genitaltrakts sein, aber auch eine Brustentzündung, eine Entzündung im Wundbereich der Geburtswunden (Kaiserschnittnarbe, Dammnaht), eine Infektion der Blase oder der Harnwege, der Beinvenen und, und, und. Im Wochenbett sollten Sie Fieber keinesfalls auf die leichte Schulter nehmen. Vor allem wenn Sie zusätzlich noch Schmerzen haben (zum Beispiel in der Brust), müssen Sie mit Ihrem Arzt sprechen, der sofort eine geeignete Therapie einleiten wird.

? Kann ich meine Zwillinge gleichzeitig stillen?

Es ist durchaus möglich, Zwillinge voll zu stillen. Allerdings ist es deutlich anstrengender als das Stillen von nur einem Baby, da nicht nur die Brustwarzen, sondern auch der ganze Körper mehr beansprucht werden und Sie viel Zeit mit dem Stillen verbringen werden. Wie Sie beide Kinder gleichzeitig anlegen können, sollten Sie sich unbedingt von einem Profi zeigen lassen. Auch die Organisation des Stillens nach Bedarf ist bei zwei Babys natürlich um einiges komplexer. Keine Sorgen brauchen Sie sich wegen der Milchmenge zu machen: Auch hier produziert Ihr Körper genau das, was Ihre Kinder nachfragen. Wenn Sie wirklich wollen, werden Sie diese Anfangsschwierigkeiten

überwinden und schon bald eine eigene Routine entwickeln –
eine Übung, die Sie optimal auf Ihr Leben mit den Zwillingen
vorbereitet. Wichtig ist, dass Ihre Umgebung Sie emotional
unterstützt und Sie möglichst viel Ruhe haben.

❓ Mein Baby hat lauter kleine Pickelchen im Gesicht. Hat es jetzt schon Akne?

Neugeborenen-Akne gibt es tatsächlich. Nach der Geburt ist
dieser Ausscheidungsvorgang bei vielen Babys zu beobachten,
und die zarte Babyhaut sieht plötzlich wie ein Streuselkuchen
aus. Verwenden Sie möglichst nur Kleidung aus Baumwolle,
und die Teile, die direkten Kontakt mit der Haut haben, sollten kochfest sein. Verzichten Sie bei Babywäsche auf den
Weichspüler, denn das würde die empfindliche Babyhaut nur
zusätzlich reizen. Waschen Sie Ihr Kind auch nicht zu oft mit
Seife oder Shampoo. Klares Wasser, eventuell mit einem Tropfen Lavendelöl, reicht völlig aus. Wenn Sie Babys Haut nach
dem Baden pflegen möchten, nehmen Sie bitte reines Man-
delöl, dem in der Apotheke ein bis zwei Tropfen Rosenöl zuge-
setzt werden können. Achten Sie darauf, dass die nackte Haut
keinen Kontakt mit dem neu gekauften Lammfell hat, auch
das kann eine Hautreaktion auslösen. Fast immer vergeht der
Ausschlag in den nächsten Wochen von selbst.

❓ Was muss ich für die Nabelpflege tun?

Der Nabelschnurrest fällt im Normalfall innerhalb von ein bis
zwei Wochen ab, die Klemme darf schon nach ein bis zwei
Tagen entfernt werden. Der Nabel sollte möglichst trocken
gehalten werden, damit die Heilung so schnell wie möglich
erfolgt. Auch sollte er möglichst wenig Kontakt mit Harn oder
Stuhl des Babys haben. Es hat sich bewährt, die Neugebore-
nenwindeln an der Oberkante noch um zwei oder drei Zentimeter nach außen umzuschlagen, bevor man sie schließt,
denn so befindet sich der Nabel außerhalb der »Pipizone«.

Bis zur völligen Abheilung sollten Sie den Nabel täglich mit sterilem Wasser (abgekocht und ausgekühlt) abtupfen, ein Verband oder eine Nabelbinde muss normalerweise nicht angelegt werden. Auch wenn der Nabelschnurrest abgefallen ist, kann der Nabel noch Wundsekret abgeben, das auch leicht blutig sein kann. Sie können desinfizierende Lösungen oder (antibiotischen) Puder verwenden, falls der Nabel nässt. Natürliche Methoden zur Nabelpflege sind Muttermilch oder Teebaumöl. Letzteres sollte jedoch nur vorsichtig (verdünnt) verwendet werden, da es die Haut auch reizen kann.

❓ Man hört so viel über den plötzlichen Kindstod. Wie lässt sich das Risiko minimieren?

Das Risiko eines gesunden und unauffälligen Kindes, im ersten Lebensjahr an SIDS (Sudden Infant Death Syndrome = Plötzlicher Kindstod) zu sterben, beträgt etwa eins zu tausend. Die Gründe für diesen plötzlichen Kindstod sind noch nicht restlos geklärt, vieles deutet jedoch darauf hin, dass es zu einem Atemstillstand kommt. Ein höheres Risiko besteht für sehr kleine Frühgeborene mit einem Geburtsgewicht unter 1500 Gramm. Das Risiko ist auch erhöht, wenn ein Elternteil oder beide rauchen (für die Mutter gilt das auch schon für die Schwangerschaft, denn Rauchen in der Schwangerschaft erhöht das SIDS-Risiko erheblich!), wenn das Kind nicht gestillt und es zu warm angezogen oder zugedeckt wird. Ein Babybettchen sollte auf keinen Fall mit Stofftieren oder Kissen überladen werden, denn je mehr Luft Ihr Baby bekommt, desto besser. Auch die Bauchlage im Schlaf wird als Risikofaktor angesehen. Deshalb wird seit 1992 für alle Neugeborenen die Rückenlage als Schlaflage empfohlen, wobei auch die Seitenlage in Ordnung ist. Für Risikokinder (oder für sehr ängstliche Eltern) gibt es Überwachungsgeräte (als Brustgurt oder als Sensormatte unter der Matratze), die die Atmung des Kindes im Schlaf überwachen und bei längeren Atempausen sofort lauten Alarm schlagen.

? Mein Baby hat ständig kalte Hände. Ziehe ich es vielleicht doch zu dünn an?

Keine Sorge, Ihr Baby erfriert nicht so schnell, auch wenn Neugeborene ihre Körpertemperatur noch nicht selbst regulieren können und deshalb die Hände oft kalt sind. Doch die sagen nicht wirklich etwas darüber aus, ob Ihr Baby friert. Hier hilft ein Griff in den Nacken: Wenn es dort kühl ist, sollten Sie ihm eine Schicht mehr anziehen, wenn er verschwitzt ist, hat es zu viel an. Hände und vor allem Füße von kleinen Babys sind meistens kühl, wobei Söckchen über oder unter dem Strampler (da gehen sie nicht so leicht verloren) schnell Abhilfe schaffen. Verzichten Sie auf Decken, denn kleine Babys können sich nicht freistrampeln, falls der Kopf unter die Decke gerät. Besser ist ein passender Schlafsack. Die Heizung hochzudrehen ist ebenfalls keine Lösung, denn Ihr Baby schläft bei 18 bis 20 Grad am besten.

? Wann muss ich mit meinem Baby spätestens zum Hüftultraschall?

Oft wird der Hüftultraschall bereits in der Entbindungsklinik vom Orthopäden durchgeführt. Spätestens bei der U3, der dritten Vorsorgeuntersuchung, die vom Kinderarzt durchgeführt wird, wenn das Baby vier bis sechs Wochen alt ist, sollte eine Ultraschalluntersuchung der Hüfte des Neugeborenen stattfinden. Denn bei rund zwei Prozent aller Neugeborenen tritt eine so genannte Hüftdysplasie oder etwaige Hüftreifeverzögerung auf, die mit dieser Untersuchung erkannt werden kann. Als Therapie bei leichten Formen kommt das »breite Wickeln« in Frage. Dabei wird über die eigentliche Windel noch ein Windelpäckchen (Stoffwindel) zwischen die Beinchen gelegt, damit die Beine in Spreizstellung gehalten werden. In schwereren Fällen verordnet der Orthopäde eine Spreizhose, die dann einige Wochen über die Windel getragen werden muss, bis die Hüfte die richtige Stellung »erlernt« hat.

❓ Wie lange nach der Geburt sollte ich das erste Mal wieder zur Kontrolle beim Frauenarzt?

Sie sollten diesen ersten Besuch vier bis sechs Wochen nach der Geburt einplanen und sich dafür auch schon rechtzeitig einen Termin geben lassen. Bei Beschwerden oder Problemen macht es natürlich keinen Sinn, so lange zu warten, Ihr Frauenarzt wird Sie dann auch ohne Termin empfangen. Bis zur ersten Routinekontrolle sollte die Gebärmutterrückbildung weitestgehend abgeschlossen sein, und auch die Geburtswunden sind bis dahin schon recht gut verheilt. Bei dieser Untersuchung wird Ihr Arzt Sie wahrscheinlich fragen, welche Verhütungsmethode Sie für die nächste Zeit bevorzugen. Infos dazu finden Sie auf den Seiten 146 und 195.

❓ Wie lange sollte ich nach einer Geburt warten, bis ich erneut schwanger werde?

Rein körperlich betrachtet können Sie wieder schwanger werden, wenn die Geburtswunden verheilt sind und Ihr Körper seinen Menstruationszyklus wieder aufnimmt. Wenn Sie Ihren Arzt nach seiner speziellen Empfehlung fragen, wird er sicherlich auch Ihre persönliche Situation in seinen Rat einfließen lassen. Die Entscheidung hängt natürlich sehr von Ihrer individuellen Situation ab, und auch die Familienkonstellation und das Alter der Mutter werden eine Rolle spielen. Die meisten Geburtshelfer sehen es für vernünftig an, in etwa ein Jahr mit einer erneuten Schwangerschaft zu warten. Denn in diesem Jahr hat der Körper Zeit, sich zu erholen. Außerdem können Sie sich in diesen Monaten auch von der Psyche her auf Ihr Baby einstellen, ohne dass Sie von der neuen Schwangerschaft und den damit verbundenen Hormonumstellungen belastet sind. Diese Einjahres-Empfehlung gilt heute übrigens auch für Frauen, die ihr erstes Kind mittels Kaiserschnitt zur Welt gebracht haben. Durch die moderne Sectiotechnik sind längere Wartezeiten heute nicht mehr nötig.

Was Papas wissen möchten

Sie werden Vater. Sie beschäftigen sich spätestens seit dem Geburtsvorbereitungskurs damit, wie Ihre Partnerin bei der Geburt atmen wird, wie die Wehen und die Schmerzen dann aussehen werden. Sie haben die Aufbauanleitung des Kinderwagens und des Babybettchens studiert und umgesetzt, wissen, welcher Kindersitz im Auto der beste ist, und haben sogar die Beleuchtung am Wickelplatz so montiert, dass sie ja niemanden blendet, weder Sie noch das Baby.

Sie haben sich gut vorbereitet – aber wie ist das jetzt mit der Geburt? Ist es wirklich Ihre Partnerin allein, die diesen neuen Menschen zur Welt bringen muss? Können Sie vielleicht nicht auch helfen, unterstützen und aktiv etwas beitragen? Ein Vater sagte nach der Geburt seiner Tochter einmal treffend, dass er dabei zwar eine Hauptrolle gespielt hätte, diese jedoch komplett ohne Text hätte auskommen müssen. Sind Väter im Kreißsaal also unnötig wie das fünfte Rad am Wagen?

Nein, sind sie nicht. Damit dieses Gefühl erst gar nicht aufkommt, sollten Sie sich im Vorfeld der Geburt mit Ihrer Partnerin Gedanken machen, wie Ihre Rolle bei der Geburt aussehen könnte. Wenn Sie Fragen haben, »löchern« Sie Ihre Partnerin oder deren Arzt, wenn Sie sie zu den Kontrolluntersuchungen begleiten. Informieren Sie sich, fragen Sie Freunde und liebe Kollegen, was sie an der Geburt ihrer Kinder genossen haben und was sie heute anders machen würden.

Mit der Geburt Ihres Babys werden Sie nicht nur Vater, Sie werden auch eine Familie. Gemeinsam leben und gemeinsam leiden beginnt schon bei der Geburt. Lassen Sie sich auf das Abenteuer ein, spüren Sie, was Ihre Partnerin braucht. Dann werden Sie sicherlich auch zu den Vätern gehören, die dieses Erlebnis, die Geburt Ihres Kindes, als faszinierend, aufregend, anstrengend und wunderschön in Erinnerung behalten.

❓ Soll ich meine Frau in den Geburtsvorbereitungskurs begleiten?

Das kommt ganz darauf an, für welche Art von Vorbereitungskurs Ihre Frau sich entscheidet. Da gibt es nämlich solche, die nur für die werdenden Mütter gedacht sind (und bei denen es meist einen Partnerabend gibt), und solche, in die das Paar gemeinsam geht. Wofür Sie und Ihre Partnerin sich entscheiden, liegt ganz bei Ihnen. Doch wenn Sie sich prinzipiell für die Geburt interessieren, sollten Sie den Kurs gemeinsam besuchen. Sie werden viel Spannendes hören und lernen, Sie werden mit Ihrer Partnerin gemeinsam üben, Sicherheit für den Umgang mit Ihrer Frau und Ihrem Baby gewinnen und nicht zuletzt erfahren, wie es anderen werdenden Vätern geht. Sprechen Sie mit Ihrer Frau über diese Frage, aber es gibt wohl nur sehr wenige Frauen, die es ablehnen, ihren (willigen) Partner in den Geburtsvorbereitungskurs mitzunehmen.

❓ Meine Frau möchte unbedingt eine Hausgeburt, aber ich habe Angst vor Komplikationen! Was sollen wir jetzt tun?

Suchen Sie gemeinsam ein Gespräch mit einer erfahrenen Hausgeburtshebamme oder mit dem Arzt Ihres Vertrauens und gehen Sie zum Thema Hausgeburt ins Detail. Viele Ängste im Zusammenhang mit einer Entbindung entstehen durch Erzählungen anderer Menschen oder Erfahrungsberichte von »wohlmeinenden« Freunden. Versuchen Sie möglichst genau zu erklären, wovor Sie Angst haben und was Ihnen Sorge bereitet. Fragen Sie auch Ihre Partnerin, warum sie eine Hausgeburt bevorzugt – vielleicht hat ja auch sie (unbegründet) Angst vor einer Klinikentbindung. Vielleicht zeigt sich bei dem Gespräch, dass eine ambulante Entbindung eigentlich das ist, was Ihnen beiden am besten gefällt. Dann würde Ihre Frau das Baby zwar in der Klinik zur Welt bringen, doch Sie würden einige Stunden nach der Geburt mit Frau und Baby das

Krankenhaus verlassen und das Wochenbett zu Hause verbringen. Erst wenn Sie wissen, worauf es Ihnen beiden bei der
Entbindung wirklich ankommt, können Sie sich gemeinsam
für einen Weg entscheiden. Mehr Infos zum Thema finden Sie
im Kapitel Ambulante Geburt/Hausgeburt ab Seite 154.

❓ Kann ich meine Frau noch einmal kurz allein lassen, nachdem die Wehen eingesetzt haben?

Gerade am Anfang kommen Frauen mit ihren Wehen sehr gut
zurecht. Eine Wehe ist zwar schmerzhaft, aber in gewisser
Weise ist es ein positiver Schmerz, denn das Ergebnis wird
sein, dass sie ihr Kind in einigen Stunden in den Armen halten
wird. Wenn bei Ihrer Frau also gerade die Wehen eingesetzt
haben und die Situation nicht danach aussieht, als ob das
Baby in der nächsten Stunde zur Welt käme, können Sie ruhig
noch Ihren älteren Sohn ins Auto packen und zu den Großeltern bringen. Wenn Ihre Frau Sie jedoch bittet zu bleiben,
sollten Sie diesem Wunsch auch nachkommen. Denn es gibt
Frauen, die allein in einer solchen Situation plötzlich in Panik
geraten. Sie brauchen dann dringend den Partner an ihrer
Seite. In diesem Fall sollten Sie Ihre Frau unterstützen und
die Großeltern bitten, das Kind abzuholen. Das Gleiche gilt
natürlich für alle anderen kurzen Erledigungen – alles andere
werden Sie ja sicherlich auf einen Termin nach der Geburt
verschieben wollen.

❓ Soll ich meine Frau mit Wehen mit dem Auto zur Klinik fahren oder rufen wir den Notarzt?

Wenn Sie den Weg zur Klinik kennen, gute Nerven haben, sich
die Fahrt ganz sicher zutrauen und wenn Ihre Frau der Meinung ist, dass die Geburt noch etwas dauert, können Sie natürlich noch ins eigene Auto steigen und losfahren. Ist all das
nicht der Fall, sollten Sie den Krankenwagen, nicht den Notarzt rufen. Und keine Sorge, die Sanitäter, die Ihre Frau und

Sie abholen (Männer dürfen heute nämlich bei der Geburt auch mitfahren), haben Erfahrung mit werdenden Eltern. Die Besatzung kann Ihre Frau tragen oder in einem Fahrsessel transportieren, falls sie doch Probleme mit dem Gehen oder dem Kreislauf bekommt. Der große Vorteil des Krankenwagens liegt – vor allem in der Rushhour in Großstädten – in seiner Schnelligkeit. Denn er darf auf Taxi- und Busspuren fahren, zur Not auch mit Blaulicht und gegen die Einbahn. Sie dagegen könnten im Stau stehen, wertvolle Zeit verlieren und noch nervöser werden. Der Krankenwagen darf bei der Krankenhauseinfahrt die Notfallrampe benutzen und dort direkt vor dem Eingang stehen bleiben. Das dürfen Sie bei der Anlieferung auch, doch danach müssen Sie Ihre Frau kurz allein lassen, um das Auto zu parken. Es spricht also einiges für einen Krankenwagen. Welches Transportmittel Sie letztendlich wählen, müssen Sie für sich entscheiden.

❓ Kann ich während der Wehen irgendetwas tun, damit es meiner Frau besser geht?

Wenn Sie gemeinsam einen Geburtsvorbereitungskurs besucht haben, wissen Sie, wie Sie Ihrer Frau helfen können, die Wehen zu veratmen. Sie können aber auch eine große Hilfe sein, wenn Ihre Frau den Rhythmus verliert oder vor Schreck komplett das Atmen vergisst. Sie können während der Wehe auch die Uhr im Auge haben und die Sekunden mitzählen (»Nur noch 20 Sekunden!«). Sie können Ihre Frau stützen, wenn sie umhergehen möchte. Doch eigentlich ist das Wichtigste, dass Sie einfach da sind! Ob Ihre Frau lieber eine kleine Massage möchte oder etwas zu trinken braucht, ob sie sich ein kaltes Tuch auf Stirn und Nacken wünscht oder Ihren Arm als Unterstützung: Lassen Sie Ihre Frau ganz einfach vorgeben, was passieren soll. Manchmal ist es einfach auch nur wunderschön, wenn Sie sie in den Arm nehmen und ihr sagen, dass sie das großartig macht. Fühlen Sie sich aber nicht abgewiesen und nehmen Sie es nicht persönlich, wenn Ihre Frau keinen

Körperkontakt möchte. Sie ist dann so mit ihrem Körper und ihrem Schmerz beschäftigt, dass jede Berührung diese Konzentration stören würde. Doch das kann sich im Laufe der Geburt rasch ändern … Gerade während der Presswehen ist es für viele Frauen die größte Hilfe, wenn sie dann nicht allein sind. Nun können Sie Ihrer Frau im wahrsten Sinne des Wortes den Rücken stärken, indem Sie ihr Halt geben und sie von hinten halten und stützen. Machen Sie sich darauf gefasst, dass dieser Teil der Geburt auch für Sie anstrengend wird, denn Ihre Frau wird mit aller Kraft pressen.

? Ich kann kein Blut sehen. Was mache ich, wenn mir bei der Geburt schlecht wird?

Wichtig ist, dass Sie sich gut vorbereiten und nicht mit nüchternem Magen in die Klinik fahren. Essen Sie und trinken Sie vorher noch ausreichend, denn die Geburt kann auch für Sie lang und körperlich anstrengend werden. Wenn Sie im Kreißsaal angekommen sind, bitten Sie das Klinikpersonal um einen Stuhl (wenn der nicht sowieso schon da ist) und setzen sich ans Kopfende Ihrer Frau. Wenn Ihre Frau Sie braucht, werden Sie so noch genug Kraft haben, ihr auch tatsächlich zu helfen. Und sorgen Sie sich nicht zu viel: Eine Geburt ist viel weniger blutig, als das in Filmen oft gezeigt wird. Falls ein Dammschnitt nötig wird, sollten Sie sich auf das Gesicht Ihrer Frau und nicht etwa auf die Schere konzentrieren. Der wirklich blutige Teil der Geburt ist die Nachgeburtsphase – doch dann sind Sie wahrscheinlich schon so mit Ihrem Baby beschäftigt, dass Sie vor lauter Baden, Bewundern und Bestaunen vom Blut gar nichts mitbekommen. Falls es Ihnen trotz aller Vorsichtsmaßnahmen doch nicht gut gehen sollte, müssen Sie das rechtzeitig sagen! Denn niemand hat etwas davon, wenn Sie den Helden spielen und dann doch zusammenklappen, am wenigsten Ihre Frau. Sie können ruhig den Kreißsaal kurz verlassen, einen schnellen Kaffee trinken, Ihren Kopf auslüften. Dann kehren Sie mit neuen Kräften zurück.

❓ Wie erkläre ich meiner Freundin, dass ich nicht bei der Geburt dabei sein möchte?

Sprechen Sie offen mit ihr über Ihre Bedenken. Denn nichts kränkt eine Frau mehr, als das Gefühl, dass sich der Vater nicht für sie und das Baby interessiert. Und eben dieser Eindruck kann leicht entstehen, wenn Sie ohne eine Begründung nur sagen, dass Sie das nicht möchten. Legen Sie Ihrer Partnerin die Gründe dar, erklären Sie, wovor Sie Angst haben, was Sie sich nicht zutrauen oder wie Sie Ihre Rolle als Vater sehen. Sie beide sind jetzt noch Partner, doch bald schon eine Familie und Eltern, und Sie müssen miteinander klären, was in diesem Fall Priorität hat. Machen Sie sich allerdings nicht zu viel Hoffnung, dass Ihre Freundin Sie voll und ganz verstehen wird. Denn heute treten einfach die allermeisten Väter mit im Kreißsaal an, um ihre Frauen zu unterstützen und/oder um ihr Baby direkt in der Welt begrüßen zu können. Wenn Sie triftige Gründe haben, werden Sie sicherlich gemeinsam eine Lösung finden, mit der alle zufrieden sind. Unterstützen Sie Ihre Partnerin dabei, eine andere Begleitperson zu finden, der sie vertraut und die sie gern bei der Geburt dabeihätte.

❓ Ich würde meine Frau gern in den Kreißsaal begleiten, doch sie möchte lieber ihre Mutter dabeihaben. Was soll ich jetzt tun?

Viele werdende Mütter versprechen sich von einer erfahrenen Frau, die selbst schon die eine oder andere Geburt hinter sich hat, mehr Hilfe als von ihrem »unerfahrenen« Mann. Außerdem ist die Mutter diejenige Person, die einem selbst das Leben geschenkt hat. Und das ist ein ganz besonderes Band. Vielleicht hat Ihre Frau auch noch andere Gründe, warum sie Sie nicht dabeihaben will: Es hält sich immer noch hartnäckig das Gerücht, dass Männer, die ihre Frau haben gebären sehen, danach keine Lust mehr auf Sex haben, da sie in der Frau von Stund an nur mehr die Mutter und nie mehr die

Geliebte sehen. Was natürlich himmelschreiender Humbug ist, denn ein Mann, der seine Frau liebt, wird sie nach einer Geburt umso mehr für ihre Stärke und Weiblichkeit bewundern. Vielleicht will Ihre Frau Ihnen auch nicht ihr ganzes Inneres offenbaren: Jede Geburt geht bis an die Grenzen und manchmal sogar noch darüber hinaus. Und auch hier gilt: Suchen Sie das Gespräch mit Ihrer Frau. Finden Sie genau heraus, welche Ängste Ihre Frau dazu bewegen, dass sie Sie nicht bei der Geburt dabeihaben möchte. Wenn ihre Gründe plausibel sind, sollten Sie auch versuchen, sie zu akzeptieren. Springen Sie über Ihren Schatten und fahren Sie nach der Geburt mit einem großen Blumenstrauß in die Klinik – Ihre Frau wird Sie mit Ihrem Baby schon sehnsüchtig erwarten.

❓ Darf ich einen Fotoapparat oder eine Videokamera in den Kreißsaal mitnehmen?

Ein Fotoapparat ist in den meisten Kreißsälen heute kein Problem mehr, denn das Gros der Väter möchte sein Baby gleich nach der Geburt fotografieren. Wenn Sie während der Geburt Fotos machen möchten, sollten Sie sehr sensibel vorgehen. Denn auch Frauen, die noch vor zwei Wochen unbedingt eine Fotostrecke von dem Ereignis wollten, ändern während der Geburt plötzlich ihre Meinung. Bitte akzeptieren Sie die Wünsche Ihrer Frau auf jeden Fall und konzentrieren Sie sich dann einfach darauf, Ihre Frau zu unterstützen, denn sie braucht jetzt viel mehr einen Partner als einen Kameramann. Ob Sie eine Videokamera in den Kreißsaal mitnehmen dürfen, klären Sie am besten schon beim Vorgespräch. Prinzipiell ist es auch möglich, im Operationssaal bei einem Kaiserschnitt zu fotografieren oder sogar eine Videokamera mitzunehmen, Sie sollten das allerdings vorab mit dem Geburtshelfer besprechen und sein Okay dazu einholen. Falls das nicht erlaubt sein sollte, nehmen Sie es sportlich und als Chance – schließlich könnte es sonst passieren, dass Sie Ihr Baby zuerst nur im Display erkennen statt es in natura zu sehen.

❓ Ich halte es nicht aus, wenn meine Frau Schmerzen hat. Gibt es denn gar nichts, was ich für sie tun kann?

Erst einmal sollten Sie Ihre Frau nicht unterschätzen! Natürlich sind die Schmerzen einer Geburt etwas Elementares, doch gerade bei Geburten zeigt sich, dass Frauen zu Unrecht als das »schwache Geschlecht« bezeichnet werden. Vielen Männern wird erst während der Geburt klar, was ihre Frauen zu leisten in der Lage sind. Frauen entwickeln während der Geburt nämlich ungeahnte Kräfte, und für so manchen werdenden Vater ist es allein schon ein Ereignis, seine Frau so entschlossen und zugleich verletzlich, so stark und gleichzeitig so gebend zu erleben. Unterstützen Sie Ihre Frau und lassen Sie sich Ihre Sorgen nicht anmerken. Trauen Sie ihr zu, dass sie diese Geburt meistert, das Vertrauen in sie ist für Gebärende ein sehr wichtiges Gefühl.

❓ Bei der Geburt unseres ersten Kindes wollte meine Frau nicht von mir berührt werden. Was mache ich falsch?

Sie machen gar nichts falsch. Eine Geburt ist für die Eltern immer eine Ausnahmesituation, jeder reagiert spontan, für Höflichkeiten ist kaum Zeit. Auch wenn Sie gemeinsam mit Ihrer Frau über Wochen oder Monate geübt haben, wie Sie massieren, halten, helfen können: Wenn es Ihrer Frau im Moment der Geburt nicht angenehm ist, dann sollten Sie das akzeptieren. Seien Sie nicht gekränkt, Ihre Frau spürt ganz instinktiv, was ihr gut tut. Vielleicht braucht sie keine Berührungen, weil der Schmerz so intensiv ist, dass sie all ihre Kräfte aufbringen muss, um ihm standzuhalten. Dafür würden ihr aber einige aufmunternde Sätze gut tun. Oder sie möchte Ruhe, um sich ganz auf ihren Körper konzentrieren zu können. Am besten helfen Sie Ihrer Frau, wenn Sie spontan und offen einfach für sie da sind.

❓ Kann ich bei einer Druckmassage während der Geburt zu grob sein?

Bei der Druckmassage wird der Kreuz-/Steißbeinbereich mit beiden Händen mehr gedrückt als massiert. Die Frau geht dazu in Bankstellung, das heißt, sie geht in die Knie und stützt sich mit den Händen auf einer Unterlage am Boden ab. Der Partner drückt nun mit den Fingerknöcheln beider Fäuste von hinten gegen ihr Kreuz- und Steißbein. Sie dürfen dabei ruhig Ihr ganzes Gewicht einsetzen, so lange es für Ihre Partnerin angenehm ist. Doch sobald Sie zu fest drücken, wird Ihnen Ihre Partnerin das sagen. Wichtig ist, dass Sie nur Druck ausüben und nicht mit den Fingerknöcheln massieren. Denn der Bereich ist schon im Normalfall sehr empfindlich und könnte gerade in der Geburtssituation schmerzen – und das ist nicht der Sinn der Übung.

❓ Wie stütze ich meine Frau richtig?

Für unterschiedliche Wehenarten gibt es unterschiedliche Möglichkeiten: Wenn die Wehen noch leicht sind, setzen Frauen sich gern auf eine bequeme Unterlage und atmen. Sie setzen sich dann hinter Sie, nehmen sie zwischen Ihre Beine und legen Ihre Arme um den Oberkörper. So lässt sich gut gemeinsam atmen und zählen. Viele Frauen finden es auch angenehm, im Stehen ihre Arme über die Schultern des Partners zu legen und sich selbst hängen zu lassen. Wenn es in die Austreibungsphase geht, ist eine Geburt in der Hocke für viele Frauen die leichteste Variante, ihr Kind zur Welt zu bringen. Denn dabei wird das Becken weit, die Schwerkraft kann mitarbeiten und der Beckenboden wird entlastet. Diese Stellung ist ohne Hilfe jedoch relativ anstrengend – und hier kommen Sie als Vater ins Spiel: Wenn Ihre Frau in die Hocke geht, setzen Sie sich hinter Sie, um sie zu stützen und einen Teil ihres Gewichts zu tragen. Dies ist eine der wichtigsten Aufgaben des werdenden Vaters und kann die Geburt sehr erleichtern.

? Wenn ich die Nabelschnur durchschneide, trenne ich dann Mutter und Kind endgültig?

Nein, denn medizinisch gesehen sind sowohl die Nabelschnur als auch die Plazenta kindliche Organe. Die Trennung erfolgt also durch die Ablösung der Plazenta. Zudem lässt man heute die Nabelschnur auspulsieren, bevor sie durchtrennt wird. Doch Fakten hin, Fakten her, das Durchtrennen der Nabelschnur kappt – rein psychologisch – die letzte körperliche Verbindung des Neugeborenen zur Mutter. Außerdem ist der Moment, in dem die Nabelschnur durchtrennt wird, ein Meilenstein fürs Baby: Denn ab jetzt muss der Körper des Kindes seine Funktionen so umstellen, dass es selbstständig atmet, trinkt und isst. Die meisten Väter freuen sich, nun endlich eine aktive Rolle einnehmen zu können, denn meist sind sie es, die ihr Kind in die »Selbstständigkeit« entlassen. Eine andere Betrachtungsweise ist die, dass es nicht der Vater sein möchte, der diese für das Baby bisher lebenswichtige Verbindung unterbrechen muss und damit der Mutter ihr Baby »wegnimmt«. Wie Sie Ihre Rolle beim Durchschneiden der Nabelschnur sehen, bleibt ganz Ihnen überlassen. Aber wie auch immer Sie es machen, stehen Sie zu Ihrer Entscheidung und lassen Sie sich nicht unter Druck setzen! Noch ein kleiner Hinweis, falls Sie sich für das Durchschneiden entschieden haben: Erschrecken Sie nicht, wenn Sie dabei einen Widerstand spüren. Die Nabelschnur enthält drei Blutgefäße und eine gallertartige Substanz, welche die Gefäße schützt.

? Darf ich als Vater nach dem Kaiserschnitt mein Baby gleich in den Arm nehmen?

Wenn das Baby geboren ist und es ihm gut geht, sind Sie der Erste, der das Kind in den Arm nehmen darf. Üblicherweise läuft eine Kaiserschnittgeburt so ab, dass die Hebamme das Neugeborene kurz zur Mutter bringt und dann ein erster Check durch den Kinderarzt folgt. Wenn alles in Ordnung ist, dürfen Sie das Baby übernehmen und damit auch wieder zu Ihrer Frau gehen, die ja noch auf dem Operationstisch liegt und versorgt wird. Damit sind Sie tatsächlich das erste Familienmitglied, das das Kind in den Armen hält. Das gilt besonders dann, wenn Ihre Frau in Vollnarkose geboren hat und noch einige Zeit braucht, um wieder wach zu werden.

❓ Es gab bei der Geburt Probleme, sodass unser Baby auf die Kinderintensivstation muss. Soll ich beim Kind oder bei meiner Frau bleiben?

Das ist eine Frage, die hier nur schwer beantwortet werden kann, da die Entscheidung von der Situation und den beteiligten Personen abhängt. Das Hauptargument für Ihre Entscheidung sollte allerdings sein, wer Sie momentan am meisten braucht. Wenn Ihre Frau verzweifelt ist, sich ängstigt und nicht allein sein möchte, sollten Sie unbedingt bei ihr bleiben. Wenn sie Sie losschickt, weil sie in Sorge um das Baby ist und möchte, dass Sie ihm beistehen, dann sollten Sie das tun. Scheuen Sie sich auch nicht, den Arzt zu fragen, was er für klüger hält, er ist in dieser Situation weniger emotional als Sie und kann Ihnen objektiv raten. Wichtig ist auch, dass Sie bei dieser Entscheidung auf Ihren Bauch hören, der Ihnen genau sagen wird, wo Sie eher gebraucht werden. Diese Entscheidung wird dann sicher auch richtig sein.

❓ Darf ich nach der Entbindung bei meiner Frau in der Klinik bleiben? Geht das auch über Nacht?

Sie dürfen auf jeden Fall direkt nach der Geburt bei Ihrer Frau und dem Baby bleiben. In fast allen Krankenhäusern ist es so eingerichtet, dass die junge Familie unmittelbar nach der Geburt für zwei bis drei Stunden im Kreißsaal bleibt und dort bis auf die nötigen Nachkontrollen von Mutter und Kind auch nicht gestört wird. Danach dürfen Sie Ihre Familie natürlich auf die Wöchnerinnenstation begleiten, außer es ist mitten in der Nacht und Ihre Frau kommt in ein Zimmer, in dem bereits andere Patientinnen schlafen. Immer mehr Kliniken bieten heute aber auch Familienzimmer an, in denen Sie gemeinsam mit Ihrer Frau und dem Baby die ersten Tage und Nächte verbringen können. Erkundigen Sie sich bitte rechtzeitig danach. Die Preise für solche Zimmer sind eher hoch und sie sind oftmals schon belegt. Falls Sie eine private Kranken- oder eine Zusatzkrankenversicherung haben, sollten Sie auf jeden Fall nachfragen, ob Ihr Aufenthalt oder zumindest Teile davon übernommen werden.

❓ Wir planen eine ambulante Geburt. Was kommt in den ersten Tagen auf mich zu?

Der größte Vorteil einer ambulanten Geburt ist, dass die junge Familie sofort nach der Geburt in die gewohnte Umgebung zurückkehren kann. Das ermöglicht in den ersten Tagen des Wochenbetts eine Privatsphäre, die in einer Klinik nicht einmal unter den bestmöglichen Voraussetzungen zu erzielen ist. Der Nachteil ist, dass zu Hause natürlich die routinemäßige Unterstützung durch das Klinikpersonal fehlt – eine Aufgabe, die Sie als Vater nun übernehmen! Zu Hause sind Sie derjenige, der Ihre Frau in jeder Lebenslage unterstützt! Stellen Sie sich darauf ein, dass Sie von Kinderschwester bis Koch alles sein müssen! Kümmern Sie sich deshalb bereits vor der Geburt darum, dass Ihnen dabei jemand hilft. Koordinieren Sie die Besuche der Nachsorgehebamme, die kommt, um die Geburtswunden Ihrer Frau zu versorgen und Sie bei allen Fragen rund ums Baby zu unterstützen. Organisieren Sie vorher schon, wer wann kocht und auf die größeren Kinder aufpasst. Diese ersten Tage nach der Geburt sind als Bindungsphase für eine Familie prägend. Verbringen Sie möglichst viel Zeit gemeinsam, freuen Sie sich zusammen über Ihr Kind und erleben Sie eine neue Dimension Ihrer Partnerschaft! Genießen Sie neben Ihren vielen neuen Jobs in allererster Linie Ihre Rolle als Vater und aktiver Teil der neuen Familie!

? Wann müssen wir den Namen für unser Kind festlegen und was muss ich dann tun?

Für gewöhnlich haben Sie einen Monat Zeit, um den oder die Namen für Ihr Baby auszusuchen. Sie müssen innerhalb dieser Zeitspanne in das zuständige Standesamt (unbedingt am Geburtsort, nicht am Wohnort!) gehen und für das Kind eine Geburtsurkunde ausstellen lassen. In großen Kliniken gibt es Stellen direkt im Haus, wo Sie das erledigen können.

? Arbeitskollegen haben mir erzählt, dass die Geburten ihrer Kinder nur eine Stunde gedauert haben. Kann das sein?

Geburtslatein unter Männern ist in etwa vergleichbar mit Jägerlatein oder den Geschichten von Anglern über die Größe ihres Fangs. Männer haben eine eigene Wahrnehmung der Geburt, die ganz anders ist als die ihrer Frauen. Oder haben Sie mit den Frauen Ihrer Kollegen gesprochen? Männer neigen oft dazu, den Beginn einer Geburt mit dem Beginn der Presswehen gleichzusetzen. Denn ab diesem Zeitpunkt tut sich etwas, bis dahin ist die Frau »nur mit ein bisschen Wehen spazieren gegangen« oder gelegen. Viele Männer fühlen einfach nicht, was ihre Frauen fühlen, wischen mit einem Handstreich all das weg, was bis zum Beginn der Austreibung schon im Körper ihrer Frau passiert ist. Zeigen Sie, dass es auch anders geht: Beobachten Sie Ihre Frau während der Geburt in den unterschiedlichen Phasen und lassen Sie sich diese Demonstration an Weiblichkeit und Stärke nicht entgehen!

? Kann ich dem Baby beim ersten Bad wehtun?

Natürlich könnten Sie ihm wehtun, aber das werden Sie nicht! Ein Neugeborenes ist, selbst wenn es vier Kilo oder mehr auf die Waage bringt, ein sehr kleines, zartes Wesen. Es kann das Gewicht seines Köpfchens noch nicht selbst halten, weshalb

Sie es mit einer Hand stützen müssen. In der Wanne ist es nass und glitschig und es könnte Ihnen von der Hand rutschen. Es könnte strampeln und Sie nervös machen. Die gute Nachricht ist: Es wird nichts davon passieren, denn Sie sind beim ersten Baden nicht allein. Die Hebamme oder Säuglingsschwester hat schon viele, viele Babys gebadet. Sie wird Ihnen helfen und zeigen, was Sie tun müssen. Außerdem hat die Natur auch hier vorgesorgt: Sobald Sie Ihr eigenes Baby in den Händen halten, werden Sie vor Liebe und Fürsorge überquellen. Sie werden Ihr Kind halten und instinktiv wissen, was Sie zu tun haben. Denn Sie sind der Vater. Planen Sie den ersten Badetag nicht unmittelbar nach dem Nachhausekommen. Geben Sie sich und dem Baby einige Tage, um sich einzugewöhnen. Danach haben Sie auch mehr Sicherheit im Umgang mit dem Baby.

❓ Wie viel Urlaub soll ich mir nach der Geburt des Babys nehmen?

So lange Sie können, ohne dass Ihr Chef unruhig wird. Die meisten frisch gebackenen Väter versuchen, zumindest zwei bis drei Wochen frei zu nehmen, um in dieser ersten Zeit für ihre Frau und das Baby da zu sein. Perfekt ist es natürlich, wenn Sie mit Ihrem Arbeitgeber ausmachen können, dass der Urlaub flexibel ist und mit dem Tag der Geburt beginnt. Denn wenn Sie den Urlaub ab dem Tag X nehmen müssen, Ihr Baby sich aber zehn Tage länger als geplant Zeit lässt, ist Ihr Urlaub beinahe wieder zu Ende, bevor es ernst wird. Die meisten Firmen haben für diesen Wunsch Verständnis. Das ist gut so, denn für eine frisch entbundene Frau ist sehr wichtig, dass ihr Partner, der Vater des Babys, in ihrer Nähe ist. Denn in den ersten Wochen nach der Geburt muss man nicht nur in die Mutter- und Vaterrolle hineinwachsen, sondern es muss auch erst noch das Gefühl, eine Familie zu sein, entstehen. Spätestens wenn Sie mit Ihrer Frau bewundernd und noch etwas ungläubig vor dem Bettchen Ihres selig schlummernden Wunders stehen, werden Sie verstehen, was hier gemeint ist.

❓ Alle wollen nun unbedingt das Baby sehen – soll der Besuch ins Krankenhaus oder erst ein paar Tage später zu uns nach Hause kommen?

Sie sollten als Vater darauf achten, dass Ihre Frau und Ihr Baby die Ruhe bekommen, die sie brauchen. Sie benötigen darüber hinaus auch Zeit, sich aneinander zu gewöhnen. Das Stillen, die noch nicht verheilten Geburtswunden und das Neue, Unbekannte in den ersten Tagen – das stellt eine Ausnahmesituation für eine Frau dar. Viele Wöchnerinnen erzählen später, dass sie die Besuche im Krankenhaus als extrem anstrengend empfunden haben, auch wenn es sich bei den Besuchern ausschließlich um liebe Menschen handelte und die Stimmung gelöst war. Manchmal braucht die Konzentration auf das Baby und den eigenen Körper alle Kraft, die eine Frau in dieser Zeit hat. Der Vater ist dann derjenige, der die Besucherströme abwimmeln oder umlenken sollte. Laden Sie ins Krankenhaus nur Menschen ein, die auch bei den ersten ungeschickten Stillversuchen nicht stören, die Gespräche über Dammverletzungen oder Toilettenbesuche mithören dürfen und die von Ihnen und Ihrer Partnerin erwünscht sind. Für alle anderen, inklusive Arbeitskollegen und Nachbarn, ist in den nächsten Wochen zu Hause noch genug Zeit für Antritts- und Höflichkeitsbesuche.

❓ Meine Frau hat in der Badewanne entbunden. Wie lange muss ich warten, bis ich zu Hause mit dem Baby in die Wanne darf?

Als Ihre Frau das Baby geboren hat, hatte das Kleine noch keinen Nabel! Denn der entsteht erst, wenn die Nabelschnur durchtrennt ist und diese Wunde abheilt. Und eben jener Nabel ist es auch, der den richtigen Zeitpunkt für das erste Bad mit Papa bestimmt. Es ist mehr als verständlich, dass Sie sich riesig auf das erste Plantschen mit Ihrem Sprössling freuen. Doch das ist erst möglich, wenn der Nabel abgeheilt ist. Und zwar ganz abgeheilt. Der erste Schritt dorthin ist getan, wenn der Nabelschnurrest abfällt, was zwischen zwei und vierzehn Tage dauert. Doch damit ist der Nabel häufig noch nicht verheilt. Wenn Sie diese Stelle trocken halten, wird es nicht mehr lange dauern, bis der Nabel ganz trocken ist und kein Wundsekret mehr abgibt. Und genau dann heißt es für Sie: »Ab in die Wanne!«

❓ Wir sind seit drei Tagen aus der Klinik zu Hause und eigentlich läuft alles gut. Doch meine Frau ist nur am Weinen. Was kann ich tun?

Die massiven Hormonschwankungen nach der Geburt sind für alle Beteiligten nicht einfach zu ertragen (siehe dazu auch Seite 190). Die so genannten Heultage beginnen einige Tage nach der Geburt und können bis zu zwei Wochen andauern. Das ist nicht nur für Sie, sondern auch für Ihre Frau eine seltsame Zeit: Es ist, als wäre ihre Haut plötzlich sehr dünn, und alles, das nicht perfekt ist, ist ganz fürchterlich. Auch wenn Sie beispielsweise nur kurz im Büro anrufen um zu klären, dass alles seinen Weg geht: Für Ihre Frau bedeutet das, dass Ihnen die Familie nicht wichtig ist, ihre Schmerzen sowieso nicht, dass Sie Ihr Baby im Stich lassen und sie denkt darüber nach, warum Sie sich so kurz nach der Geburt schon von ihr trennen wollen. Das klingt schon fast lustig, ist aber todernst gemeint! Ihre Frau braucht jetzt in erster Linie eines: Geborgenheit. Lassen Sie den Staubsauger Staubsauger sein und umarmen Sie stattdessen Ihre Frau. In den emotional heiklen Tagen nach der Geburt reicht schon der geringste Anlass, damit Ihre Frau völlig die Nerven verliert. Seien Sie nachsichtig und nehmen Sie es nicht persönlich. Sie sind einfach derjenige, der im Moment verfügbar ist und der deshalb die Emotionen abbekommt. Ertragen Sie diese Launen stoisch und sehen Sie das als Ihren späten großen Beitrag zur Geburt: Ihre Frau hat das Kind zur Welt gebracht und Sie sind jetzt der Wochenbettmanager mit zwei ab und an launischen Stars.

Zum Nachschlagen

Glossar

Amnioskopie: Fruchtwasserspiegelung. Wie bei einer gynäkologi-
schen Untersuchung wird die Farbe des Fruchtwassers durch die
Scheide mit einem kleinen Gerät
kontrolliert. Eine Verfärbung des
Fruchtwassers weist auf mögliche
Gefährdung des Babys hin.

Antimykotika: Medikamente gegen
(Scheiden-)Pilze. Lokal eingesetzt
(als Zäpfchen oder Creme) können sie nach Rücksprache mit
dem Arzt auch während der
Schwangerschaft eingesetzt werden und schaden dem Baby nicht.

Apgar: Schema zur Feststellung der
Anpassung des Neugeborenen
nach der Geburt. Die Vitalfunktionen (Atmung, Herzfrequenz, Hautfärbung, Tonus, Reflexe) werden
nach einer, nach fünf und nach
zehn Minuten kontrolliert, daraus
ergibt sich der Apgar-Wert, der
10 Minuten nach der Geburt bei
9 oder 10 liegen sollte.

Baby-Blues: Auch als Heultage nach
der Geburt bekannt. Durch die
extremen Hormonumstellungen
nach der Geburt kommt es bei vielen Frauen einige Tage nach der
Geburt zu Gereiztheit, extremer
»Dünnhäutigkeit«, Weinen aus
nichtigem Anlass. Diese Verstimmung sollte nach zwei Wochen
vorbei sein. Falls Symptome einer
echten Depression (ständige Nie-
dergeschlagenheit, Interesselosigkeit, Schlafstörungen etc.) auftauchen und bestehen bleiben,
handelt es sich dabei möglicherweise um eine postpartale
Depression, die vom Facharzt
behandelt werden sollte.

BEL: Beckenendlage, Steißlage. Das
Baby liegt nicht, wie sonst üblich,
mit dem Kopf nach unten in der
Gebärmutter (Schädellage), sondern es »sitzt« mit dem Po bzw.
den Beinen nach unten. Kann bei
der Entbindung zu Schwierigkeiten führen, in vielen Fällen ist ein
Kaiserschnitt nötig.

Bonding: Englisches Wort für »Bindung«. Damit ist gemeint, dass
die Prägung des Babys auf die
Mutter als wichtigste Vertrauensperson und der Bezug der Mutter
zum Kind gleich nach der Geburt
entsteht. Wird gefördert durch
Hautkontakt, häufiges Anlegen
des Babys zum Stillen, Kuscheln
und Rooming-In (→ dort).

Cardiotokogramm (CTG): Medizini-
sches Gerät zur Aufzeichnung der
kindlichen Herztöne bzw. der
Wehentätigkeit. Wird zur Überwachung während der Geburt eingesetzt, um das Wohlbefinden
des Babys und die Wehensituation der Mutter zu kontrollieren.
Die Sensoren des CTG werden mit
Gurten am Bauch der Schwangeren gefestigt.

Cerclage: Operativer Verschluss des
Gebärmutterhalskanals. Wird bei
Muttermundschwäche oder in
manchen Fällen bei drohender
Frühgeburt vom Arzt unter Narko-
se durchgeführt

Cervix (auch Zervix): Gebärmutterhals. Während der Geburt auch oft
als Muttermund bezeichnet. Zirka
vier Zentimeter langer unterster
Teil der Gebärmutter am Übergang
zur Scheide. Muss sich während
der Geburt auf 9 bis 10 Zentimeter erweitern. Hier wird auch der
Zervixschleim gebildet, der bei

der Zyklusbeobachtung zur Bestimmung der fruchtbaren Tage kontrolliert wird.

Dammschnitt: → Episiotomie

Diving-Reflex: Ist bei Neugeborenen stark ausgeprägt, verliert sich dann nach und nach. Wenn ein Baby mit dem Kopf unter Wasser taucht, hält es reflektorisch den Atem an, da Sinneszellen rund um Mund und Nase reagieren. Dieser Reflex ist bei Geburten in der Badewanne wichtig, das das Baby ja direkt ins Wasser geboren wird und durch diesen Reflex zumindest kurzzeitig davor geschützt ist, Wasser einzuatmen.

Epiduralanästhesie: → Periduralanästhesie

Episiotomie: Dammschnitt. Meist wird, wenn es erforderlich ist, eine mediolaterale Schnittführung gewählt, das bedeutet, es wird vom Scheideneingang aus betrachtet in einem Winkel von ca. 45 Grad nach unten geschnitten. Der mediane Dammschnitt (senkrecht nach unten geschnitten) hat zwar grundsätzlich auch gute Heilungschancen, das Risiko eines Weiterreißens in Richtung After ist aber deutlich größer.

Erstmilch: → Kolostrum

ET: Errechneter Geburtstermin. Zu Beginn der Schwangerschaft berechnet Ihr Frauenarzt mithilfe Ihrer Angaben zur letzten Regelblutung und anhand der Größe des Embryos einen voraussichtlichen Geburtstermin. Dies ist allerdings nur ein Anhaltspunkt, denn nur 5 Prozent aller Babys kommen exakt am errechneten Geburtstermin zur Welt.

Fototherapie: Lichtbehandlung. Im Zusammenhang mit der Geburt wird Fototherapie bei Neugeborenen angewendet, die an Gelbsucht leiden. Das Licht fördert den Abbau des Bilirubins in der Haut.

Babys müssen dabei einen Augenschutz tragen!

Frühgestose: → Gestose

Gelbsucht: → Ikterus

Gestose: Überbegriff für Erkrankungen, die nur in der Schwangerschaft auftreten. Kann unterschiedliche Ausprägungen haben, z. B. Frühgestose zu Beginn der Schwangerschaft mit vermehrtem Erbrechen oder Spätgestose, gekennzeichnet durch erhöhten Blutdruck und Eiweiß im Harn. Sollte regelmäßig vom Arzt kontrolliert werden.

Glukosetoleranztest (GTT): In der Schwangerschaft angewendet, um einen Schwangerschaftsdiabetes auszuschließen. Im Labor wird der Blutzucker nüchtern und (nach dem Trinken einer Zuckerlösung) nach einer und zwei Stunden bestimmt.

HELLP-Syndrom: Gefährliche Art der Gestose. Neben Bluthochdruck gekennzeichnet durch Zerfall der roten Blutkörperchen, erhöhte Leberwerte und gestörte Blutgerinnung. Erste Anzeichen sind Oberbauchschmerzen bzw. Erbrechen, kann für Mutter und Kind lebensbedrohlich werden.

Hüftdysplasie: Angeborene Unterentwicklung der Hüftgelenkspfanne. Mädchen sind davon sechsmal häufiger betroffen als Jungen. Kann durch Hüftultraschall festgestellt werden, durch breites Wickeln oder das Anlegen einer Spreizhose kann die Hüfte in der richtigen Stellung nachreifen.

Hyperventilation: Zu schnelles und zu starkes Ein- und Ausatmen. Während der Geburt als Reaktion auf den Wehenschmerz. Kann Schwindel und Krämpfe auslösen.

Ikterus: Gelbsucht. Viele Neugeborene entwickeln in den Tagen nach der Geburt eine Gelbsucht. Denn durch den Abbau von roten Blutkörperchen entsteht Bilirubin, das sich in der Haut einlagert und die Gelbfärbung auslöst. Bei Überschreitung der Grenzwerte muss eine Fototherapie durchgeführt werden.

In-vitro-Fertilisation (IVF): Künstliche Befruchtung. Im Labor werden entnommene Einzellen und Spermien zusammengebracht, die entstandenen Embryonen werden in die Gebärmutter eingepflanzt. Eizellspende bzw. Leihmutterschaft sind bei uns verboten.

Kaiserschnitt: → Sectio

Käseschmiere: → Vernix caseosa

Kindspech: → Mekonium

Kolostrum: Erstmilch. Vor dem eigentlichen Milcheinschuss bildet die Brustdrüse diese wertvolle Erstnahrung für das Baby. Sie enthält mit Fett beladene Leukozyten, ist sehr nahrhaft und schützt das Neugeborene vor Infektionen.

Kreuzstich: → Periduralanästhesie

Leitungsanästesie: → Periduralanästhesie

Leopoldsche Handgriffe: Hebammentechnik, mittels derer die Lage, die ungefähre Größe des Kindes und die Fruchtwassermenge von der Hebamme durch die Bauchdecke ohne den Einsatz von Geräten festgestellt werden kann.

Lochien: Dies ist die medizinische Bezeichnung für den Wochenfluss. Diese Blutung nach der Geburt dauert meist vier bis sechs Wochen, wird laufend schwächer und hat einen ganz typischen Geruch. Da der Wochenfluss mit Keimen aus der Vaginalflora dicht besiedelt ist, sollte strikt darauf geachtet werden, nach jedem Vorlagenwechsel gründlich die Hände zu waschen, um Schmierinfektionen zu vermeiden. Denn vor allem die stillende Brust ist sehr anfällig auf Keimbesiedlung, diese könnte zu einer Brustentzündung führen

Mekonium: Kindspech. Der erste Stuhl des Babys nach der Geburt. Er ist dunkel, zäh und klebrig, besteht aus verdauten Epithelzellen, Galle und Haaren, die mit dem Fruchtwasser verschluckt wurden, da sich das Baby bis zur Geburt ja davon »ernährt« hat.

Misgav-Ladach-Kaiserschnitt: Auch »sanfter« Kaiserschnitt. Eine Operationstechnik, bei der weniger geschnitten, dafür mehr stumpf präpariert und Gewebe »weggezogen« wird. Vorteil: Die Operationsdauer ist kürzer, es blutet weniger und die Heilung geht rascher vonstatten, daher müssen auch weniger Schmerzmittel eingesetzt werden.

Moxibustion: Verfahren aus der Traditionellen Chinesischen Medizin (TCM). Dabei werden die klassischen Akupunkturpunkte nicht genadelt, sondern erwärmt. In Zusammenhang mit der Geburt ist das Moxen an einem bestimmten Punkt der kleinen Zehe bekannt, das soll das Baby gegen Ende der Schwangerschaft noch zu einer Wendung in Schädellage bewegen.

Nitrazintest (auch Lackmustest): Wird zur Feststellung eines nicht eindeutigen Blasensprunges durchgeführt. Eine Indikatorflüssigkeit wird auf eine (verwendete) Unterlage aufgebracht und soll zeigen, ob bereits Fruchtwasser abgegangen ist. Da Fruchtwasser den ph-Wert des ansonsten sauren Scheidenmilieus verschiebt, färbt sich die Indikatorlösung intensiv blau.

Oxytocin: Hormon, das im Gehirn gebildet und gespeichert wird. Wird bei der Geburt, aber auch durch das Saugen des Babys an der Brust ausgeschüttet. Häufig zur Einleitung von Geburten verwendet, um die Wehentätigkeit in Gang zu bringen oder zu verstärken. Auch der Milchfluss wird durch Oxytocin verstärkt.

Pelvimetrie: Vermessung des Beckens mittels Ultraschall oder Magnetresonanztomografie. Untersuchung zur Feststellung, ob die Maße des mütterlichen Beckens und des kindlichen Kopfes eine vaginale Geburt zulassen.

Periduralanästhesie (PDA, auch Epiduralanästhesie, Leitungsanästhesie, Kreuzstich): Lokale Betäubung an den Wurzeln der Spinalnerven. Mit einer Nadel wird ein kleines Schläuchlein (Katheter) zwischen die Lendenwirbel gestochen. Über diesen Zugang kann die Betäubung jederzeit nachdosiert werden. Oft zur Schmerzausschaltung bei vaginalen Geburten verwendet.

Perinatalperiode: »Rund um die Geburt«. Damit bezeichnet man den Zeitraum zwischen der abgeschlossenen 28. Schwangerschaftswoche bis zum 7. Tag nach der Geburt.

Plazenta (auch Placenta): Der Mutterkuchen ist in der Gebärmutter angewachsen. Er ist scheibenförmig, hat bei der Geburt einen Durchmesser von 15 bis 20 Zentimeter und ein Gewicht von ca. 500 Gramm. Dient der Ernährung des Babys im Mutterleib, auch der Austausch von Sauerstoff und Stoffwechselprodukten erfolgt über die Plazenta. Wird in der letzten Phase der Geburt als Nachgeburt ausgestoßen.

Portio: In die Scheide hineinragender, unterster Teil des Gebärmutterhalses.

Prolaktin: Hormon, das die Milchproduktion fördert. Durch das Saugen des Babys an der Brust wird die Ausschüttung von Prolaktin gesteuert und damit die Milchproduktion in Gang gebracht.

Prostaglandine (PG): Gewebehormone, die sowohl als Neurotransmitter als auch bei der Entstehung von Fieber und Schmerzen eine Rolle spielen. Da sie auch die Uteruskontraktionen verstärken, werden sie während der Geburt zur Einleitung und als Wehenmittel eingesetzt.

Rachitisprophylaxe: Rachitis ist eine oft durch Mangel an Vitamin D verursachte Krankheit, gekennzeichnet durch eine gestörte Mineralisation der Knochen. Deshalb müssen Babys im ersten Lebensjahr tägliche Dosen Vitamin D erhalten. Mangel an Sonnenlicht erhöht übrigens den Vitamin-D-Bedarf, weshalb auch Babys auch im Winter an die Sonne sollten.

Rooming-in: Im Gegensatz zu früher, als Mütter und Kinder nach der Geburt noch auf getrennten Stationen untergebracht waren, ist seit den 1980er-Jahren das Rooming-in in den meisten Kliniken an der Tagesordnung. Dabei kann die Mutter das Neugeborene Tag und Nacht bei sich im Zimmer behalten. Dieser ständige Kontakt fördert die Bindung (Bonding) und hat enorme Vorteile, da das Stillen jederzeit und immer möglich ist.

Saugglocke (auch Vakuumglocke): Wenn in der letzten Phase der Geburt alles sehr schnell gehen muss oder nicht mehr gepresst werden kann, verwendet der Geburtshelfer manchmal eine (Silikon-)Glocke. Sie wird am kindlichen Kopf mittels Unterdruck fixiert und zieht das Köpfchen ganz sanft nach draußen. Manchmal entsteht dadurch eine Beule, die aber ungefährlich ist und von selbst wieder verschwindet.

Schädellage: Die normale Lage eines Babys vor der Geburt, mit dem Kopf nach unten in Richtung Geburtskanal in der Gebärmutter. Babys begeben sich meist in der

32. bis 34. SSW in Schädellage, davor haben sie noch ausreichend Platz in der Gebärmutter um sich zu drehen.

Sectio (Kaiserschnitt): Im Gegensatz zur vaginalen Geburt wird bei einer Schnittentbindung das Baby nicht über die Scheide, sondern durch die Bauchdecke geholt. Darf nur von einem Arzt durchgeführt werden, in einer Klinik und in einem Operationssaal. Man unterscheidet den vorab geplanten (elektiven) Kaiserschnitt, den sekundären Kaiserschnitt (wenn die geplante vaginale Geburt aus welchen Gründen auch immer nicht klappt) und den Akutkaiserschnitt, der dann durchgeführt wird, wenn die Geburt nicht anders zu einem guten Ende gebracht werden kann.

Spätgestose: → Gestose

Spinalanästhesie: Ähnlich wie PDA, nur dass ein Depot des Lokalanästhetikums gespritzt wird. Oft bei geplanten Kaiserschnitten eingesetzte Methode, da die Mutter in Lokalanästhesie die Geburt bei Bewusstsein miterleben kann.

SSW: Schwangerschaftswoche. Nur der Volksmund spricht von 9 Monaten als Dauer einer Schwangerschaft. In der Geburtshilfe wird die Schwangerschaft ab dem 1. Tag der letzten Regel in 40 Wochen (oder 10 Lunarmonate à 28 Tage) eingeteilt. Dabei bedeutet etwa die Angabe SSW 24 plus 2, dass sich die Frau in der 25. Schwangerschaftswoche befindet, also abgeschlossene 24 Wochen plus 2 Tage.

Stammzellen: Zellen, die nicht ausdifferenziert sind, sich also in unterschiedlichste Zell- und Gewebetypen umwandeln können. Embryonale Stammzellen können aus der Nabelschnur entnommen und tiefgefroren werden,

um später zur Zell- und Gewebeersatztherapie bei schweren Erkrankungen wie beispielsweise Leukämie verwendet zu werden. Da die Stammzellforschung beim Menschen noch in den Kinderschuhen steckt, kann dieses Verfahren nur als Investition für die Zukunft angesehen werden.

Sterilisation (auch Tubensterilisation): Empfängnisverhütungsmethode. Dabei werden in einer kleinen Operation (die auch im Rahmen eines Kaiserschnittes erfolgen kann) die Eileiter durchtrennt bzw. unterbunden. Die Eizelle kann dadurch nicht mehr in den Uterus gelangen, eine Schwangerschaft ist praktisch ausgeschlossen.

Stillen ad libitum (Stillen nach Bedarf): Im Gegensatz zur früheren Empfehlung von ca. vierstündigen Stillintervallen wird heute das Stillen nach Bedarf propagiert. Dabei soll das Neugeborene immer wenn es Hunger hat angelegt werden und so lange trinken können, bis es satt ist. Regelmäßige Intervalle stellen sich mit der Zeit von selbst ein.

Surfactant: Eine chemische Substanz, die in der fetalen Lunge etwa ab der 28. Schwangerschaftswoche gebildet wird. Sie setzt die Oberflächenspannung der Lungenbläschen herab und ermöglicht dem Baby, nach der Geburt selbstständig zu atmen. Bei Frühgeburten wird die Lungenreife manchmal medikamentös beschleunigt.

Symphyse: allgemein jede Knochenverbindung durch Faserknorpel. In der Geburtshilfe meint man meist die Symphysis pubica, die Schambeinfuge. Dies ist die vordere, untere Verbindung der beiden Beckenknochen, die unter dem Venushügel tastbar ist. Diese Verbindung kann sich gegen Ende der Schwangerschaft lockern, was während der Geburt eine Erweiterung des Beckendurchmessers ermöglicht.

TCM: Traditionelle Chinesische Medizin. Vor rund 2000 Jahren in China begründet, wird sie heute meist als komplementärmedizinisches Verfahren eingesetzt. So bekannte Methoden wie die Akupunktur und die Moxibustion, als auch Massagetechniken wie etwa Shiatsu oder Bewegungsübungen wie Qi-Gong haben ihren Ursprung in der traditionellen chinesischen Medizin.

Thrombose: Blutgerinnsel in einem Blutgefäß. Kann aufgrund längerer Bettruhe entstehen. Größte Gefahr: Wenn das Gerinnsel sich löst und über die Blutbahn beispielsweise in die Lunge gelangt (Lungenembolie). Deshalb müssen nach einem Kaiserschnitt Kompressionsstrümpfe getragen und eine Thromboseprophylaxe mit Heparin-Injektionen durchgeführt werden.

Tokolytika: Wehenhemmende Medikamente. Werden bei vorzeitigen Wehen verabreicht, um den Zeitpunkt der Geburt hinauszuzögern. Bei zu starken Wehen auch während der Geburt.

Trimenon: Zeitraum von drei Monaten. Die Dauer der Schwangerschaft wird in der geburtshilflichen Medizin in drei Abschnitte, erstes, zweites und drittes Trimenon, eingeteilt. Jedes Trimenon dauert also in etwa 13 Wochen.

Uterus: Gebärmutter. Bei nicht schwangeren Frauen misst die Gebärmutter zwischen 7 und 9 Zentimeter, am Ende der Schwangerschaft hat in der muskulösen Höhle ein ganzes Baby Platz. Der oberste Teil des Uterus heißt Fundus. Nach der Geburt kontrolliert die Hebamme den Fundusstand durch die Bauchdecke, um die Gebärmutterrückbildung zu überwachen. Der unterste Teil des Uterus heißt Cervix, das ist der Gebärmutterhals, der in die Vagina hineinreicht.

Vagina: Scheide

Vena-Cava-Syndrom: In der Spätschwangerschaft kann es vorkommen, dass es in Rückenlage zu Blässe, Schwitzen und Atemnot der Mutter kommt. Diese Symptome entstehen durch den Druck der schweren Gebärmutter auf die untere Hohlvene. Dadurch kann weniger Blut aus dem Körper zurück ins Herz fließen, auch die Uterusdurchblutung und die Sauerstoffversorgung des Babys sind dadurch nicht optimal. Sollten diese Symptome im Schlaf auftreten, dreht man sich unbewusst automatisch um.

Vernix caseosa (Käseschmiere, Geburtsschmiere): Babys, die vor dem errechneten Geburtstermin zur Welt kommen, sind oft am ganzen Körper mit einer weißlichen Schmiere überzogen. Sie besteht aus Talg und abgestorbenen Hautzellen des Babys. Babys, die am und nach dem ET geboren werden, haben immer weniger davon. Sie muss nicht sofort weggewaschen werden und schadet dem Baby keinesfalls.

Wehenbelastungstest: OBT, auch Oxytocinbelastungstest. Wird am Ende der SSW 41 durchgeführt, wenn der EGT überschritten ist, und soll klären, ob das Baby in der Gebärmutter noch gut versorgt ist. In der Klinik werden unter CTG-Kontrolle leichte Wehen ausgelöst. Wenn die Herztöne des Babys in Ordnung sind, besteht noch kein Grund zur Sorge. In manchen Fällen stellt der Arzt allerdings fest, dass eine rasche Einleitung der Geburt für Mutter und Kind das Beste wäre.

Zervix: → Cervix

Adressen, die weiterhelfen

Hebammen

Bund deutscher Hebammen
Gartenstraße 26
76133 Karlsruhe
E-Mail: info@bdh.de
www.bdh.de

Bund freiberuflicher Hebammen
Deutschlands
Kasseler Str. 1a
60486 Frankfurt
www.bfhd.de

Österreichisches Hebammen-
Gremium
Postfach 438
A-1060 Wien
E-Mail: oehg@hebammen.at
www.hebammen.at

Verein freier Hebammen
Lazarettgasse 6/2/1
A-1090 Wien
E-Mail: freie-hebammen@
hebammenzentrum.at
www.hebammenzentrum.at

www.hebammen.at

Schweizerischer Hebammenverband
Rosenweg 25 C
CH-3000 Bern 23
E-Mail: info@hebamme.ch
www.hebamme.ch

www.hebammen.de

www.babyclub.de/hebammensuche

www.hebammen-zentral-schweiz.ch

Vorgeburtliche Diagnostik

Arbeitskreis pränatale Diagnostik
Anna-Krückmann-Haus
Friedensstraße 5
48145 Münster
www.praenataldignostik-info.de

Cara e. V.
Große Johannisstraße 110
28199 Bremen
www.cara-beratungsstelle.de

Geburt

Gesellschaft für Geburtsvorbereitung
– Familienbildung und Frauenge-
sundheit – Bundesverband e. V.
Ebersstr. 68
10827 Berlin
E-Mail: gfg@gfg-bv.de
www.gfg-bv.de

Geburtskanal
Informationsnetzwerk für
zukünftige und werdende Eltern
Seelower Str. 20
10439 Berlin
E-Mail: info@geburtskanal.de
www.geburtskanal.de

Parents & more Elternforum
Informationen und Austausch zu
Geburt, Kindern, Familie
www.parents.at

Nützliches und Informationen zu
Schwangerschaft, Geburt und Alltag mit Zwillingen
E-Mail: info@zwillinge.at
www.zwillinge.at

Transportabler Geburtspool
Schmieheimer Str. 28
77971 Kippenheim
www.geburtspool.de
www.geburtspool.at

Frühgeburten

Bundesverband »Das frühgeborene
  Kind« e. V.
  Dachorganisation der Elterninitia-
  tiven und Fördervereine für Früh-
  borene und kranke Neugeborene
  Broschüren, Informationen, Foren
  Speyerer Straße 5–7
  60327 Frankfurt am Main
  E-Mail: info@fruehgeborene.de
  www.fruehgeborene.de

Elternkreis Frühgeborene und kranke
  Neugeborene Mannheim
  Postfach 41 01 53
  68275 Mannheim
  E-Mail: elternkreis@tesch.eu
  www.fruehchen.de

EFCNI/European Foundation for the
  Care of Newborn Infants
  Würmanger 5
  85757 Karlsfeld
  www.efcni.org

Frühchen-Netz
  Virtuelle Selbsthilfegruppe für
  Eltern frühgeborener Kinder
  c/o Ulrich Mandel
  Schwalbenweg 18
  59073 Hamm
  www.fruehchen-netz.de

Geburtshäuser

Netzwerk der Geburtshäuser
  Verein zur Förderung der Idee der
  Geburtshäuser in Deutschland
  E-Mail: info@geburtshaus.de
  www.geburtshaus.de

Interessengemeinschaft der
  Geburtshäuser der Schweiz
  c/o Geburtshaus Delphys
  Fridaustrasse 12
  CH-8003 Zürich
  E-Mail: info@geburtshaus.ch
  www.geburtshaus.ch

www.birthcenter-europe.net

Stillen

Ausbildungszentrum für Laktation
  und Stillen
  Geschäftsstelle
  Kantor-Rose-Str. 9
  31868 Ottenstein
  E-Mail: info@stillen.de
  www.stillen.de

La Leche Liga Deutschland
  Gesellenweg 13
  32427 Minden
  E-Mail: beratung@lalecheliga.de
  www.lalecheliga.de

Stillgruppenverzeichnis Deutschland
  Adressen, Informationen, Rat
  www.stillgruppen.de

Aktionsgruppe Babynahrung
  Untere-Masch-Str. 21
  37073 Göttingen
  E-Mail: info@babynahrung.org
  www.babynahrung.org

Stillalmanach, Stillgeschichten,
  Stillforum
  www.ichstille.de

Stillfreundliche Kliniken in
  Deutschland
  Babyfreundliche Krankenhäuser
  nach Postleitzahlen geordnet
  www.babyfreundlich.org

Verband der Still- und Laktations-
  beraterInnen Österreich VSLÖ
  Lindenstrasse 20
  A-2362 Biedermannsdorf
  E-Mail: info@stillen.at
  www.stillen.at

La Leche Liga Österreich
  Ennsweg 38
  A-5550 Radstadt
  E-Mail: info@lalecheliga.at
  www.lalecheliga.at

Fachbuchversand zum Thema Stillen
  www.stillbuch.at

BSS
Berufsverband Schweizerischer
Stillberaterinnen IBCLC
Postfach 686
CH-3000 Bern 25
E-Mail: office@stillen.ch
www.stillen.ch

La Leche League Schweiz
Postfach 197
CH-8053 Zürich
E-Mail: info@stillberatung.ch
www.lalecheliga.ch

Stillfreundliche Kliniken in der
Schweiz
entsprechend der Baby-Friendly
Hospital Initiative der WHO und
UNICEF
www.allaiter.ch/de/bfhi/
award.cfm

Homöopathie
Deutsche Homöopathie-Union (DHU)
Ottostr. 24
76227 Karlsruhe
www.dhu.de

Bundesverband Patienten für
Homöopathie e. V.
www.bph-online.de

Deutsche Gesellschaft für Klassische
Homöopathie e. V. (DGKH)
www.dgkh-homoeopathie.de

Österreichische Gesellschaft für
homöopathische Medizin (ÖGHM)
www.homoeopathie.at

Homöopathie Verband Schweiz
(HVZ)
www.hvs.ch

Behörden und wie man dort hinfindet
Verwaltung Online
Bundesverwaltungsamt
www.bund.de

Familien Wegweiser
Bundesministerium für Familie,
Senioren, Frauen und Jugend
Alexanderstraße 3
10178 Berlin
E-Mail:
info@bmfsfjservice.bund.de
www.familien-wegweiser.de

Bundesministerium für Familie,
Senioren, Frauen und Jugend
Alexanderstraße 3
10178 Berlin
www.bmfsfj.de

Offizieller Amtshelfer für Österreich
Bundeskanzleramt
Ballhausplatz 2
A-1010 Wien
E-Mail: info@help.gv.at
www.help.gv.at

Bundesministerium für Gesundheit,
Familie und Jugend
Radetzkystraße 2
1030 Wien
E-Mail:
buergerservice@bmgfj.gv.at
www.bmgfj.gv.at

Bundesministerium für Soziales und
Konsumentenschutz
Stubenring 1
A-1010 Wien
E-Mail: briefkasten@bmsk.gv.at
www.bmsk.gv.at

Das Schweizer Portal
Verwaltung bürgernah
Schweizerische Bundeskanzlei
www.ch.ch

Bundesamt für Gesundheit BAG
  Eidgenössisches Departement
  des Innern
  CH-3003 Bern
  www.bag.admin.ch

Yogakurse für Schwangere
Berufsverband der Yogalehrenden in
  Deutschland e. V.
  Jüdenstraße 37
  37073 Göttingen
  www.yoga.de

Yoga Austria BYO
  Neustiftsgasse 14/St.2/II
  A-1070 Wien
  ww.yoga.at

Yoga Schweiz, Sekretariat
  Aarbergerasse 21
  CH-3011 Ben
  www.yoga.ch

Wochenbett
Informationen über die Akupunkt-
  massage nach Penzel, die die
  Wundheilung bei Dammschnitten
  fördert:
  www.apm-penzel.de

Im Falle einer Depression können Sie
  – neben den Empfehlungen Ihrer
  Hebamme und Ihres Arztes – hier
  fündig werden:
  www.schatten-und-licht.de
  www.psychotherapiesuche.de
  www.club-d-a.at
  www.depression.ch

Babyernährung
Deutscher Allergie- und Asthma-
  bund e. V.
  Fliethstraße 114
  41061 Mönchengladbach
  www.dab.de

www.babyclub.de/breifahrplan
  (Info, welcher Brei wann der richtige ist, mit Rezepten)

www.oekotest.de
  (Infos zu Ernährung und allen Themen rund ums Baby)

Alltag als Schwangere und Mutter
Informationen zu Kinderwunsch,
  Schwangerschaft, Baby und
  Kleinkind:
  www.babycenter.at
  www.babycenter.de
  www.babycenter.ch

Informationen über Wickelmethoden
  mit Naturmaterialien:
  www.hessnatur.de
  www.naturkinderwaren.de
  www.panda.de
  www.waschbaer.de

Informationen über die alten Wickel-
  methode »Pucken«:
  www.babyclub.de/pucken

Informationen, wo Sie einen PEKiP-
  Kurs in Ihrer Nähe finden:
  www.pekip.de

Rechte und Finanzen
Informationen über die Gesetzes-
  texte zum Mutterschutzgesetz
  (MuSchH) und zur Mutterschutz-
  richtlinienverordnung (MuSchRiV)
  in Deutschland:
  www.gesetze-im-internet.de

Online-Rechenhilfe des Bundesfami-
  lienministeriums zur Berechung
  des Elterngeldes:
  www.elterngeldrechner.de

Informationen zu Arbeit, Familie,
  Steuern und Rente sowie zu
  einem Familienbeihilferechner für
  Österreich:
  www.arbeiterkammer.at

Bücher, die weiterhelfen

Schwangerschaft und Geburt

Albrecht-Engel, I.: Geburtsvorbereitung. Rowohlt Taschenbuchverlag

Albrecht-Engel, I.; Albrecht, M.:
Schwangerschaft und Geburt.
Monat für Monat bewusst erleben.
Gräfe und Unzer Verlag

Benson, M. D.: Schwangerschafts-
mythen. Was Sie wirklich erwartet,
wenn Sie ein Kind erwarten.
Heyne Verlag

Eisenberg, A.; Murkoff, H. E.,
Hathaway, S. E.: What to expect
when you're expecting. The preg-
nancy guide that reassuringly
answers the concerns of mothers-
and-fathers-to-be, from the plan-
ning stage through postpartum.
Workman Publishing

Enning, C.: Erlebnis Wassergeburt.
Ratgeber für Eltern und Geburtshelfer. Verlag Egmont

Gebauer- Sesterhenn, B.; Villinger, T.:
Schwangerschaft und Geburt:
Gesundheit. Ernährung. Pflege.
Gräfe und Unzer Verlag

Iovine, V.: Beim ersten Kind gibt's
tausend Fragen. Alles, was Ärzte
nicht sagen, Männer nicht wissen
und nur die beste Freundin ver-
raten kann. Knaur Taschenbuch
Verlag

Jackson, D.: Das geheime Wissen der
Mütter. Schwangerschaft, Geburt
und das Leben mit Kindern.
Mosaik Verlag

Kuntner, L.: Die Gebärhaltung der
Frau. Verlag Marseille

Mahrenholtz, K.; Parisi, D.:
Schwangerschaft & Geburt.
Das Buch zu Bauch und Baby.
Sanssouci

Marklstorfer, B.; Jobst, V.: Ereignis
Geburt. Die beste Vorbereitung
auf den Geburtstermin für Sie und
Ihr Baby. Mit Audio-CD. Südwest
Verlag

Stadelmann, I.: Die Hebammen-
sprechstunde. Eigenverlag
Stadelmann

Wilberg, G.; Brüser, E.: Zeit für uns.
Ein Buch über Schwangerschaft,
Geburt und Kind. Verlag Kunst-
mann

Natürliche/selbstbestimmte Geburt

Gaskin, I. M.: Die selbstbestimmte
Geburt: Handbuch für werdende
Eltern. Mit Erfahrungsberichten.
Verlag Kösel

Kitzinger, S.: Geburt: Der Natürliche
Weg. Dorling Kindersley

Leboyer, F.: Geburt ohne Gewalt.
Verlag Kösel

Hausgeburt

Kelm-Kahl, I.: Hausgeburt. Die neuen
Erkenntnisse, die richtige Vorbereitung. Rowohlt Taschenbuchverlag

Kitzinger, S.: Hausgeburt. Ein Ratgeber für werdende Eltern. Kösel

Lippens, F.: Hausgeburt. Entschei-
dungshilfe und Vorbereitung.
Hugendubel Verlag

Kaiserschnitt und operative Geburt

De Jong, T.; Kemmler, G.: Kaiserschnitt. Wie Narben an Bauch und Seele heilen können. Verlag Kösel

Meissner, B. R.: Geburt. Ein schwerer Anfang leichter gemacht. Verlag Meissner, Winterthur

Oblasser, C.: Der Kaiserschnitt hat kein Gesicht. Edition Riedenburg

Baby-Ratgeber

Gebauer-Sesterhenn, B.; Praun, M.: Das große GU Baby Buch. Gräfe und Unzer Verlag

Gillessen, Dr. med. R.; Huft, G. W.; Lehnert, S.: 300 Fragen zum Baby. Gräfe und Unzer Verlag

Largo, R. H.: Babyjahre: Die frühkindliche Entwicklung aus biologischer Sicht. Piper

Voormann, Ch., Dandekar, G.: Babymassage: Berührung, Wärme, Zärtlichkeit. Gräfe und Unzer Verlag

Stillen

Guóth-Gumberger, M.; Hormann, E.: Stillen. Gräfe und Unzer Verlag

Herrmann, E.: Vom Glück des Stillens. Hofffmann und Campe

Handbuch für die Stillende Mutter. La Leche Liga International

Lothrop, H.; Weigert, V.: Das Stillbuch. Verlag Kösel

Natürliche Schwangerschafts- und Geburtsbegleitung

Frankenberger, A.: Blütenessenzen für Schwangerschaft und Geburt. Verlag Droemer Knaur

Weed, S. S.: Naturheilkunde für schwangere Frauen und Säuglinge. Orlanda Frauenverlag

Wiesenauer, M.; Knapp, S.: Homöopathie für Schwangerschaft und Babyzeit. Gräfe und Unzer Verlag

Frühgeburt

Marcovich, M.: Frühgeborene – zu klein zum Leben? Geborgenheit und Liebe von Anfang an. Kösel

Rinnhofer, H.: Hoffnung für eine Handvoll Leben. Eltern von Frühgeborenen berichten. Harald Fischer Verlag

Literatur für Väter

Borgenicht, L. und J.: Das Baby. Inbetriebnahme, Wartung und Instandhaltung. Sanssouci / Carl Hanser Verlag

Meier, R.: Der Bauch ist rund – und Schluss ist, wenn die Hebamme abpfeift: Ein Begleitbuch für werdende Väter. Verlag Eichborn

Richter, R.; Schäfer, E.: Das Papa-Handbuch. Alles, was Sie wissen müssen zu Schwangerschaft, Geburt und dem ersten Jahr zu dritt. Gräfe und Unzer Verlag

Register

Impressum

Programmleitung: Ulrich Ehrlenspiel
Redaktion: Kathrin Herlitz
Lektorat: Gabriele Heßmann
Fotos: Cover: Horst Moser, München
U4: Corbis (links)/Getty (rechts)
Gestaltung und Layout: independent Medien-Design
Herstellung: Markus Plötz
Satz: Filmsatz Schröter, München
Druck und Bindung: Druckerei Auer, Donauwörth

ISBN 978-3-8338-1409-9

1. Auflage 2009

Dank:
Die Autoren möchten an dieser Stelle Herrn Univ.-Prof. Dr. Harald Zeisler für seine Unterstützung und Beratung zum Thema »Akupunktur« danken. Unser Dank gilt auch allen jenen, die mit ihrem fachlichen Rat, ihren Ideen und ihrem Wissen zur Entstehung des Buches beigetragen haben: Unser besonderer Dank gilt Herrn Dr. med. Alois G. Trink, Frau Mag. Nicola Senoner, Herrn Univ.-Prof. Dr. Gottfried Haber und Frau Frieda Trink.
Nicht zuletzt danken wir auch allen Müttern und Kindern, die uns laufend dazu lernen lassen!

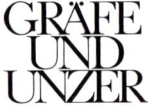

Ein Unternehmen der
GANSKE VERLAGSGRUPPE

Umwelthinweis:
Dieses Buch wurde auf chlorfrei gebleichtem Papier gedruckt. Um Rohstoffe zu sparen, haben wir auf Folienverpackung verzichtet.

Die **GU Homepage** finden Sie im Internet unter
www.gu-online.de